区域临床检验与病理规范教程

机构与运行

总主编　郑铁生　　　　　　主　编　府伟灵　陈　瑜

副主编　丁彦青　应斌武

邹炳德　张秀明

人民卫生出版社
PEOPLE'S MEDICAL PUBLISHING HOUSE

图书在版编目（CIP）数据

机构与运行 / 府伟灵，陈瑜主编 . —北京：人民
卫生出版社，2020
区域临床检验与病理规范教程
ISBN 978-7-117-29617-5

Ⅰ.①机… Ⅱ.①府…②陈… Ⅲ.①医药卫生组织
机构—医药卫生管理—中国—教材 Ⅳ.①R197.32

中国版本图书馆 CIP 数据核字（2020）第 087446 号

人卫智网	www.ipmph.com	医学教育、学术、考试、健康，购书智慧智能综合服务平台
人卫官网	www.pmph.com	人卫官方资讯发布平台

区域临床检验与病理规范教程
机构与运行

主　　编：府伟灵　陈　瑜
出版发行：人民卫生出版社（中继线 010-59780011）
地　　址：北京市朝阳区潘家园南里 19 号
邮　　编：100021
E - mail：pmph @ pmph.com
购书热线：010-59787592　010-59787584　010-65264830
印　　刷：三河市潮河印业有限公司
经　　销：新华书店
开　　本：850×1168　1/16　印张：13
字　　数：385 千字
版　　次：2020 年 7 月第 1 版　2020 年 7 月第 1 版第 1 次印刷
标准书号：ISBN 978-7-117-29617-5
定　　价：43.00 元

打击盗版举报电话：010-59787491　E-mail：WQ @ pmph.com
质量问题联系电话：010-59787234　E-mail：zhiliang @ pmph.com

编者（以姓氏笔画为序）

丁彦青　南方医科大学基础医学院　　　　张朝霞　新疆医科大学第一附属医院

王玉明　昆明医科大学第二附属医院　　　陈　瑜　浙江大学附属第一医院

朱进华　扬中市人民医院　　　　　　　　府伟灵　陆军军医大学第一附属医院

刘　钱　陆军军医大学第一附属医院　　　郑　楠　江苏拓普生物有限公司

李翊卫　浙江省舟山医院　　　　　　　　郑铁生　厦门大学公共卫生学院

邹炳德　美康生物科技股份有限公司　　　胡　敏　中南大学湘雅二医院

应斌武　四川大学华西医院　　　　　　　胡荣盛　浙江省宁海县第一医院

张　哲　宁波市临床病理诊断中心　　　　洪国粦　厦门大学附属第一医院

张立群　陆军军医大学第二附属医院　　　徐炜烽　美康盛德医学检验所

张庆玲　南方医科大学珠江医院　　　　　廖　璞　重庆市临床检验中心

张秀明　深圳市罗湖医院集团医学检验中心

学术秘书

刘　钱（兼）

其他参加编写人员（以姓氏笔画为序）

田晓燕　美康盛德医学检验所　　　　　　欧凌月　美康盛德医学检验所

戎奇吉　美康盛德医学检验所　　　　　　黄　宇　厦门大学附属第一医院

杨　彬　扬中市人民医院　　　　　　　　黄盖鹏　美康盛德医学检验所

杨大干　浙江大学附属第一医院

《区域临床检验与病理规范教程》系列教材
出版说明

近五年来,国务院和国家卫生健康委员会陆续发布了《关于促进健康服务业发展的若干意见》《关于推进分级诊疗制度建设的指导意见》《关于印发医学检验实验室基本标准和管理规范(试行)的通知》和《关于推进医疗联合体建设和发展的指导意见》等一系列相关文件,在国家层面上给未来的医疗服务模式和要求提供了指导意见。这一重要举措,不仅能促进区域内医学检验检查质量的提升,为医学诊断提供更加科学的依据,也可方便广大群众享受高质量的医疗服务,切实帮助减轻就医负担,有效缓解看病难、看病贵的问题。

显然,目前医改的重点还是强基层,最近五年,每年都有 50 个以上的政策文件涉及基层医疗,而在众多的文件中,对基层影响最大的政策就是分级诊疗制度。家庭医生签约制度和医联体制度是推进分级诊疗的重要"抓手",就在这些政策的叠加下,基层医疗发展进入了新阶段。到 2020 年,家庭医生签约要全覆盖,医保支付方式改革要全覆盖,医联体建设也要覆盖到所有公立医院。

为了实现患者能在区域(县域)内自由流动,首先要解决的就是资源共享问题。基层医院的医学检验能力薄弱,病理检查基本上是"空白",不能满足患者的需求,所以指导意见中已经提出要建立医学检验检查中心,为医联体内各医疗机构提供一体化服务。实现医联体内服务供给一体化、医疗质量质控同质化和检验检查结果互认,已成为每个医联体的硬性任务。检验、病理等资源从科室变为独立医疗机构,已经不是未来,而是正在发生的事情。成立独立医疗机构主要靠两种途径,一种是医联体内将自己检验、病理等资源整合对外开放;一种是社会资本融入,自己开办医学检验中心。这是医疗改革发展的大趋势。

目前,我国在医学检验与病理检查项目中,95% 的项目仍在医院检验科和病理科完成,仅有 5% 左右的项目由第三方独立机构承接。在美国和日本等国家,独立实验室已经占据医学检验检查市场的 1/3 以上。所以,我国检验与病理的发展从科室逐步转移到独立检验检查中心,还有很大的调整空间,也是医联体建设的需求。我国的独立医疗机构在检验与病理服务方面还存在严重不足,也是制约其发展的重要因素:①人力资源不足:在全国大部分基层缺乏具备专业水平的检验与病理的技术和管理人才,这已成为全民健康覆盖中最关键的一环。②教育及培训不足:医学是门不断发展的学科,相关专业的继续教育十分重要。在检验与病理方面,我国在继续教育及能力提升方面均需加强。③基础设施不足:具体如专业的实验室设备、设备方面的技术支持、供应链、信息系统、相关质控措施的整合等。④相关质量及能力的认可不足:检验与病理高度专业化,因此需要依据一定的标准进行管理以确保其检测结果的可靠性。

检验与病理在疾病检出、确诊、预后、治疗及疾病管理等方面的关键作用及核心价值已是不言而喻的事,为有效解决以上问题,我们自 2016 年 10 月开始进行调研与策划,并于 2017 年 2 月在宁波召开了专家论证会。会议认为,组织国内临床、检验、病理著名专家共同编写一套《区域临床检验与病理规范教程》系列培训教材,用于临床医生、检验检查人员的规范培训,全面提升基层诊疗水平,对深化医药卫生体制改革,实施健康中国战略;对建立科学合理的分级诊疗制度,助力社会办医健康发展;对提高基层医疗卫生水平,促进临床、检验、病理等学科融合发展,都具有深远的历史意义和现实指导意义。

为编好这套培训规范教材,我们专门成立了评审专家委员会,遴选确定了总主编和各分册主编,召开了主编人会议。确定本系列教材共分为三个板块:①《区域临床检验与病理规范教程 机构与运行》:主要讨论区域临床检验与病理诊断机构的建设与运行管理,包括相关政策、法规的解读,机构的规划、建设及其运行中的科学管理等。②《区域临床检验与病理规范教程 实验室标准化管理》:主要讨论实验室的建设与标准化管理的各项要求,为机构中实验室的建设与管理提供标准、规范。③第三板块共有 10 本教材,均以疾病系统命名,重点是评价各检验与病理检查项目在临床疾病中的应用价值,指导临床医生理解和筛选应用检验与病理的检查指标,以减少重复性检查,全面降低医疗费用,同时检验与病理专业人员也可以从中了解临床对检查指标的实际需求。

本套教材的编写,除坚持"三基、五性、三特定"外,更注重整套教材系统的科学性和学科的衔接性,更注重学科的融合性和创新性。特点是:①与一般教科书不同,本套教材更强调了临床指导和培训功能;②参加编写的作者来自 170 多家高校、医疗单位,以及相关企业的著名临床医学、检验医学、病理诊断等专家教授 280 余人,具有较高的权威性、代表性和广泛性;③所有成员都具有较高的综合素质,大家协同编写、融合创新,力图做到人员融合、内容融合,检验与病理融合,临床与检验和病理融合;④本套教材既可作为培训教材,又可作为参考书,助力提高基层医疗水平,促进临床、检验、病理等学科融合发展。

编写出版本套高质量的教材,得到了相关专家的精心指导,以及全国有关院校、医疗机构领导和编者的大力支持,在此一并表示衷心感谢。希望本套教材的出版,能受到全国独立医疗机构、基层医务工作者和住院医师规范化培训生的欢迎,对提高医疗水平、助力国家分级诊疗政策和推进社会办医健康发展做出积极贡献。

由于编写如此庞大的"融合"教材尚属首次,编者对"融合"的理解存在差异,难免有疏漏和不足,恳请读者、专家提出宝贵意见,以便下一版修订完善。

《区域临床检验与病理规范教程》系列教材
目录

总主编 郑铁生

序号	教材名称	主审	主编	副主编
1	区域临床检验与病理规范教程 机构与运行		府伟灵 陈瑜	丁彦青 应斌武 邹炳德 张秀明
2	区域临床检验与病理规范教程 实验室标准化管理		王惠民 卞修武	郑芳 涂建成 邹继华 盛慧明 王哲 韩安家
3	区域临床检验与病理规范教程 心血管系统疾病		郑铁生 王书奎	张智弘 贾海波 洪国粦 马洁
4	区域临床检验与病理规范教程 呼吸系统疾病	步宏	应斌武 李为民	刘月平 王凯 沈财成 李海霞
5	区域临床检验与病理规范教程 消化系统疾病	卞修武	丁彦青 张庆玲	胡兵 关明 谢小兵 徐文华
6	区域临床检验与病理规范教程 感染与免疫系统疾病		郑芳 魏蔚	孙续国 赵虎 崔阳 樊祥山
7	区域临床检验与病理规范教程 女性生殖系统与乳腺疾病		张葵 李洁	邱玲 刘爱军 陈道桢 童华诚
8	区域临床检验与病理规范教程 内分泌与代谢系统疾病	张忠辉	府伟灵 梁自文	黄君富 阎晓初 钱士匀 杨军
9	区域临床检验与病理规范教程 泌尿系统疾病		涂建成 王行环	魏强 李洪春 徐英春 覃业军
10	区域临床检验与病理规范教程 软组织与骨疾病		韩安家 王晋	严望军 刘敏 阎晓初 石怀银
11	区域临床检验与病理规范教程 造血与血液系统疾病		岳保红 武文漫	赵晓武 黄慧芳 刘恩彬 毛飞
12	区域临床检验与病理规范教程 神经与精神系统疾病	卞修武	朴月善	朱明伟 张在强 李贵星 王行富

《区域临床检验与病理规范教程》系列教材
专家委员会

府伟灵，教授，主任医师、博士研究生导师，陆军军医大学第一附属医院检验科名誉主任，国务院政府特殊津贴获得者、重庆市首席医学专家、国家"973计划"项目首席科学家，现担任中国医师协会检验医师分会副会长、中华医学会检验医学分会副主任委员、全军检验医学专业委员会主任委员、中国研究型医院学会检验医学专业委员会主任委员等学术职务。主要从事太赫兹/拉曼无标记检测技术、医院感染防治、战创伤感染的防治研究工作。先后主持国家"973计划""863计划"项目、国家自然科学基金重点项目、军队后勤开放研究科研重大项目等高显示度课题30余项，以第一作者或通讯作者发表国内外论文500余篇(其中SCI论文100余篇)，以第一完成人获国家科学技术进步奖、中华医学科技奖、军队科学技术进步奖等15项国家及省、部级科技成果奖，获得国际、国家专利50余件。主编及参编教材、专著20余部。

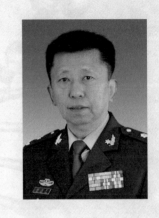

陈瑜，教授，浙江大学附属第一医院检验中心主任、中心实验室主任，浙江省临床体外诊断技术研究重点实验室主任，传染病诊治国家重点实验室副主任。浙江大学临床检验学博士研究生导师，2013年入选国家中青年科技创新领军人才，2016年入选国家"万人计划"科技创新领军人才。兼任中国医师协会检验医师分会常委、中华医学会检验医学分会委员、中国研究型医院学会检验医学专业委员会副主任委员、浙江省医学会检验医学分会主任委员、国家卫生健康委员会疾病控制专家委员会委员。主要研究方向:感染性疾病发病机制研究及新型实验诊断技术研发。主持国家"十一五""十二五"重大专项、国家"973计划""863计划"以及国家自然科学基金等课题17项，获国家科学技术进步一等奖、中华医学科技奖一等奖、教育部技术发明二等奖等7项。在《柳叶刀》等国际期刊发表SCI论文120余篇，获国家发明专利14项，主编及参编专著19部。

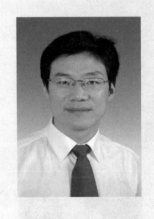

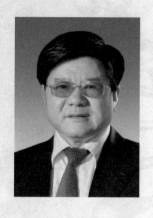

丁彦青，教授，主任医师、博士研究生导师，原南方医科大学病理学系主任，国家临床重点专科主任，广东省分子肿瘤病理重点实验室主任。享受国务院政府特殊津贴。国务院学位委员会学科评议组成员、国家级教学名师，国家优秀博士学位论文指导教师。国际病理学会中国区分会副会长、世界华人检验与病理医师协会副会长、吴阶平医学基金会病理学部副主任委员。曾任第三届中国医师协会病理科医师分会会长、第十一届中华医学会病理学分会副主任委员、第六届中国抗癌协会肿瘤转移专业委员会副主任委员，第四届《诊断病理学杂志》副总编辑。长期从事结、直肠癌转移分子机制研究，主持及完成国家自然科学基金重点项目、国家"863 计划"课题、国家"973 计划"分题、中德合作及省部级研究课题 40 余项，发表 SCI 收录论文 140 余篇（包括 *Cell*、*the New England Journal of Medicine*、*Nature Communication*、*Gastroenterology*、*Gut* 等杂志），获广东省丁颖科技奖、中华医学科技进步奖一、二等奖共 8 项。培养和招收博士及硕士研究生 180 余名（1 人获国家杰出青年科学基金，2 人获广东省珠江学者，3 人获全国优秀博士学位论文奖，4 人获广东省优秀博士学位论文奖）。

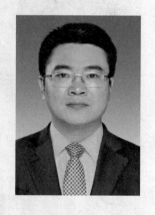

应斌武，教授，工商管理硕士、医学博士、博士后，博士研究生导师。四川大学华西医院实验医学科主任 / 四川大学华西临床医学院医学检验系主任。中华医学会检验医学分会第十届委员会委员 / 临床免疫检验学组委员，中国医师协会第四届检验医师分会常委委员，四川省学术和技术带头人，四川省卫生健康委员会学术技术带头人，四川省医师协会第二届检验医师分会会长。主要从事于感染性疾病的分子诊断学研究。负责国家自然科学基金等 10 多项科研项目，累计经费 1 000 余万元。已发表论文 200 余篇，其中 SCI 收录第一作者 / 通讯作者 76 篇。获国家发明专利 6 项。作为第一完成人获四川省医学会医学科技奖（青年奖）一等奖 1 项。作为副主编、编委参编人民卫生出版社教材《临床检验医学》《临床分子生物学检验》、专著《临床分子诊断学》等。

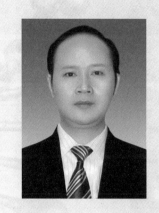

邹炳德,美康生物科技股份有限公司董事长,高级工程师、高级经济师,吉林医药学院兼职教授,宁波市有突出贡献专家,中共中央组织部国家"万人计划"科技创业领军人才。现任中国人民政治协商会议第十二届浙江省委员会委员、宁波市鄞州区第十八届人大常委会委员、全国卫生产业企业管理协会医学检验产业分会副会长、中国医学装备协会第六届理事会常务理事、浙江省医疗器械行业协会副会长、宁波市药学会副理事长等职务。美康生物科技股份有限公司为一家专业从事新型体外诊断试剂和临床检验仪器的研产销及医学检验为一体的国家级重点高新技术企业,是国内生化试剂龙头企业。公司拥有"国家级企业技术中心""国家级博士后科研工作站""国家认可医学参考实验室""国家基因技术示范中心"等科研平台。

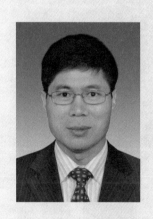

张秀明,教授,主任技师,深圳市罗湖医院集团医学检验实验室主任,中国合格评定国家认可委员会医学实验室认可主任评审员,广东省医疗安全协会检验医学分会主任委员,广东省医学会检验医学分会副主任委员,《中华检验医学杂志》等专业杂志编委或常务编委。长期从事临床检验和实验室管理工作,曾任新乡医学院第二附属医院检验科主任、广东省中医院检验科主任、中山大学附属中山医院检验医学中心主任。以第一作者或通讯作者发表学术论文130余篇,其中SCI收录11篇,CA收录2篇。主编《临床生化检验诊断学》《临床检验方法学评价》等专著9部。主持和参与国家、省、市级科研课题12项,获省部级科技进步奖6项。

前　言

目前,我国各传统医疗机构检验与病理科无论在仪器设备、人员背景、机构设置、管理运行等方面均存在很大差异。在新医改大背景下,检验结果互认迫在眉睫,检验结果同质化面临挑战,检验水平和质量有待提升,重复检验和不合理检验亟须整改。近年来,在新医改政策引导下,医疗联合体(简称为医联体)应运而生,区域临床检验与病理中心蓬勃发展。区域临床检验与病理中心是我国现有医院检验病理科的补充和优化,是未来检验与病理领域新的发展趋势之一。区域临床检验与病理中心汇集了专业人才,配备了先进设备,提供了相对齐全的检测项目,缓解了大型综合医院患者过多和诊疗资源紧张等问题。区域临床检验与病理中心有利于调整、优化医疗资源结构布局,有利于区域内医疗资源共享,有利于提升检验与病理诊疗整体效能。

作为专业提供医学检验或病理检验服务的医疗机构,如何规划建设、如何高效管理、如何提升工作效率、如何优化资源配置、如何完善服务效能等是区域临床检验病理中心机构运行过程中面临的一系列问题。因此,规范医学检验和病理检测服务流程,完善监督管理和定期考核机制,加强全程质量控制,提高信息化水平,提升检验人员素质,才能使区域检验与病理质量再上台阶。

为适应国家分级诊疗制度和医疗改革方向,我们组织检验、病理专家编写了《区域临床检验与病理规范教程　机构与运行》一书。本书从区域临床检验病理中心的规划建设到管理运行等方面进行了详细地论述。本书包括中心概述、机构规划、基本建设、筹备管理、实验室建设管理、人力资源管理、集中采购、信息管理、物流管理、市场营销、客户服务、成本核算、政策法规要点解读共十三章内容。本书可以指导区域临床检验中心、病理诊断中心规划建设和管理运行。

这里,衷心地感谢在本书编写过程中给予无私帮助和悉心指导的专家学者,衷心地感谢我们编写团队成员一丝不苟的编写工作和主审精心指导与把关。因条件和水平所限,挂一漏万和错误之处在所难免,恳请读者予以批评和指正,希望再版时,克服不足之处,力争尽善尽美。

府伟灵

2020 年 3 月于重庆

目　录

第八章　信息管理 …………………………………………………………………………… 75

第九章　物流管理 …………………………………………………………………………… 99

第十二章 成本核算 …………………………………………………… 148

第一章

区域医学检验与病理诊断中心概述

中国共产党第十九次全国代表大会以来，以习近平同志为核心的党中央高度重视卫生与健康工作，把人民健康放在优先发展的战略地位，提出了"实施健康中国战略"的号召。习近平总书记深刻指出，把人民健康放在优先发展的战略位置，努力全方位、全周期维护人民健康。引导医疗卫生工作重心下沉、资源下沉，把健康"守门人"制度建立起来，是满足人民群众看病就医需求的治本之策。

伴随老龄化、城镇化等社会经济转型过程，居民基本健康的需求增长迅速，呈现出多样化的特点，供给侧结构性问题仍旧突出。主要体现在现有医疗服务体系布局不完善、优质医疗资源不足和配置不合理，优质医疗资源主要集中在大城市、大医院，基层医疗机构医疗资源相对缺乏、服务能力有待提升。如何共享区域内医疗资源，促进优质医疗资源下沉，提升优质医疗资源使用效益，给基本医疗卫生服务体系的建立与完善带来了挑战。

在上述背景下，进一步提出合理配置医疗资源、构建分级诊疗服务体系的要求，为医疗卫生服务体系和基本医疗保障制度改革指明了方向。国务院《关于促进健康服务业发展的若干意见》提出"大力发展第三方服务。引导发展专业的医学检验中心和影像中心"。《国务院办公厅关于推进分级诊疗制度建设的指导意见》明确提出"探索设置独立的区域医学检验机构、病理诊断机构、医学影像检查机构、消毒供应机构和血液净化机构，实现区域资源共享"。建立医学检验实验室等独立设置医疗机构，旨在一定程度上缓解资源配置不均衡问题，围绕城乡协同医疗卫生服务网络建设，鼓励社会力量积极参与，探索合理配置资源、有效盘活存量、提高资源配置使用效率的医疗卫生服务体制架构，促进社会力量办医，推动党和政府为保障人民群众健康所作出的承诺的实现。

近年来，在国家卫生健康委员会的统一部署下，各地积极探索推进独立设置医疗机构的相关工作。据初步统计，截至 2016 年 5 月底，北京、上海等 22 个省、市共设置 323 家医学检验实验室（社会办 309 家，占 95.7%），共完成医学检验 4.6 亿例次。北京、浙江、江西 3 个省、市共设置 6 家病理诊断中心（社会办 4 家，占 66.7%），共完成病理诊断 205 万例次。各地试点工作取得良好成效，形成了初步的模式，积累了有益经验：一是区域内现有医疗资源实现共享，医疗资源使用效益进一步提升；二是促进并引导社会力量办医，进一步完善医疗服务体系，并通过优质资源共享提升了基层医疗卫生机构服务能力；三是逐步建立起大型医院与基层医疗卫生机构、医学检验实验室等独立设置医疗机构之间的分工协作关系，推动建立分级诊疗制度；四是患者就医更加便捷，尤其是独立血液净化机构多设置在医疗资源相对不足的县域，为患者提供了便捷的诊疗服务，减轻了患者及其家庭的负担。原国家卫生计生委适时地出台了医学影像诊断中心、医学检验实验室、血液净化机构、病理诊断中心 4 类独立设置医疗机构基本标准和管理规范，鼓励并规范独立设置医疗机构的管理，有助于统一思想、统一认识，为落实工作任务、实现区域内医疗资源共享、提升基层服务能力提供机制保障。同时，对于引导并促进社会力量办医、推动医疗健康产业发展均具有积极的作用。

区域医学检验与病理诊断中心作为医疗卫生服务社会化力量中的重要一环，在为公立医院提供有益补充、推动优势资源下沉、助力解决"医疗资源分布不平衡"问题上，扮演着越来越重要的角色。独立的医学检验实验室有其自身优势，它能够通过互联网和物流，把标本进行集中处理，实现区域性检验结果互认，节约了能源和患者就医时间，符合当今时代发展和医改要求。

在国内,独立医学实验室的发展可追溯至 20 世纪 90 年代中期。直到 2009 年,原卫生部印发《医学检验所基本标准(试行)》,在医疗机构类别中增设"医学检验所",才最终正式确定了独立医学实验室的合法地位。2016 年,为推进分级诊疗制度建设,助力深化医药卫生体制改革,原国家卫生计生委陆续印发了医学影像诊断中心、医学检验实验室、血液净化机构、病理诊断中心 4 类独立设置医疗机构的基本标准和管理规范,在促进独立设置医疗机构发展的同时加以规范。基本标准明确了开办独立设置医疗机构的基本要求,是最低的"红线",主要包括独立设置医疗机构的诊疗科目、科室设置、人员、房屋和设施、分区布局、设备、规章制度等要求。管理规范明确了独立设置医疗机构内部管理的"软件"要求,主要包括机构管理、质量管理、安全与感染防控、人员培训与职业安全防护、监督与管理等,是独立设置医疗机构内部管理的基本准则。

截至 2017 年,我国区域医学实验室 689 家,区域病理诊断中心 185 家,市场份额占整体医学检验市场的 5%。相较之下,在欧洲和美国,这一比例则分别达 50% 和 35%;在社会化服务高度发达的日本,则高达 67%。我国区域医学检验与病理诊断中心尽管市场占比不大,但未来仅依靠公立医院现存的检验资源很难满足基层需要,区域中心将会发挥越来越重要的作用,发展潜力巨大。然而,其行业运行新模式亟须政策指引与支持,行业后续管理也有待加强。

第一节　有关概念和设置模式

一、有关概念

(一) 医学检验实验室

医学检验实验室又称为独立医学实验室,指以提供人类疾病诊断、管理、预防和治疗或健康评估的相关信息为目的,对来自人体的标本进行临床检验,包括临床血液与体液检验、临床化学检验、临床免疫检验、临床微生物检验、临床细胞分子遗传学检验和临床病理检查等,并出具检验结果,具有独立法人资质的医疗机构,独立承担相应法律责任,由设区的市级及以上卫生健康行政部门设置审批。

(二) 病理诊断中心

病理诊断中心是通过显微镜进行病理形态学观察,运用免疫组化、分子生物学、特殊染色及电子显微镜等技术,结合患者的临床资料,对人体器官、组织、细胞、体液及分泌物等标本作出病理诊断报告的独立设置法人单位,能够独立承担相应法律责任(不包括医疗机构内设的病理科)。由设区的市级及以上卫生健康行政部门设置审批。

(三) 区域医学检验与病理诊断中心

为一定区域内(一般覆盖的服务区域以行政县市区级范围为主)医疗机构提供临床医学检验和 /或病理诊断服务的具有独立法人资质的医疗机构,由医学检验实验室和 / 或病理诊断中心组成,包括单独提供医学检验服务的区域医学检验中心、单独提供病理诊断服务的区域病理诊断中心和两者均有的区域医学检验与病理诊断中心。在国内此类中心往往离不开区域卫生行政部门主导或参与。

二、设置模式

目前主要有三种模式:①政府依托区域内的核心医院建立区域检验(病理)中心;②政府与第三方实验室合作共建区域检验中心;③第三方实验室直接加入医联体作为区域检验中心。

(一) 依托区域内核心医院建立区域检验(病理)中心

此模式是国内最早出现的一种区域检验(病理)中心,由当地卫生行政部门主导,以区域内龙头医院检验科为基础建立区域检验中心,对区域内的医疗资源进行纵向整合,使区域内的居民可以就近享受到优质的医疗服务。这种模式的区域检验(病理)中心最大限度地保留了公立医疗机构的公益性,而且对检验(病理)工作人员职业发展比较有利,特别是原先在小医院的检验(病理)人员到了大平台,可以致力于更高层次的实验室活动,如结果审校、质量分析、新技术、新项目开展、科学研究等,并且通过参加质量管理体系认证,使区域性检验(病理)质量上台阶,管理水平上等级。

(二)第三方实验室与区域内龙头医院或专业组织共建区域检验中心

最初的第三方实验室都是通过自己的检测项目全、成本低等优势与医院检验科竞争,主要收集医院无力开展或者不愿开展的检测项目。但这种模式近几年在悄然改变,很多第三方实验室开始采用为医院检验科提供集中采购试剂耗材、实验室合作共建、托管医院检验科等多种模式多方向发展。与区域龙头医院共建区域检验中心,是第三方实验室一种新的合作模式,而且在《国务院办公厅关于推进医疗联合体建设和发展的指导意见》颁布后,这种新模式发展很快,金域、迪安等国内第三方企业在半年多时间内已经有数十家共建的区域检验中心签约。这种模式通常由当地政府卫生部门主导,但引入了民营资本、公建民营或民办公助,减少了政府的投入。一方面利用第三方实验室标准化、专业化、集约化的实验室管理经验,降低实验室成本,减轻当地政府的投入;另一方面利用第三方实验室专业化的管理和技术平台迅速提升基层区域的检验水平。

(三)第三方实验室直接加入医联体作为区域检验中心

这种模式与前面两种模式有所不同,不存在共建问题,而是让第三方实验室直接加入医联体,作为医联体的区域检验中心。相比于前面两种模式,这种模式最大限度地减轻了政府的投入。当前国家正在大力推进医联体的建设,区域检验中心作为医联体的重要组成部分将会获得大力的支持,成为未来几年检验领域的一个新发展趋势,各个医院检验科单打独斗的日子会成为历史,抱团取暖的时代将要来临了。

第二节 区域医学检验与病理诊断中心的发展

一、国内外医疗服务体系情况

(一)国外情况

21世纪以来,随着经济社会的快速发展以及人们对健康素质重视程度的不断提高,大多数国家都根据本国国情,相继建立了形式、内容、水平不同的医疗卫生体制,特别是一些发达国家建立了各具特色的医疗卫生体制,值得我们深入思考和研究。其中美国、加拿大和日本分别是市场导向模式与全民医疗保障模式的代表。

美国的医疗卫生体制是国际上最具市场导向的模式,就是市场主导一切。以市场化为主导,但又不忽视政府的作用,美国的医疗服务体制与其他西方国家不同,是以民间的私营医疗与保险为主,政府辅以对特殊群体的社会医疗保险与补助。美国的医疗卫生支付体系由联邦政府、雇主和个人共同构成,以商业保险为主,联邦政府和州政府资助的公立医疗保险为辅。公民个人的医疗费用由参加商业保险而来,联邦政府主要保证残疾人、老年人、低收入者和失业者能享有一定的医疗保障。总体而言,在美国医疗费用占比中,政府性资金占43%,商业保险占35%,个人自付占12%,慈善救助占2%,其他渠道占8%。

美国的医疗服务提供方也以市场为主,非营利性私立医院达到医疗机构总数半数以上,市场化程度非常高。美国的医疗服务体系由公立医院、私立医院和基层诊所等组成(85%是私立医院)。目前,全美医院数量总体约为5 000余所。从性质上划分为政府举办的公立医院和非政府举办的私立医院。其中,私立医院又分成非营利性和营利性医院。公立医院定位为为穷人、精神病患者、退伍军人等特殊人群提供服务,主要集中在三类医院:退伍军人医院、精神病医院和属于安全网的医院(属于为穷人提供基本医疗服务的 Medicaid 定点医院)。美国大多数医院包括私立医院,都是非营利性的。近年来,美国公立医院数量呈现递减的趋势,据美国医院协会统计,目前美国医院公立医院仅占15%,69%是非营利性私立医院,营利性私立医院为16%。大多数规模最大、设施最好、医疗水平最高的医院都属于非营利性私立医院。此外,基层诊所和社区卫生中心大多数为营利性医疗机构,主要由医生个体开业举办。截至 2012 年底,美国共有 23 万多名自由执业医生,其中 52.8% 为独立行医,37.1% 为 2~5 名的医生团队,6.3% 为 6~9 名的医生团队,3.7% 为 10 名或以上的医生团体。美国模式的主要特征:①高度市场化:在美国,医疗保险作为一种特殊商品,按市场原则自由经营。政府只负责老年人和贫困者的医疗保险。保险经费主要由个人和企业负担,政府基本不负担,有相当多的低收入小企业雇员、个体劳动者和农民家庭享受不到医疗保险。②医院所有制多元化:主要有公立医院和私立医院。公立医院有政府办的;私立医院有社团办的,教会办的,股份制办的,也有私人个体办的。这样在一定程度上减轻了政府的资金投入,推动了社会医疗保健事业的发展。

加拿大的医疗卫生体制是在汲取英国福利经济学理论建立起来的制度和美国自由主义经济学理论市场运作建立起来的制度,两者优点的基础上,统一规划设计而建立起来的,具有"后发优势"。加拿大医疗卫生体制的核心是医疗保障制度,它是加拿大五大社会保障项目之一。加拿大 90% 的医院住院费用和医疗保险费用及 75% 的卫生总费用由税收支付。其医疗卫生支出占国民总收入的 10%,其中 70% 由政府支付。医疗卫生服务主要由私立医院和诊所提供。加拿大医疗卫生体制较其他国家(如美国)的优异之处在于:能覆盖所有国民;能以更低的总成本、更低的行政管理费用,获得更好的健康状况指标;能使国民和卫生工作者有更多的选择,付出更短的排队时间。

加拿大医疗保健制度在西方发达国家都被称得上是医疗保障的典范,曾经是许多国家效仿与称羡的对象。但是,由于全民免费医治所带来的便利,加拿大也出现了对于其优越的医疗保健制度滥用的问题。另外,在医疗服务运行中也存在许多问题,如基层设备老旧、大量医护人员外流,进一步加重了加拿大医疗服务的负担;缺乏长期发展计划、医师与护士的训练与留用缺乏足够的资金投入等。同时,服务方式的改变、资金的紧张、人口老龄化和新技术的高花费,又促使了这些问题的恶化。

在日本,83% 的医院是私立医院,一共有 9 000 多家,而公立医院只有 1 800 多家。而诊所更多,一般诊所超过 9.8 万家,牙科诊所近 6.8 万家,几乎都是私人开办的。过去,日本也曾出现过患者全部集中到大型公立医院"看病难"现象,而现在,"有病先去诊所"已经成了大多数日本人的常识。1994 年,日本政府修改了《医疗法》,推出一项旨在将患者从大型医院向小型诊所分流的制度,规定原则上如果患者没有诊所医生出具的介绍信直接到大型医院就诊,就要缴纳一定的费用,甚至被院方拒绝。这项制度推出后,彻底改变了大医院人满为患的现象。

日本的医院绝大多数为非营利性,由国家或地方政府投入建设,医院的投入 70% 来自医疗保险的个人支付部分,30% 来自政府的补贴,补贴主要用于大型医疗仪器设备的购置、建筑维修和弥补医院经营赤字。从 20 世纪 60 年代起,日本就建立了覆盖全体国民的医疗保险制度,所有在日本生活的人包括外国人都必须强制性加入,患者可持证在任何医院看病,包括私人诊所。日本的医疗保险可以分为两大类:①被雇用者保险或称之"职工健康保险";②国民健康保险:主要是农业人口、退休老人、自由职业者。医疗保险的经费来源:个人按收入的 8% 缴纳,不足部分由国家及地方财政补贴。凡参加医疗保险者均可报销一定比例的医疗费用,大部分为 80%~90%,自付 10%~20%。在日本,大部分的公、私立医院是没有药房和检验科的。由于日本所有医院的药品、医疗器械、检查费用、手术费等都是全国统一的,私立医院要盈利,就得降低成本,减少医疗费用是最主要的手段。例如建立远程专家会诊中心,所有医院的疑难杂症都通过网络传到专家中心,由专家统一答复,大大减少了费用支出。

(二) 国内情况

中国的医疗服务体系由医院、基层医疗卫生机构、专业公共卫生机构等组成(公立医院拥有 85% 以上的医疗资源)。截至 2018 年 6 月底,全国医疗卫生机构数量达 99.8 万个,与 2017 年 6 月底比较,全国医疗卫生机构增加了 8 291 个,其中:医院增加了 1 991 个,基层医疗卫生机构增加了 10 906 个,专业公共卫生机构减少了 4 484 个。截至 2018 年 6 月底,全国有医院 3.2 万个,其中:公立医院 12 121 个,民营医院 19 589 个(与 2017 年 6 月底比较,公立医院减少了 445 个,民营医院增加了 2 436 个);基层医疗卫生机构 94.3 万个,其中:社区卫生服务中心(站)3.5 万个,乡镇卫生院 3.7 万个,村卫生室 63.3 万个,诊所(医务室)21.9 万个;专业公共卫生机构 2.0 万个。

中国医院从性质上划分为政府举办的公立医院和非政府举办的民营(私立)医院。其中,私立医院又分成非营利性和营利性医院。公立医院又分为一、二、三级医院。近年来,中国民营(私立)医院数量呈现较快递增的趋势。但是目前中国医院中公立医院在规模、设施、医疗水平以及诊疗人次数上占有绝对的优势。绝大多数规模最大、设施最好、医疗水平最高的医院都属于政府举办的公立医院。据统计,2018 年 1~6 月,全国医疗卫生机构总诊疗人次达 40.7 亿人次,其中医院 17.3 亿人次(公立医院 14.8 亿人次,占医院诊疗人次总数的 85.5%,同比提高了 4.3%;民营医院 2.5 亿人次,同比提高了 16.9%);基层医疗卫生机构 21.8 亿人次,同比提高了 2.1%。中国由公立医院为主体的医疗服务体系与美国、日本、欧洲等发达国家以私立医院为主体的医疗服务体系存在较大差异。

随着医改不断向纵深推进,我国医疗服务体系不断完善,医疗服务水平实现较快提升。但是,伴随老龄化、城镇化等社会经济转型过程,居民基本健康需求增长迅速,呈现出多样化特点,我国医疗供给侧的结构性问题仍旧突出:①医疗资源总量不足、优质医疗资源短缺:我国医护人员有 600 多万,每千人口医生数为 2.38 人,但近半数医生是本科以下学历;②医疗资源分布不均衡,且集中在经济较发达的省份和城市;③医疗服务体系不完善,科学有序的就医格局尚未形成,基层医疗卫生机构服务能力不足,不同级别、类别的医疗机构功能定位不清晰,出现患者向大医院集中、跨区域就诊的现象;④国内医院在科研、学术、成果转化等医学高精尖领域与国际顶尖水平还有距离。预计到 2020 年,我国人口将超过 14 亿人,大量人口往城镇转移,医疗服务需求持续释放,优质医疗资源富集的大城市,医疗服务短缺更加严重。

二、国外区域医学检验与病理诊断中心的发展

(一)总体情况

独立医学实验室是一种具有独立法人资格、参与市场化运作的服务性医疗组织。在一些发达国家,独立医学实验室发展相对成熟,其优势在于规模化,通过降低仪器及人力的闲置率和实现高质高效的运营管理,节约经营成本,获得价格优势。让基层、社区和私人诊所及其患者享受到综合医院的检验服务,从而保证了基层医院的发展,保障了患者享有的诊疗质量。专业化、商业化的集中检验模式提高了临床检验水平,节约了医疗资源。独立实验室具有与医院检验科不同的业务定位。基层社区医院仅进行常规检验,诊所和小型医院对标本量有限或者需要大量资源投入而效益并不高的诊断项目也很少开展,而独立实验室正是将业务定位于这些诊所及医院由于仪器昂贵或者标本量少、出于经营成本等考虑而决定不开展的检验项目。

独立医学实验室将原本属于医院检验科、病理科的诊断业务外包集中检验,具有显著的规模效应;此外,基层医院、诊所和小型医院通过检验外包增加检验项目,从而提高了自身的诊疗能力和收入水平。同时,独立实验室由于标本量大,通常也能够提供需要大额设备投入的分子检测等尖端检验项目,大医院通过此类尖端检验项目外包也提高了其诊疗水平。

独立实验室规模效应主要来自两方面:①诊断仪器试剂集中采购带来成本节约,由集中采购仪器和试剂可降低成本 30% 以上;②检验规模效应:大量标本集中检验减少了单次检验的固定成本,包括仪器、实验室人员成本,同时也减少了试剂的浪费。独立医学实验室以集约化经营为核心竞争力,由于生产要素相对集中,开展项目齐全,因此采用集约化、规模化、信息化、连锁化的商业运作模式。独立医学实验室与医院实验室相比,投资成本要比医院高。一般医院实验室只需配置一些检验技术人员及一些简单的检验设备就能开展工作;而独立医学实验室配置大量的营销人员开发市场,配置标本收发业务员及车辆到各地收集标本、大量的检验技术人员、先进的仪器设备、建立客户服务体系和建立信息化管理体系,运营成本大大增加。独立医学实验室物流体系较为完善,其服务范围可以覆盖周围几个城市甚至可以覆盖一个省,它每天的标本量是单个医院的十几倍,由于标本集中检测,使单位成本降低,收益是十分可观的。只要运营稳定,很快就能收回投资成本,实现盈利。

独立医学实验室主要服务于一些缺乏检验设施的医疗机构,如中小医院、民营医疗机构、私人诊所和社区医疗机构等。医学独立实验室为这些医疗机构提供项目齐全的检测服务,因此他们只需应对常见病和专科病,节省了建设实验室的开支,从而实现双赢。医学独立实验室同时还为各大医院提供服务,各大医院有一些因检验技术较高不能开展的项目,或者因标本量小从经营角度考虑不开展的项目,独立医学实验室把这些项目从各大医院收集起来,形成规模化、集约化,从而降低成本,达到双方互利的目的。

医疗机构在激烈的市场竞争和减少医疗支出的压力下不得不重视成本和收益的核算,因此在美国、欧洲、日本等很多发达国家,独立医学实验室与医院、诊所一样,成为医疗服务环节不可缺少的一部分。独立实验室实现检验样品的集中检测,不但可以大大节省费用,更重要的是可以提高检测效率和质量,降低错误发生率,是当前美国等发达国家的发展方向。尤其是最近几年美国的医改,让医院承受了巨大的成本控制压力。检验科与病理科对美国等发达国家医院来说,往往是成本中心而不是利润中心(这点和中国国情不同)。在美国,大多数的私人医生和诊所都把标本送到医学独立实验室进行检测,它提供的服务在医学检验市场中占的比重越来越大,到目前为止约占 40% 的市场份额。美国 Quest 和 LabCorp 两大独立医学实验室就已占据了美国临床检验份额的 24%。加拿大的 MDS,雇员超过一万人,是加拿大最大的临床诊断服务提供者。日本的 BML 医学实验室,其本国员工达1 200 多人,每天处理 10 万份标本,在全日本有 40 多家分支机构,检测项目超过 4 000 项。

独立医学实验室虽起源于美国,但在医疗保障更为健全的欧洲和日本同样发展良好。根据Quest、LabCorp、LABCO 和 BML 四个龙头公司的年报推测 2015 年美国、欧洲、日本独立实验室市场规模已分别达 200 亿美元、145 亿美元和 100 亿美元。美国虽然市场规模相较欧洲、日本更大,但是渗透率却较日本的 67%、欧洲的 50% 都要低,仅为 38%。

国外独立实验室做到如此大的规模,有几个方面的因素:①商业保险的发展;②私人诊所和基本医疗的普及和覆盖;③冷链物流的高速发达;④专业化的社会分工和获得认可;⑤医院管理和现代化成本核算;⑥社会医疗支出增加和医保控费导致医学独立实验室的快速发展;⑦资本市场的发展促进了行业的整合和快速增长。

在美国、日本、欧洲这样的发达国家和地区,临床检验独立实验室已经成为区域医学检验的主要组成部分。医学检验行业具有一定的服务半径,在这个营业模式中,一般以一个设备先进的临床检验中心为基础,辐射周边规模较小的临床检验实验室,再由临床检验实验室连接周围的合作医院(通常通过设在医院内或医院附近的采血点或标本采集点),从而结成一张巨大的区域网络。普通项目的待检样品从医院送到当地检验实验室即可,而检验要求高和非常规的待检样品则再被送到上一级检验中心进行检验。美国医学独立实验室经过几十年的发展,已形成一套完善的监督管理体制,由于不断的兼并重组,出现了几个大型的医学独立实验室,如 Quest、LabCorp 等,这些实验室不仅有检验实验室,还有病理实验室和医学影像中心。一些大型的医学独立实验室还跨地区、跨国界发展,其中最有名的是 Quest Diagnostics 公司,已发展成为该行业中全球最大的跨国公司。

(二) 美国独立医学实验室的发展

美国目前主要有三类提供医学检验的实验室:①独立实验室;②医院内部实验室,如检验科(病理科);③诊所附设实验室,即医生在自己诊所附设的小型试验室,通常用于完成某些专项检查,如宫颈涂片、血常规等。2015 年度美国实验室检测的市场容量为 750 亿美元,包含了医院的检验科(约9 000 家),私人诊所实验室(约 122 000 家)和第三方独立实验室(约 6 000 家)。有数据显示,实验室检测服务仅占美国卫生支出的 3%,但检验结果却对 70% 医生的医疗诊断产生影响,因而实验室检验服务是很重要的。

1. 发展历程　美国临床检验实验室商业化运营兴起较早。在 1925 年,美国就已经有医院商业化运营其临床检验实验室,承接来自其他医院的检验业务。20 世纪 50~60 年代,发达国家医学的发展进步给国民健康带来了福音,但也使国民的医疗开支快速增长,给整个社会带来了沉重的经济负担，其中尤以美国表现最为突出。为减轻国民经济负担，美国政府推出"合理利用资源，减少医疗开支"的策略及一系列医疗体制改革进行干预，同时引入市场机制，加剧行业竞争，促使各类医疗卫生机构将诊断服务外包，最终导致医学诊断服务行业中以集约化为核心竞争力的独立医学实验室的诞生。美国独立医学实验室市场份额的逐步扩大，大致经历了以下几个过程。

(1)雏形期——规模化、低成本的商业模式确立：在20世纪20年代初，美国有接近1/2的医院设立了专门的临床检验实验室。其中一些技术实力较强、设备较齐全的医院开始承接其他医院的检验项目，这些商业化运营的检验实验室一方面给医院提供了额外的收入，另一方面也通过集中检验，促进医疗卫生资源优化配置，降低了整体医疗成本，提高了整体医疗质量与医疗服务水平。

(2)发展起步期——技术进步引领商业变革：20世纪50~60年代，检验仪器的技术得到了极大发展，检验操作的精准度、自动化程度得到提高，质量保证和质量控制变得更加容易，而临床检验对仪器的依赖程度也大幅提高，同时实验室计算机和信息处理技术也获得了极大的进步，使得实验室间的远程数据传递和处理更为便捷。对检验仪器和实验室信息系统设备的资本支出要求的提高，更加凸显了独立医学实验室的规模化运营优势，从而促进了行业的发展和壮大。自20世纪60年代末开始，依托于逐渐成熟的检验技术和实验室信息系统，一批独立于医院之外的独立实验室开始出现，如LabCorp的前身National Health Laboratories和Quest的前身MetPath。

(3)缓慢扩张期——医保控费驱动检验外包：1960~1980年，美国的年医疗总支出大幅增长。为了减轻医疗支出的负担，从20世纪80年代初开始，美国政府和商业医疗保险机构就先后开始修改医疗保险的政策，试图控制医疗支出，从而增加了医院控制成本的压力，也促使医院将更多的检验项目外包给运营成本更低的独立医学实验室。60年代~80年代中期，行业经历了第一次飞跃，历时约25年，行业占医学检验的市场份额增至20%（医院附属实验室占临床检验市场60%的份额，私人诊所实验室占20%左右的份额）。

(4)快速扩张期——更严格的行业监管标准有利于独立实验室扩大市场份额：在20世纪90年代之前，美国对私人诊所进行临床检验的要求较松，大多数私人诊所都会进行一定量的临床检验。然而，为了提高临床检验的整体质量水平，美国于1988年通过了《临床实验室改进修正案》，将私人诊所的临床检验置于更严格的监管标准之下。在此标准之下，除了少数最为简单和基础的检验项目，私人诊所实验室的临床检验操作均需经过卫生监管部门的审查和认证，极大地提高了私人诊所实验室进行临床检验的成本。同时，由于私人诊所的医疗费用通常高于医院，健康管理组织也在大力引导其参保成员去医院而不是私人诊所就诊。从80年代中期到90年代中期，行业经历第二次飞跃，行业的份额再次提升了16%，增至36%（医院附属实验室占56%的份额，私人诊所下降至8%）。

(5)发展成熟期——外部缓慢扩张、内部整合集中：从90年代至今，美国独立医学实验室行业监督管理体制不断完善，但是行业内部兼并重组愈演愈烈，行业集中度不断提高，独立实验室市场份额基本保持在35%~40%。2010年美国独立医学实验室市场规模为193.12亿美元，2015年增长至206.82亿美元。LabCorp及Quest两家公司占美国市场68%的检验外包份额，并将业务延伸至临床试验业务、科研、司法鉴定和食品检验等。

2. 美国最大的两家独立医学实验室LabCorp及Quest公司介绍

(1)美国实验室控股有限公司：通常称作LabCorp，创立于1971年，总部位于北卡罗来纳州伯灵顿，是一家独立的临床实验室公司，也是目前美国最大的独立医学实验室，拥有51个主要实验室网络和1700多个服务网点。除了覆盖美国本土，LabCorp还在比利时、英国和加拿大等开展业务。除了常规临床检测之外，公司还提供高精尖检测服务包括癌症、人类免疫缺陷病毒(HIV)基因型和表型及基因诊断等。主要客户包括医生、医院、管理保健组织、政府机构、雇主、制药公司和其他独立的临床实验室。现为美国第一大独立医学实验室，2014~2016年3年的销售额分别达到60.1亿、86.8亿、96.4亿美元。

LabCorp发展之路——并购与投资支撑的多元化发展之路：

1971年,美国实验室的前身之一,National Health Laboratories,Inc. 创立,当时只是露华浓保健集团的血液和病理实验室,由前 Becton Dickinson 公司高管 Michael E.Lillig 带领。

1988年,National Health Laboratories 登陆纳斯达克,露华浓在接下来的6年间始终持有24%股份。

1991年,National Health Laboratories 由纳斯达克场外交易市场(OTC)转板到纽约证券交易所开始交易。

1994年3月8日,National Health Laboratories Inc. 更名为 National Health Laboratories Holdings Inc.。

1994年,MacAndrews&Forbes Holdings Inc. 收购了露华浓持有的24%的 National Health Laboratories 股权。

1994年5月4日,National Health Laboratories 收购 Allied Clinical Laboratories,Inc.。

1995年4月28日,National Health Laboratories Holdings Inc. 与罗氏生物医学实验室公司 Roche Biomedical Laboratories,Inc.(瑞士医药集团 Roche Holding,Limited 的美国分公司 Hoffmann-La Roche,Inc. 的全资子公司)合并,并更名为 Laboratory Corporation of America Holdings(即现用名),公司股票代码也变更为 LH。

2001年12月,美国实验室成为万基遗传 Myriad Genetics,Inc. 基因组学和蛋白质组学癌症预测、测试产品的独家代理商。

2006年11月,LabCorp 收购肾结石诊断机构 Litholink Corporation。

2007年12月,LabCorp 收购总部设在犹他州盐湖城的合同研究组织(contract research organization,CRO)——Tandem Labs。

2009年6月,LabCorp 收购总部位于美国加利福尼亚州旧金山的从事抗 HIV 病毒测试的诊断实验室 Monogram Biosciences。

2010年12月,LabCorp 正式收购 Genzyme Genetics,之前是 Genzyme 的一个部门。

2012年6月,LabCorp 收购 MedTOX。

2014年10月,LabCorp 宣布以61亿美金收购 Covance Inc.,仅仅在几个星期后,LabCorp 以8 530万美元收购 LipoScience。

2014年12月,LabCorp 宣布完成从 SolutionPoint International,Inc. 收购 SolutionPoint International,Inc. 的交易,金额未披露,收购对象是法医 DNA 分析,DNA 收集产品和关系检测的供应商。

2015年10月,LabCorp 宣布收购 Safe Foods International Holdings,LLC 及其两家运营公司——International Food Network 和 The National Food Laboratory,但金额不详,从而扩大了其在食品和饮料产品开发和产品完整性方面的能力。

2016年3月,LabCorp 完成了对总部位于加利福尼亚州托兰斯的实验室公司 Pathology Inc. 的收购,后者提供生殖 FDA 捐赠者测试以及解剖学、分子和数字病理学服务,金额未公布。

2016年8月,LabCorp 宣布将以3.71亿美元收购 Sequenom,包括债务,从而扩大其在海外的覆盖面,尤其是在欧洲和亚洲。

2016年10月,LabCorp 以私人股本公司 Shore Capital Partners 的身份收购了美国东北部实验室诊断服务提供商 ClearPath Diagnostics,金额未公布。

2017年5月,LabCorp 从普罗维登斯健康与服务公司(Providence Health & Services)和 Catholic Health Initiatives 手里收购了位于华盛顿州斯波坎的病理学协会医学实验室(Pathology Associates Medical Laboratories),但金额未公布。

2017年7月,LabCorp 以12亿美元收购了 CRO——Chiltern。

(2)Quest Diagnostics(DGX)公司:Quest Diagnostics Inc.(NYSE:DGX)创立于1967年,总部位于美国新泽西州麦迪逊,全职雇员45 000人。期间经历多次并购,1996年在美国纽约证券交易所上市。从市值来讲,是仅次于 Labcorp 的美国排名第二的独立医学实验室公司(有时第一),也是著名的生化医疗器材测试商,业务范围涵盖大部分的美国地区以及印度、英国、巴西和墨西哥。除了大量的临床检测服务和治疗资讯的临床实验服务,对于疾病和健康状况作诊断、监视和治疗外,Quest Diagnostics 公司还涉及其他领域,包括制造和销售诊断试剂盒、POCT 产品,提供临床前研究检测服务,为保险公司进行风险评估服务等。

Quest 在美国拥有 31 个区域性大型诊断中心,155 家快速反应实验室,超过 2 100 个患者服务中心,每年诊断超过 1 亿个标本。同时 Quest 在美国拥有最高端的特殊检验实验室与研发中心,Nichols Institute 尼可斯研究院,区域性大型诊断中心以及全球各地实验室无法检测的标本则用专机集中运送到尼可斯研究院进行检验。

Quest Diagnostics 发展之路:

1967 年,Quest Diagnostics 的前身 Metropolitan Pathology Laboratory,Inc. 成立。

1969 年,更名为 MetPath,Inc.。

1982 年,MetPath 被 Corning Glass Works 收购,并更名为 Corning Clinical Laboratories。

1997 年,Quest Diagnostics 从 Corning 分拆,成为一家独立公司。

1997 年,收购 Branford,CT-based Diagnostic Medical Laboratory,Inc.(DML)的临床实验室部门。

1999 年,收购 SmithKline Beecham Clinical Laboratories,包括后者与 CompuNet Clinical Laboratory 的合资公司,GlaxoSmithKline 仍然持有 Quest Diagnostic 的大部分股权。

2000 年,Quest Diagnostics 开始 6Sigma 项目。

2001 年,Quest Diagnostics 完成对俄亥俄州健康科技公司 MedPlus,Inc.(NASDAQ:MEDP)的收购。

2002 年,Quest Diagnostics 以 5 亿美金完成对弗吉尼亚州公司 American Medical Laboratories,Inc.(AML)和其一家附属公司 LabPortal,Inc. 的收购。

2003 年,以 8 亿美金完成对加利福尼亚州 Unilab Corporation(NASDAQ:ULAB)的收购。

2005 年,Quest Diagnostics 以 9.34 亿美金完成对堪萨斯州公司 LabOne,Inc.(NASDAQ:LABS)的收购。

2005 年,Quest Diagnostics 与赛弗吉生物系统公司(Ciphergen Biosystems)结成战略联盟,以商业化的新蛋白质组测试。

2006 年,以 1.85 亿美金完成对弗吉尼亚州感染及免疫疾病实验室公司 Focus Diagnostics,Inc. 的收购。

2007 年,完成对瑞士诊断测试公司 Hemocue 的收购。

2007 年,从 Welsh Carson 手中收购 AmeriPath,成为癌症诊断测试服务的领先供应商。

2011 年,从 Thermo Fisher Scientific 手中收购 Athena Diagnostics。

2011 年,完成对 Celera Corporation 的收购。

2012 年,Quest Diagnostics 收购 UMASS Memorial Hospitals 所有的实验室和资产。

2014 年,收购 Solstas Lab Partners Group 和所有的子公司。

2014 年,收购 Summit Health,Inc。

3. 美国独立医学实验室企业快速成长原因分析 纵览 Quest 及 LabCorp 的发展历程,分析美国独立实验室企业的成功路径,我们可以发现,在它们一步步发展壮大的过程中,有以下三个特点。

(1)政策推动,引领行业高速发展:1960~1980 年,美国的年医疗总支出从 269 亿美元增长到了 2 472 亿美元,占美国当年 GDP 的比例也从 5.1% 提高到了 8.9%。到了 1995 年,这一比例已经达到了 13.6%。为了减轻医疗支出的负担,从 20 世纪 80 年代初开始,美国政府和商业医疗保险机构就先后开始修改医疗保险的政策,试图控制医疗支出。他们采取的措施增大了医院控制成本的压力,也促使他们将更多的检验项目外包给运营成本更低的独立实验室。到了 20 世纪 80 年代中,医院占临床检验市场 60% 左右的份额,私人诊所占 20% 左右的份额,而独立实验室占 20% 左右的份额。之后由于美国实行了更严格的行业监管标准,对私人诊所的监管更趋严格,到20世纪90年代中期,独立实验室已经占据了临床检验市场36%的市场份额,医院占56%的份额,私人诊所的市场份额已经下降到8%。如今,美国市场上,私人诊所的市场份额已下降到5%,而独立实验室的份额则稳定在40%左右。

(2)连锁经营,快速抢占市场份额:从独立医学实验室行业本身的特性来看,订单具有客户分散、数量多、单笔金额小、频率高等特点,同时由于部分待测样本的放置有时限规定,所以行业具有一定的服务半径。全国区域化布局可以很好地填补空白,获取更多的客户资源。当前,Quest和LabCorp等连锁经营的大型独立医学实验室的业务范围基本上覆盖了美国50个州。这些大型独立医学实验室的全国区域化布局,以及其金字塔型的低、中、高不同检测能力的实验室网络结构已能基本满足各地区、各种诊所和医院的临床检验需求。

采用连锁经营的方式,一方面通过公司内部标准化的管理流程及质量控制,创造品牌效应,增加客户黏性;另一方面与小型的单个独立医学实验室相比,连锁企业具有显著的规模效应,对上游的议价能力强,可以带来较高的毛利水平。

(3)高端检测,提升企业盈利空间:在行业发展初期,企业主要是通过高速扩张、快速抢占市场份额、做大规模从而降低成本,来实现企业迅速做大做强。而在行业发展后期,简单的外延式增长已不能满足企业发展的要求。在地域扩张日趋萎缩、常规检测领域渐趋饱和的情况下,企业盈利主要由毛利率高的高端项目(如基因/分子诊断)等驱动。如2006~2010年Quest常规检测,基因和组织诊断销售的复合增速分别为0%、12%、15%;LabCorp常规检测,基因和组织诊断销售的复合增速分别为6%、11%、20%。2010年,Quest的收入中常规的诊断超过50%,解剖病理超过10%,基因和复杂检测超过20%。两家公司高端检测(基因/分子诊断)储备丰富,从获得性基因疾病[如HIV、人乳头瘤病毒(HPV)]到多基因疾病(如肿瘤、代谢疾病)等众多领域。自1994年以来,两家公司并购进程加快,高毛利检测项目并入、产品齐全带来规模化效应,促使公司毛利率不断提升。

4. 发展方向　基因测序的发展为新一轮独立医学实验室的发展带来契机,而这一领域上一波独立医学实验室的发展仅仅是在数年前。随着Illumina等公司二代测序仪的推出,大量的医学实验室在各地涌现。飞速发展的下一代测序(next-generation sequencing,NGS)极大降低了测序成本,并且实现了高通量,可以获得整个基因组的序列以及那些临床上确诊患者的全部基因组信息。

医学独立实验室是独立于医患之外的具有独立法人资格的医疗服务性组织,通过市场化运作参与到医疗服务之中。医学独立实验室在欧美发达国家已有近60年的发展历史。随着医疗市场的开放以及大众医疗观念的逐渐转变,医学独立实验室将有很好的发展前景。

NGS技术已经被广泛应用于多个领域,包括细菌和病毒基因组的测序,通过全基因组重测序或目标基因测序来寻找遗传性突变,通过基因表达变化来理解遗传机制、细胞表型特征、RNA测序等。在临床诊断中NGS也被广泛应用,如肿瘤基因组测序、外显子测序、血清/血浆DNA测序以及RNA测序等。

美国医学检验市场近年来保持稳定增长,基因测序的发展为新一轮独立医学实验室的发展带来契机。随着医疗市场的开放以及大众医疗观念的逐渐转变,医学独立实验室将有很好的发展前景,从而促进了行业的发展和壮大。

5. 监管体系

(1)美国病理学家学会(College of American Pathologists,CAP)实验室认证(CAP认证):CAP是一家非营利性公益组织,成立于1947年,是世界公认的医学实验室认证机构之一。CAP依据美国临床检验标准化委员会(CLSI)的业务标准和操作指南,以及美国临床实验室改进修正案88(CLIA'88),对临床实验室各个学科的所有方面均制定了详细的检查单,通过严格要求来确保实验室符合质量标准,从而改进实验室的实际工作。CAP致力于临床实验室步骤的标准化和改进,倡导高质量和经济有效的医疗保健服务,其所产生的影响超过了其他任何一个组织。CAP认证自1962年起在美国被普遍采用执行,1994 年起被世界各国公认为最适合医疗检验室使用的国际级实验室标准,通过 CAP 认证的检验室代表其检验室品质达到世界顶尖水准,并获得国际间各相关机构的认同。

CAP 认证是 CAP 审核与监控实验室检验能力的一种持续的过程,每两年复检一次,在不进行现场检查的年度,实验室需用 CAP 提供的材料进行自检,并将自检结果报告发送给 CAP。CAP 认证流程包括三个阶段:阶段一:CAP 认证之前的准备工作;阶段二:CAP 认证过程,通过向 CAP 提交认证申请,启动 CAP 认证程序,完成现场检查;阶段三:CAP 认证之后,年度内审、CAP 现场复审、室间质评(能力比对,proficiency testing)。

具体流程为:提交申请请求→完成申请→审阅定制的检查单并准备现场检查→指派现场检查团队→完成现场检查→改进缺陷和文件完善(30d 内)→所有标准服务授予 2 年期认证(90d 完成)→开展年度内审→能力持续监控,包括室间质评→质量持续改进等过程。

CAP 认证项目有四种类别:检验实验室认证项目(laboratory accreditation program)、生物储备认证项目(biorepository accreditation program)、生殖认证项目(reproductive accreditation program)、法医药物检验认证项目(forensic drug testing accreditation program)。CAP 认证现有 18 种评审检查要点,包括:解剖病理、化学和毒理学、细胞遗传学、细胞病理学等,申请 CAP 认证的实验室上报所开展的试验项目和所属专业小组后,CAP 会为每个实验室量身定做与其服务范围相符合的评审检查要点。

(2)临床实验室改进修正案(clinical laboratory improvement amendments,CLIA):CLIA 实验室主要有三个机构监管,分别是医疗保险和医疗补助服务中心(CMS)、疾病控制和预防中心(CDC)、美国食品药品监督管理局(FDA)。CMS 负责所有财务管理和计划的行政管理,包括认证和收费、检查、执法、评审和国家豁免的批准、PT 计划的批准,并制定规则。CMS 的审计政策包括:预先通知的初审、两年一次的定期重审,以及事先不通知的处理投诉的突击审计。CLIA 的目标是确保临床检验实验室的数据质量符合要求,它更加关注结果,而非过程,其审计程序是结果导向的,鼓励教育式审计。CDC 负责指导 CLIA 相关研究,并为 CMS 提供科学及技术支持和咨询服务。FDA 负责对临床实验室检验项目进行分类;管理某些诊断试剂/材料、实验室信息系统使用的某些软件;并监管体外诊断试剂盒上市。

通过 CLIA 认证,意味着临床实验室试验结果的准确性、可靠性和时效性都将得到 CLIA 国际标准的认可,从而为其承接更多临床试验项目铺平道路。也意味着 CLIA 实验室能够根据市场的现实需求,可以快速开发实验室自建项目(lab developed test,LDT)并使之在临床上得到应用以给予临床指导。CLIA 的应用范围仅限于临床检验项目,基础研究项目除外,不受 CLIA 限制。

CLIA 实验室的检验过程必须严格符合 HIPPA 法案要求。HIPPA 法案是指《健康保险便利及义务法》,于 1996 年由美国国会批准,克林顿总统签署实施。HIPPA 法案的要点是保护患者的个人健康隐私信息以及实验室安全措施。CLIA 实验室的成员必须遵循 HIPPA:新员工必须接受 HIPPA 培训;老员工每年强化培训一次。

CLIA 是美国联邦政府的临床实验室执照,是强制实施的质量管理体系,所有美国的临床检验实验室都必须执行。所有临床检验实验室必须在 CLIA 法规下开展检验项目,必须拥有 CLIA 证书。CAP 则是独立的实验室认证体系,CAP 作为政府的代理机构,其职责是确保 CLIA 的规章制度被严格执行,同时它还可以自主判断并增加更多的、它认为必要的规定,来帮助临床检验实验室取得最好的质量和表现。CAP 可以取代 CLIA 两年一次的定期重审。CAP 规范包括了 CLIA 的全部条款以及它自主增加的条款。CLIA 是政府法规,CAP 是行业标准;CLIA 是强制执行,CAP 是可选项;CLIA 是核心条款,CAP 既包括全部 CLIA 条款,又在细节上进行了丰富,两者详略不同;另外,CAP 可以取代 CLIA 两年一次的重审,但是不能取代 CLIA 的初审。

CLIA 的出现,极大地加速了新技术的推广,满足了医疗检验行业日新月异的巨大需求。在美国,只要通过了 CLIA 认证,第三方实验室就可以根据市场需求,开发各种新的诊断试剂或服务,并在市场上推广。

（3）LDT 的监管：美国临床病理学会和临床实验室改进咨询委员会对 LDT 的定义为：实验室内部研发、验证和使用，采用生物化学、细胞遗传学、分子生物学试验方法，以诊断为目的，分析 DNA、RNA、线粒体、蛋白组和代谢组疾病等生物标志物的体外诊断项目；LDT 仅能在研发的实验室使用；可使用购买或自制的试剂，但不能销售给其他实验室、医院或医生；LDT 的开展不需要经过 FDA 的批准。美国对 LDT 有着较为明确的监管措施，2014 年 7 月美国 FDA 发布了监管 LDT 的框架指南（草案），旨在不久的将来全面监管 LDT。FDA 与 CMS 合作成立专项工作组，共同监管 LDT。FDA 负责 LDT 上市前审批，包括分析性能评估和临床应用评估；而 CMS 负责医学检验实验室操作、检测过程和人员能力的监管。

（三）美国病理实验室的发展

美国的病理实验室检验是一个专业分工程度非常细致的医学专业。大致上美国的病理实验室可以分成三大类：①大型医院或专科医院（例如肿瘤医院）自己拥有的病理实验室；②完全独立运营的连锁式经营或区域性的病理实验室；③大型的、提供全面服务的、独立实验室体系中的病理实验室。美国有上千家独立的病理实验室，专业细分程度非常高，其中可以分为只针对某些肿瘤或皮肤病的专业实验室，或者是针对某一技术领域（如组织细胞学或分子病理）来设置的病理实验室。当然也存在全国连锁经营的或专注某一区域的实验室。其中一些大型的病理检测中心还为偏远地区的医院和诊所提供病理远程诊断与专家会诊服务。因此病理检验在美国的覆盖面确实非常全面。

在美国含有病理检测、诊断的机构大致分为三类：①独立的第三方医学检验实验室，也包括小部分业务单一的独立病理中心，主要提供各类疾病的病理检测和诊断业务，有通过认证的实验室场地与器械；②各类大学内设的病理实验室，在开设病理学的大学或医学院内，一般都设有单独的病理实验室供学生进行科研及实践，同时提供对外检测服务，包括哈佛医学院、加州大学等知名大学都有独立的病理实验室；③医疗中心或医院独立出去的病理科及病理诊断中心，在肿瘤治疗中心及大型医院内，将专门的病理科或单独的病理中心服务独立于医院之外，是一种趋势。这类机构与第一类独立病理中心的区别在于这类病理中心属于附属机构，由医院或医疗中心统一运营，如安德森癌症诊疗中心和梅奥诊所都配备有病理诊断中心。这一点和国内涉及的病理诊断与检验机构类似。在中国涉及病理诊断与检验机构也可以分为三类：第三方医学检验实验室、医疗机构、大学病理实验室。其中全国最大的区域病理会诊中心是集中在医疗机构内，例如，2011 年原卫生部医管司在北京主持召开了"肿瘤病理远程会诊试点工作启动会"。会上宣布北京协和医院病理科、四川大学华西医院病理科和浙江大学医学院附属第二医院病理科成为全国的 3 个区域性病理会诊中心，并受了牌。同时，还确定了 19 个省级远程病理会诊中心和 61 家远程病理会诊试点医院，四川大学华西医院病理科也是四川省的远程病理会诊中心。

三、国内区域医学检验与病理诊断中心的发展

（一）国内独立医学实验室的发展历程

20 世纪 80 年代以前，我国的医学诊断服务基本上由医疗机构下属的检验科和病理科提供，几乎所有的大、小医院均设置了检验科及病理科，配备了检验仪器和检验人员，造成了医疗资源的极大浪费。随着诊断技术的发展及临床需求的变化，中、小型医院由于规模和资金有限，其检验科和病理科无法承担较为齐全的医学诊断项目，于是就出现了由中、小型医院将标本委托给大型医院进行诊断的普遍现象，但大型医院由于各种原因，无法提供良好的社会化医疗诊断服务。

与大型医院的检验科和病理科的服务相比，独立医学实验室凭借着规模化、市场化运作，其主动上门的无缝链接服务及完善的咨询答疑服务，深受客户的青睐，于是医院纷纷与独立医学实验室展开合作，将医学诊断业务外包给专业化和规模化程度更高的独立医学实验室，而将更多的时间与精力专注于提高自身的临床治疗水平。基于以上原因，20 世纪 80 年代中期，我国出现了非社会化的独立医学实验室雏形，如 1985 年成立的扬州医学检验中心最早开始对外开展医学检验服务，并

取得了一定的经济效益。此后国内相继出现一些不同形式的医学检验服务机构。这一时期,我国的独立实验室处于萌芽阶段,所有的检验机构均规模较小,且大多为医院的附属机构。在我国能够称为真正意义上的医学独立实验室是成立于 1994 年的广州金域医学检测中心(由广州医科大学、广州市金域医学科技有限公司和广州生物工程中心三方共同出资设立),是我国最早获得《医疗机构执业许可证》并进入医学检验市场的独立实验室。山西高科技医学检测中心成立于 1994 年,是山西省首家专业为全省各级、各类医院服务的医学独立实验室。2000 年后,中山大学达安基因、杭州艾迪康、浙江迪安、上海美众等医学独立实验室相继成立。至 2005 年,已有广州金域、达安基因和艾迪康三家规模相对较大的医学独立实验室开始尝试全国连锁经营模式。直到 2009 年,卫生部印发《医学检验所基本标准(试行)》,在医疗机构类别中新增"医学检验所",才最终正式地确定了独立医学实验室的合法地位。独立实验室的市场规模也从 2010 年的仅 10 亿快速增长到了 2016 年的 105 亿,年复合增速达到了 48%。

我国独立医学实验室的发展起步晚、发展快,行业呈跳跃式发展。我国独立医学实验室的萌芽和快速发展正值先、后两次医改,该行业跳跃式发展(用 20 年时间走完了美国 60 多年的历程)得益于新形势下我国医改红利的释放和 21 世纪检验技术的高速革新,化学发光和精准医疗等新技术的不断涌现引爆行业扩容。我国独立医学实验室的发展历程可分为以下三个阶段。

1. 2000 年以前为初步形成期　独立医学实验室在医疗控费条件下初步形成。1985 年以控费为主的医疗费用支付方式改革,迫使医院开始控制成本。1992 年后医院开始市场化运作,单体专业型独立医学实验室初步形成。

2. 2001~2013 年为快速扩张期　龙头企业凸显,连锁独立医学实验室开始迅速扩张。龙头独立医学实验室企业迅速建立并扩张。2009 年新医改全面推行,助力独立医学实验室发展。

3. 2014 年至今为扩张升级期　体现为战略下沉、业务延伸和技术升级。纵向上,独立医学实验室巨头逐步完成全国布局,同时开始战略下沉,布局地级市;横向上,进行技术升级增加检验项目,业务延伸涉足临床试验业务、健康管理等。龙头企业商业模式不断创新,呈多样化发展,并开始走国际和国内合作化发展道路。

(二) 国内独立实验室的发展趋势

随着我国医改红利的持续释放,医疗服务行业受资金青睐将持续发酵。我国独立医学实验室发展不到 20 年,经历了近 10 年的快速发展期,独立医学实验室企业跑马圈地已过半程,龙头企业在全国中心省市布局已基本完成,市场规模 5 年复合增长率 50% 以上。截至 2015 年底,由其他行业向医药生物行业跨界转型的公司数量达 80 余家,其中向医疗服务行业转型公司数量最多。2015 年是我国独立医学实验室发展暴发元年,数量由 216 家猛增至 356 家。从地域来看:上海、北京、广东、浙江、江苏五省、市独立医学实验室数量占比近 50%,即北京和南方地区发展较快,北方总体发展较慢。新医改形势下驱动行业迅速扩容的医疗控费、分级诊疗、民营医院发展等因素依然存在,不过新技术的应用将是长期驱动因素。此外,龙头公司在全国布局已过半程,开始战略布局地级市,向区域性中心实验室发展,近期将出现连锁实验室、区域实验室、医院附属实验室和各专科实验室并存的局面。龙头公司将通过渠道整合、共建实验室、实验室托管等多种方式进行区域性扩张。

对比医院的检验科和病理科,独立医学实验室具备两大竞争优势:①成本和效率优势:基于专业化分工的基础,独立医学实验室将分散于各个医院的检验需求集中化,一方面可以集中化采购,利于降低成本;另一方面更具有规模化运营,降低单次检验成本。②质量的优势:独立医学实验室市场化运营下,更有动力投入管理、技术和研发,通过 ISO 17025、ISO 15189、CAP 等质量体系认证,去保证检验结果的准确性与权威性,可以得到更多医院的认可。独立医学实验室主要采用外包服务的商业模式,实验室向医院承接项目时,以当地政府物价部门指导医疗服务价格为基础,并结合具体医院情况乘以折扣报价。医院倾向于将临床科室确有需求、但院内尚未开展的项目,或院内检验成本过高、质控困难的项目外送检验。目前在国内三级医院人满为患、部分二级及以下医院和基层医疗机构检验标本较少、医疗设备投入匮乏的背景下,医院检验检测项目服务外包是一个非常好的补充方式。

对照国外的情况,我国独立医学实验室潜力巨大,马太效应带来"强者恒强"。虽然近年来我国独立医学实验室发展迅猛,但整体业务量占整个医学检验市场的比例仅5%左右,与美国独立医学实验室的渗透率35%、欧洲的50%、日本的67%相比还有非常大的差异。虽然我国医疗体系结构决定了独立医学实验室的渗透率不会有美国、日本等发达国家那么高,但目前5%左右的渗透率仍有较大的提升空间。我国医学检验整体市场仍保持了15%左右的快速增长,独立医学实验室将继续保持快速发展。目前国外的独立医学实验室可以提供的检测项目已经超过了4 000种,国内大型的独立医学实验室提供的检测也达到了2 500项,而目前国内大型三甲医院的检测项目仅500~1 000项。作为公立医院检验、病理的有效补充,在分级诊疗、医保控费等医改政策助力之下,我国独立医学实验室市场潜力巨大。独立医学实验室最核心的意义在于集合分散的检验需求从而实现降本增效,因此规模化马太效应十分显著。根据2016年销售数据来看,金域医学营收32.2亿,艾迪康约20亿,迪安诊断约14亿,市场占有率分别为32.5%、21%、14.8%,三者之和达到了68.3%,与美国前两位的市场份额总和相当,行业高度集中是发展的必然趋势。由于医疗控费延伸至检验端,使医疗机构检验外包动力进一步增强,同时分级诊疗进一步落实,患者资源下沉,基层医疗机构检验外包数量进一步提高,加上民营医疗机构飞速发展(以中、小型医疗机构居多)和技术进步驱动行业扩容(以基因检测和个体化精准医疗为主的分子诊断将是独立医学实验室新增长点)等原因,预计未来五年该行业仍将保持30%以上增速。此外,互联网时代独立医学实验室必须建立在服务信息化和产业平台化的基础上,提高自身服务能力,扩大经营规模,并依据自身条件在医疗机构检验外包业务的基础上积极探索诸如科研服务、司法鉴定、CRO服务、食品环境检测、健康体检、慢性病管理等业务的多元化发展。

一家独立医学实验室成长为行业巨头的过程中,有六大趋势,即实验室标准化、连锁化、信息化、项目拓展化、市场集中化和公司公众化。

1. 实验室标准化　　包括硬件、软件两方面的标准化、规范化。硬件方面包括实验室设备、实验室用房设计等,软件方面则包括设备的合理配置、实验流程设计等诸多方面。实验室的标准化对于第三方实验室做大做强非常重要,做不到标准化,想迅速复制和连锁经营将非常难。

2. 实验室连锁化　　综合国内外等公司的发展史可以看出,连锁化经营是第三方实验室发展的必经之路。国外有很多小的、店面式的第三方实验室,一般是当地医院的检验医生开的,效益一般都不错。但是第三方实验室想做大做强,广开分店是必须的。

3. 实验室信息化　　从国外巨头的发展战略可以看出,他们都在医疗信息系统上投入不菲,并将医疗信息系统视为一个收集潜在需求的工具,也是一个与用户之间不断沟通、提高自身服务的重要渠道,在不断完善其功能的同时,大力向连锁实验室和终端进行推广。从检验标本到检验结果,再到实验室信息系统(LIS系统),乃至与医院或者其他合作伙伴的LIS系统和医院信息系统(HIS系统)信息的连接和传输,实验室信息化任重道远。

4. 项目拓展化　　作为独立第三方实验室,面向众多客户,要满足不同客户的需求,必然要提供尽可能多的检验项目。很多特殊检验由于日常标本量太少,医院难以开展,而大型第三方实验室标本量比较大,可以实现这些特殊检验,所以医院愿意将这些特殊检验委托给第三方实验室来做,这种现象在国内尤其明显。欧洲SYNLAB目前能提供的测试项目多达5 000种,并且每年会推出60个新的测试项目。

5. 市场集中化　　即并购常态化。纵观连锁实验室巨头发展史会发现,第三方实验室巨头在各自国家的市场占有率越来越高。通过收购重组,可以迅速扩大市场份额,将被收购方的流量转移到自身体系中,以规模优势降低单位成本,同时增加服务网点,并通过品牌辐射更多的地区,一步一步提高客户黏性。例如美国Quest和LabCorp这两家公司经过几十年发展和并购,合计约占院外诊断50%以上的市场份额,处于双寡头垄断地位。两家公司均已打造自家空运公司,规模甚至可以媲美小型航空公司,还有与之对接的标本收集网点、冷链运输专用车辆等。欧洲经济衰退的大背景下,实验室市场处于高度分裂,中、小型实验室难以与大型、连锁实验室竞争,倒闭或者被兼并成为常态,自 2014 年以来,已有超过 40% 的实验室消失。另一方面,2015 年 SYNLAB 与 LABCO 两强合并后,SYNLAB 集团在欧洲有着强大的医疗诊断及相关资源。

6. 公司公众化 因为连锁实验室是一个资本和技术密集型的行业,通过上市可以募集更多的资金,实现快速扩张的目标。

(三)国内独立医学实验室存在的问题及改进措施

1. 存在问题 部分独立医学实验室过多着眼于经济利益,盲目扩大超越自身检测能力的检验项目,很多检测项目仍处于临床试验阶段,超出了卫生健康委限定的检验项目范围。个别实验室在未通过审批和缺少执业医师的情况下开展了亲子鉴定、组织配型、遗传学检查等多项特殊检测项目,并出具诊断性报告,明显违反了有关管理办法,对社会稳定产生了一定的不良影响。在医疗市场竞争中,不少独立医学实验室在正确对待"社会效益"和"经济效益"的问题上处理不当,多以"价格战"替代"质量战",引发了恶性竞争。

(1)分析前质量保证中存在的问题:①对标本把关不严:未制定标本采集操作规程或实际操作与规定脱节,导致发生抗凝剂选择错误、容器不符合要求、标本受到污染,使医学独立实验室的检验质量在标本采集之初就失去了保证。②运输物流不规范:独立医学实验室的标本主要依靠物流运输送达,因此温度、运送时间、颠簸等影响因素应加倍重视。有的实验室为节省成本,将内置标本架的普通泡沫盒简单地用作标本运输箱,通过廉价的普通物流或者长途客运送至检验实验室,标本质量存在很大的风险隐患。

(2)分析中质量保证中存在的问题:有的独立医学实验室以牺牲质量为代价,在试剂上压低成本,将价格高的优质试剂逐步改换为价格相对便宜的试剂,定量检验降为定性检验,发光方法改用放免方法,忽略了对更换试剂后检测系统的可行性评价和比对,影响了检验结果的可靠性。有的实验室因室内质控品成本较高,降低了对质控的要求,如减少质控项目和质控频率,甚至不做室内质控。

(3)分析后质量保证中存在的问题:独立医学实验室的很多标本缺少患者临床信息,容易导致对检验结果的误判。例如缺少"性别"信息,女性患者的肿瘤标志物全套报告单上出现前列腺特异性抗原的结果;患者"年龄"信息空缺,少儿偏高的碱性磷酸酶(ALP)被提示为"肝功能异常";由于未报"妊娠"信息,原本合理升高的甲胎蛋白(AFP)被当作肿瘤考虑;而在一些关键项目上,标本信息缺失甚至影响到危急值的报告。同时,由于独立医学实验室与临床医生之间缺乏沟通渠道,很多问题发生后无法在第一时间得到沟通解决。

2. 改进措施 应从以下五个方面进行改进:①规范医学检验服务流程,包括规范分析前标本采集与转运模式,强化分析中检验的质量控制,严格按照标准操作规程进行标本检验,保证检验结果的准确性和及时性。②加强监管,从设置、审批开始,严格验收,以及日常运行中的质量监督、定期考核。目前仍有些不具备专业检验能力的实验室也在提供医学检验服务,使检验质量得不到根本保障,有序竞争的市场机制还没有建立。与大多数行业不同,医学检验、检查服务是一个高投入、长回报的行业,在充分控制成本的情况下利润并不丰厚,一旦开始恶性的低价竞争,极有可能导致检验质量的下降,最终受害的将是患者。完善监督管理机制尤为重要。③加强全程质量控制,建立连续监测和评价制度,形成系统化、连续性、实时性、标准化的第三方医学检验质量监管系统。建立标本分析前、中、后三个环节的质量保证体系,同时做好室内质控和室间质评,把好质量监督关,定期进行质量改进。④提升信息化水平,完善第三方检验服务信息系统,使医院与第三方检验机构实现对接,减少医院与检验机构对接时因手工录入而产生的错误,提高工作效率,同时使临床医生和患者更及时地了解关于检验方面的信息,提高医疗资源使用效率。⑤提升检验人员素质,优化检验人员结构。独立医学实验室的出现对检验人员提出了更高的要求,检验医师应具备较强的临床沟通能力,不仅仅提供数据,而且要根据相应的疾病信息,给出合理的检验结果解释,帮助疾病诊疗。

（四）国内区域医学检验与病理诊断中心的发展历程

在独立实验室迅速发展的背景下,区域检验（病理）中心在国内也得到了长足的发展。2009年,余姚市以市人民医院检验科为班底,投资1 000万元更新检验设备、改造标准化实验室、建设实验室信息系统,成立了余姚市临床检验中心。该中心整合市内医疗机构检验科资源,通过借调原医院的免疫生化技术人员组成了技术小组,由中心发放人员的工资与劳务费用。而在业务分成上,市临检中心与联网的医疗机构各占50%,对联网医疗机构而言,运营成本也得以降低。余姚市的公立医院除了保留急诊检验和三大常规检验外,其他生化、免疫、微生物和血液与体液四大类共400项检验项目统一由市临床检验中心承担。市临床检验中心负责派出物流车收集各医院的检验标本,通过网络工作站,实现检验项目报告的查阅和打印,并在全市通用。2011年,上海市成立松江区区域临床检验中心,该中心依托区域内的松江区中心医院检验科,将区域内18家社区卫生机构统一纳入该中心,各家社区卫生机构统一将采集完的标本（三大常规除外）通过专业化的物流公司,运送至区域性检验中心检验,结果通过LIS系统传回各个社区卫生机构。区域性临床检验中心是医疗资源纵向整合的一种实现形式,它很好地适应了松江区医疗需求和发展,对国内同行具有示范性作用。体现在:①政府主导、民营资本参与的运行模式极大地整合了医疗资源,进一步强化了公立医疗机构的公益性,让全区人民就近享受同等优质医疗服务。②检验中心稳步健康发展,雄厚的技术实力不仅提高了工作效率,使员工有更多的精力致力于更高层次的实验室活动,如结果审校、质量分析、新技术、新项目开展、科学研究等,而且大大减少了差错和生物污染。③在ISO 15189管理体系的指导下,区域性临床检验中心检验质量上台阶,管理水平上等级。

此外,2011年8月,原宁波市卫生局整合了宁波市6家市属三甲医院的病理科资源,成立了全国首家区域性临床病理诊断中心——宁波市临床病理诊断中心,该中心引入上海市肿瘤医院病理科管理和技术团队,向全市各级医疗机构提供病理业务外包服务。目前该病理中心服务的医疗机构由成立初的6家已扩展至16家,医院的类别也发生了很大变化,从原来单一的三甲医院扩展到基层医院,从公立医院延伸至民营医院。在重点服务医院设立了9个病理分中心,在6个县级医院设立了冰冻远程会诊点,保障了宁波地区不同医疗机构的病理质量"同质化",促进病理结果共享互认。该病理中心不仅业务量逐年递增,总标本数由2012年的24.4万例递增至2017年的38.57万例,增幅达到58%。更重要的是业务水平也得到迅速提升,病理亚专科建设初具规模。中心自2013年底开始实行专科化管理,2015年设立乳腺、头颈、胸科、消化、妇科、男性泌尿生殖等6个重点亚专科,并建立了初检、复片、疑难会诊三级阅片制度,从而确保诊断的精准性。从"大病理"粗放式发展的时代走向"亚专科建设"的精品时代,是精准医疗的必然要求,也是病理学科发展的助力器。同时,该中心着力打造全数字化病理中心,实现内部全流程数字化管理。依托宁波智慧健康云平台,建立了宁波区域性病理诊断网络,将当地县级医疗机构纳入该平台,形成打破地域限制的"云病理",实施病理诊断远程疑难会诊及远程术中冰冻诊断,实现病理资源共享和优质资源下沉,有力助推了分级诊疗工作。总之,这种"捏指成拳"的运作模式颠覆了我国病理分散在各家医院的传统,成功解决了"病理诊断力量整体单薄但投入重复低效"的全国性难题,更重要的是可以有效地减少患者重复检查,缓解看病贵问题。

（五）国内发展区域医学检验与病理诊断中心的重要意义

1. 有助于提高检测效率,提升检验和病理检查服务能力和水平,推动检验、病理医学发展更快、更专业。国内几乎每家医院都有自己的检验科,但硬件水平相差很大,除中心城市的三级医院装备有与发达国家相当水平的医疗检验设备外,大多数中、小医院,特别是乡镇卫生院的实验室设备简陋,软件和人员素质的差距更大。独立医学实验室聚集了检验医学及其相关领域专业人士,提供检验项目多而全、结果可靠,具备检验医学科研和开发能力。独立医学实验室在很大程度上弥补了小医院或部分中型医院在检验项目、检验能力和检验工作人员少等方面的不足,对大医院也能在一些因检验数量少、没有开展的"冷门项目"上起到很好的补充作用,给临床诊疗工作和患者带来便利。

2. 有助于优化公立医院的资源配置,促进分级诊疗。我国大型公立医院属稀缺资源,几乎所有的三甲医院都人满为患,超负荷运转,严重影响了医院的服务质量。在这种情况下,将医疗检验业务外包出去,可大大减轻医院的业务负担和资源投入,使医院专注于为患者提供优质的治疗服务。同时,医学独立实验室完善的检验项目、专业的检测技术服务,完全可以满足社区医疗机构的检验要求,快速的服务配送网络和高标准的实验室管理,是社区医疗服务体系的建立和发展的基础,不但能真正使社区医院、诊所留住患者,缓解现在大型综合医院看病难的问题,而且对广大农村患者来说,整体检验、检查水平的提高,将免除他们长途奔波,享受到三级医院的专业水平,有利于疾病的及时诊断和治疗。医学独立实验室还可以促进区域性医学检验资源的合理配置。现代医学检验的发展使分工越来越细,各种新技术、新的检验设备不断问世,任何一个单独的医院想要配置到所有最先进的设备、应用所有最先进的检测技术都是不现实的。在一定范围内将所有需要大型仪器设备测定的标本都送到医学独立实验室去检验分析,从整个社会来讲,实现了医学检验技术、设备和人员等卫生资源优化配置。

3. 有助于促进社会和经济发展　医学独立实验室在大样本处理、检验项目种类、试剂采购的议价能力等方面均具有明显的优势。从经济学的角度分析,有些检验项目对设备、人员和技术要求高、投入大,而医院每年收治需要此类检验的患者并不多,因此医院在这类检验项目上进行投资是得不偿失的。医学独立实验室的专业服务避免了中、小医疗单位购置检验仪器和引进检验人员的费用,留住那些因医院检验能力限制而转院的患者,这样既降低了中、小医疗机构的经营成本,又能服务于更多患者。尤其是在医学独立实验室被纳入我国医疗保险制度体系之后,进一步凸显了上述优势。另外,医学独立实验室在质量控制方面更具优势,也有助于实施检查结果互认。医学独立实验室拥有大量具有丰富检验经验的医学检验专家,能够提供更为准确、可靠的检验报告。此外,医学独立实验室拥有更为专业的高端检测设备,这是其他医疗机构无法相比的。由此确保了医学独立实验室在检验质量上具有非常明显的专业优势。我国医疗资源一方面十分缺乏,分布极为不均,而另一方面医疗资源的浪费又很惊人。由于不同等级的医院检验能力的差异较大,实施检查结果互认难度极大,大量的重复检查化验造成资源的浪费。因此,建立区域医学检验与病理诊断中心有利于实现检查结果互认,达到医院、患者、社会三者共赢的目标。所以说,区域检验和病理中心不但为当地的经济发展和促进就业作出了贡献,还为医改提供了现实的依据和参考。

4. 有助于发挥大数据优势　近年来信息技术飞速发展,物联网和云计算等技术的应用使得医疗卫生信息化日新月异。医学独立实验室因其丰富的检验项目及数字化医疗设备势必会产生大量的医疗信息资源,对这些医疗大数据进行整合、挖掘将对临床诊断、临床决策和顶层决策等各方面带来前所未有的影响。临床诊断方面,目前疾病诊断主要依靠医生经验对单一患者的症状判断进行临床检验,而如果对医疗大数据进行整合与分析后,便可依据就诊患者家族或所在社区其他成员现有疾病数据对其进行疾病预测、预防和个体化诊疗,既提高病因检出效率,也可在一定程度上避免漏检和错检。临床决策方面,目前临床上很多检验项目尚无适合中国人群的参考范围,沿用西方参考值势必会对临床诊疗产生影响。此外,我国地大物博,人群分布广泛且生活习惯也不尽相同,所有检验项目均采用同一参考范围的做法也有待商榷。医学独立实验室可以利用其大数据优势,进行整合挖掘,结合临床制定出适合中国不同人群的参考范围,从而更好地服务于临床。顶层决策方面,大数据时代可以通过大数据分析找到检验流程和医疗资源分配中不合理的环节,从而帮助领导者作出更准确的决策。

(六) 国内区域医学检验与病理诊断中心发展态势

党的十九大报告对新时代的主要矛盾作出重要论断,我国社会主要矛盾已经转化为人民日益增长的美好生活需要和不平衡不充分的发展之间的矛盾。结合行业实际,在医疗卫生服务行业,则体现为人民日益增长的健康需求与医疗卫生资源不平衡、不充分之间的矛盾,这正是当前医改要解决的主要矛盾。目前我国已经基本实现了医保全覆盖,初步解决了"看病难、看病贵"的问题。但仍然存在医院和患者供需不匹配以及医保费用支出超限的问题,医改来解决这些问题的核心在于"降本增效",而集中化检查检测是降本增效非常有效的方法之一。在分级诊疗、医保控费等医改政策推动下,区域检验(病理)中心将进一步加速发展。

分级诊疗促使基层需求释放,带动检验外包需求快速增长。医疗资源不足、分配不均和基层医疗机构资源匮乏导致检验需求被压制。目前我国80%的医疗资源集中在城市,其中80%又集中在大城市的大、中型医院。基层医疗机构医疗资源相对缺乏、服务能力有待提升,仅依靠公立医院现存的检验资源无法满足基层需要。众多的基层医疗机构没有资金和实力采购大型的检验设备,检验设备的短缺和能力不足导致了基层检验需求被压制。2015年9月,国务院办公厅发布了《关于推进分级诊疗制度建设的指导意见》,制定了2017年分级诊疗试点工作考核评价标准,明确了提出2017年基层医疗诊疗占比须达到65%。2017年,全国分级诊疗试点城市数达到321个,占地市级以上城市的94.7%。各地根据不同情况,分别摸索出以慢性病为突破口、以构建医联体为切入点、以诊疗病种为抓手、以家庭医生签约服务为基础、以医保政策为引导等各具特色的分级诊疗做法。四川省分级诊疗的重心在于远程医疗和慢病管理,上海分级诊疗主要以家庭医生签约服务为代表,而深圳着重于推广医联体模式,绑定大医院与基层医院利益使医患利益趋同。分级诊疗政策有众多的考核指标,但最核心的指标还是基层医疗诊疗量占比。提升基层医疗诊断量的占比是为了解决目前三级医院看病排队时间长、医患关系紧张等问题。目前我国平均的基层医疗机构诊断占比仅55%,离目标的65%还有很大的提升空间。分级诊断的最终理想状态是希望实现按照疾病的轻重缓急及治疗的难易程度进行分级,不同级别的医疗机构承担不同疾病的治疗。从全科检查到专科治疗的分级诊疗模式,实现"基层首诊、双向转诊、急慢分治、上下联动",最终形成"小病在社区,大病进医院,康复回社"。分级诊断的推进将带动基层医疗机构检验需求的增加,而目前在基层医疗机构分布分散、资金投入有限、检验仪器和服务能力都较差的背景下,检验服务外包的需求驱动了区域检验(病理)中心的快速发展。

医保控费让具备成本优势的独立医学实验室备受医院青睐。医保基金收入自2013年以来增速开始下滑,随着我国人口老龄化的加速,医保基金收入的增速将进一步下滑,而医保基金支出的增速将进一步提升,整体医保支付的压力将进一步加大。所以医保控费将是长期需要坚持的政策。医保控费首先控制的是占比最高的药品,严控药占比,但随着医保控费压力的加大,医保控费要求已经由药品向检验延伸。控制检验费用主要是控制检验项目的收费,降价是主要目的,主要的手段有严管大型检验设备配置、降低大型检验设备检查价格、实行检验结果互认、鼓励进口替代提升性价比等。在医保控费向检验蔓延之后,尤其是检验标本较少的医疗机构和特检项目,成本居高难下,收费又需要下降,拥有成本优势的独立医学实验室开始受青睐。2013年4月起,青岛医保就尝试将医疗保险范围内的检验项目集中送检至青岛金域医学检验所和青岛市立医院等承检机构,从试点到正式全面放开施行,在提高青岛检验水平、降低医保及定点医疗机构与患者的支出、增进青岛检验效率,以及推动青岛检验一单通的发展等方面取得了一定效果。青岛把金域医学这一独立医学实验室作为医保改革深化的一个重要工具,作为医疗和医保合作共建共享的一个重要平台探索实践,如今独立医学实验室已经成为青岛精准医保支付的一个重要依据,青岛甚至已经把金域和青岛医保合作扩大到慢病管理,进入慢病的诊断和治疗的决策。

医联体推动独立医学实验室向区域检验(病理)诊断中心发展。医联体是指由不同级别、类别医疗机构之间,通过纵向或横向医疗资源整合所形成的医疗机构联合组织。目前,医联体主要有四种较为成熟的模式:①在城市主要组建医疗集团;②在县域主要组建医疗共同体;③跨区域组建专科联盟;④在边远贫困地区发展远程医疗协作网。在医联体内以人才共享、技术支持、检查互认、处方流动、服务衔接等为纽带进行合作。医联体是提高卫生资源整体利用率并降低卫生总费用的有效途径。国务院办公厅《关于推进医疗联合体建设和发展的指导意见》(国办发〔2017〕32号)提出:以医联体为载体推进分级诊疗,实现区域资源共享;医联体内依托牵头单位建立医学影像中心、检验检查中心等,为医联体内各医疗机构提供一体化服务;在加强医疗质量控制的基础上,推进医联体内医疗机构间检查检验结果互认。可以预见,随着医联体建设工作的推进,将进一步推动独立医学实验室向区域检验(病理)中心发展。

(张　哲　府伟灵)

第二章

机构的规划

第一节 概 述

一、机构现状与发展

随着现代医学技术迅猛发展，临床诊疗工作对临床实验室开展的检验、病理项目从广度和深度上有着越来越高的需求。随着新的临床检验、病理技术及技术含量高的仪器设备不断进入临床实验室，新的检验、病理项目不断、大量地被研发并应用于临床。因此，单凭医院的一个检验科与病理科的资源已很难组建一个完善的临床检验与病理系统，以满足临床工作的全部需要。即使部分大型综合医院可以购进相应的仪器设备，配备相应的技术人员，也往往因为标本数量有限、检查周期长等原因，无法从实效性上保证临床工作的需要，从而造成医院等医疗机构巨大的人力和财力浪费。再者，中国加入WTO后市场竞争加剧，医院要想获得快速发展必须卸下包袱，医院将自己不擅长、非核心的部分外包是必然的选择。

二、机构特点与定位

医学独立实验室最大的特点是资源共享和集约化经营。医学独立实验室是在我国医疗卫生体制改革中出现的一种新型检验与病理机构，它不附属于某一特定的医院或者诊所，具有医疗执业资格并取得独立法人地位，是以提供医学检验与病理服务为主业或者专业的医疗机构。医学独立实验室必须具有进行独立核算和承担相应法律责任的资格，也就是说，在法律意义上它是一个独立的经济实体、不受其他医疗机构的管理、提供公正的第三方服务的医学检验与病理中心。从大的市场角度来看，医学独立实验室隶属于整个大的医疗服务市场，包括医疗机构以及其外包服务机构（包括医院的IT服务商、医学实验室等）。很明显，医学独立实验室属于医疗服务市场中的医院外包服务细分领域。

三、机构运行模式

目前，我国正在推广建设的独立医学实验室主要有两种模式，即公立性质的区域医学检验与病理诊断中心和民营性质的第三方医学独立实验室，还存在公私合营的区域医学检验与病理诊断中心。公立性质的区域医学检验与病理诊断中心是医疗资源纵向整合的一种实现形式，它很好地适应了区域医疗需求和发展。首先，极大地整合了医疗资源，进一步强化了公立医疗机构的公益性，让区域内人民群众就近享受同等优质医疗服务；其次，区域医学检验与病理诊断中心稳步健康发展，雄厚的技术实力不仅提高了工作效率，使员工有更多的精力致力于更高层次的实验室活动，如质量分析、新技术、新项目开展、科学研究等，还使得区域医学检验与病理诊断中心质量上台阶，管理上等级。

第二节 基本情况调研

区域医学检验与病理诊断中心的设置和建设项目的规划,一般覆盖的服务区域以行政县(市)区级范围为主,以县(市)区内较大的医疗卫生机构如县市区人民医院或中心医院为基础,整合人员、设备、场地等资源要素。规划时须针对区域内人口数量与分布、经济发展、医疗卫生服务水平的基本情况进行调研;了解区域内县(市)区级医院床位数、门急诊量、年度业务收入,检验与病理收入及年度增长情况;了解乡镇卫生院及社区卫生服务中心数量、日常业务情况,特别是基层医疗卫生服务机构的检验与病理业务开展基本情况;同时,对区域内是否已有第三方独立实验室开展外送检验检测业务情况进行了解。

一、区域内人口数量与分布

区域性的检验与病理诊断中心发展水平与服务于区域内人口数量和分布有密切关系,人口数量和分布决定了区域中心建设的规模和服务能力。一般来讲,我国的县域人口数量都足以支撑区域中心的建立,但是东、西部地区的区域人口数量和分布差异很大。东部区域人口众多,分布相对集中,便于建立规模较大与服务能力相对较强的区域中心;西部区域相对地广人稀,人口数量与分布限制了区域中心的规模与服务能力。因此要因地制宜,建立与区域人口数量与分布相适应的规模与服务能力的区域检验与病理诊断中心,不能盲目贪大求全,造成资源浪费。

二、区域经济发展水平

人民对医疗服务的需求与经济发展水平呈正相关。区域检验与病理诊断中心为人民健康提供服务,在健康管理、防病和治病等方面发挥重要作用,但受到区域经济发展水平的限制。一般来讲,区域经济发展水平越高,人民群众对检验和病理诊断服务的需求越大,特别对高端检验技术和病理诊断服务的需求越大。因此,区域检验与病理诊断中心技术平台在配置上要与区域经济发展水平相适应。

三、区域医疗卫生服务水平

了解区域内医疗卫生服务水平、检验与病理基本现状,对于合理配置检验与病理资源、满足区域内医疗服务需求和谋划未来发展空间有重要作用。对区域内各医疗卫生单位的检验与病理人员的配置、开展检验项目的范围、设备的投入进行合理规划,制定适当超前的区域检验与病理诊断发展目标,分步实施,完成原有检验与病理资源的整合,平稳过渡,减少资源浪费。

四、第三方独立实验室业务

区域检验与病理诊断中心与第三方独立实验室业务上存在合作与竞争关系,如何实现优势互补、共同发展,是一个值得研究的课题。公立的区域检验与病理诊断中心能保证服务的公益性,第三方独立实验室在服务效率上更具有优势。在区域内可能同时存在第三方独立实验室和公立的区域检验与病理诊断中心,政府主管部门应该加强监督,规范行业竞争,保证临床检验和病理诊断服务的品质。

第三节 项 目 选 址

一、资源整合型项目选址

区域检验与病理诊断中心项目选址,应充分考虑物流成本、交通便捷性、服务辐射范围。结合区域行政地图,规划合适的项目地址,是建设区域检验与病理诊断中心的重要步骤。从有效优化整合资源、方便就医患者的角度出发,选址最佳是在区域中心的龙头综合性医院,在综合性医院现有检验科与病理科所使用空间的基础上,增加空间进行升级改造;或利用综合性医院新建、改建、扩建的机会,在规划的建筑空间中考虑区域检验与病理中心的用房。可以根据区域检验与病理诊断中心的实验室专业设置与长期业务发展重新整体规划设计,有利于实验室各专业按最新的规范与标准进行功能布置。

二、独立设置型项目选址

区域检验与病理诊断中心属于单独设置的医疗机构,为独立法人单位,可以独立选址,按《生物安全实验室建筑技术规范》(GB 50346-2011)标准进行建设。建设应切实遵循物理隔离的建筑技术原则,以生物安全为核心,确保实验人员的安全和实验室周围环境的安全,并应满足实验对象对环境的要求,做到实用、经济。独立设置的区域检验与病理诊断中心选址,需考虑以下几个因素。

1. 选址应符合《医疗机构管理条例(2016 修订)》《医学检验实验室基本标准(试行)》《病理诊断中心基本标准和管理规范(试行)》及《生物安全实验室建筑技术规范》的要求。

2. 拟作医疗用房的房屋为合法建筑 有房地产证或政府主管部门正式确认合法的房地产权证明文件。建筑布局应当遵循环境卫生学和医院感染管理的原则,符合功能流程合理和洁、污区域分开的基本要求,做到布局合理、分区明确、标识清楚。设置医疗废物暂存处,设置污物和污水处理设施和设备,满足污物和污水的消毒和无害化处理的要求。

3. 选址的房屋建筑面积应符合相应医疗机构的最低要求 设置 1 个临床检验或病理诊断专业实验室的,建筑面积不少于 500m²;设置 2 个以上临床检验或病理诊断专业实验室的,每增设 1 个专业实验室,建筑面积增加 300m²,医疗用房使用面积不少于总面积的 75%。

4. 选址宜离开公共场所一定间隔 与周围的托幼机构、中小学校、食品生产经营单位、肉菜市场之间应有物理分隔,符合卫生及预防疾病的要求。建筑为独立楼房,其选址是规划的医疗用地或可以转变为医疗用途的房屋,其使用性质原则上以商业、办公、厂房类为主。既有的住宅、宿舍、居住小区会所、文化、体育、社区服务等公共配套设施以及与餐饮、生产性厂房紧邻的房屋,不应用于医疗用房。既有房屋的使用性质以房地产权证明文件为准。

5. 选址相邻权利人、业主 / 住户和社区内现有医疗机构无明显反对意见,以卫生行政部门组织公示和专门委员会收集的意见为准。

6. 选址符合消防、环保等规定要求 通风采光良好、若为底层则地势不能过低,地面不宜太过潮湿,周边停车方便且安全。

7. 供水要求 水管应为市政管道,水压达到一定压力(0.35kPa 左右)。污水排放情况应符合环保规划要求,允许设置污水处理设备;供水的实际价格,无特殊过高的要求,包括污水排放等。

8. 供电要求 房屋应当具备双路供电或应急发电设施,重要医疗设备和网络应有不间断电源。避免一旦因电源断电而导致停电,电压功率应大于 250kW,电的容量随着业务量的发展需要具有可增容性。供电的实际价格无特殊过高的要求,包括高峰、平段、低谷各时段。

9. 员工食宿、生活配套相对方便,在 1 000m 范围内可找到能够充当员工宿舍的住房,方便夜班人员上下班。

10. 其他要求 北方需要考虑是否供暖、供暖价格等问题。

第四节 发 展 规 划

一、功能定位与设置规划

1. 设置区域医学检验与病理诊断中心对于实现区域医疗资源共享,提升基层医疗机构服务能力,推进分级诊疗有重要作用。区域内的医疗机构有县(市)级综合性医院、中医医院、妇儿医院、基层乡镇卫生院和社区中心卫生室,通过区域合作模式将基层医疗机构和其他医疗机构的临床检验需求转移至县(市)级区域医学检验与病理诊断中心,使基层群众的检验与病理需求在最快时间、最短距离内得到有效服务。县(市)级综合医院的网络连接省(市)级三甲医院,并配以完善的网络架构、软件系统及物流流程,实现常见病和多发病在基层医院、大病转诊到县(市)级二级以上医院、疑难重症转诊到省(市)级三甲医院的分级医疗服务。

2. 区域医学检验与病理诊断中心属于单独设置的医疗机构,由省级卫生健康行政部门设置审批,从事医学检验和病理诊断服务的医疗机构。在法律上是独立的经济实体,进行独立经济核算并承担相应的法律责任,在管理体制上独立于医疗机构,能够立场公正地提供第三方的医学检验与病理诊断服务。区域医学检验与病理诊断中心可以依托县(市)级龙头医院检验科和病理科,并对原有检验科与病理科的物力(如工作空间、设备设施)和人力(专业技术人员)进行资源优化整合为医学检验与病理诊断中心,承担区域内各卫生医疗单位的医学检验和病理诊断服务功能。

二、建设原则与管理规划

1. 区域医学检验与病理诊断中心遵循标准化、规模化、信息化与人性化的实验室建设原则。首先完善实验室、物流配送与信息传输等方面的运营管理体系,医学检验与病理诊断实验室参考 ISO 15189 认可及各级卫生行政主管部门的相关质量标准;建立科学的物流配送体系规划和过程控制;加强信息化建设,不断提高内部业务流程管理,充分发挥在整合外部资源方面的优势。其次加强与客户单位的有效沟通与联系,通过了解需求、洽谈合作、签订合同、标本接送、快速检验、网络传输等流程环节,实现客户单位资源覆盖与业务量的持续上升。最后是加强人性化的服务建设,通过完善客户服务、咨询与技术支持,最大限度地满足区域内医疗机构诊疗发展的需求。

2. 卫生健康行政部门要将区域医学检验与病理诊断中心统一纳入当地的医疗质量控制体系,加强室内质量控制和室间质量评价,确保医疗质量与医疗安全。在质控的基础上,逐步推进区域内医疗机构和医学检验与病理诊断中心实验室间检查、检验结果互认。在保证生物安全和检验质量的前提下,由区域医学检验与病理诊断中心为基层医疗卫生机构等提供检查检验服务。

3. 区域医学检验与病理诊断中心应当与区域内二级以上综合医院建立协作关系,加强技术协作,不断提升技术水平。通过科学规划,实现区域内检验与病理资源的合理分配及诊断信息的互联互通。完善质量管理、丰富检验项目,大力助推分级诊疗的快速落地,全面提升区域内医疗机构的管理水平、服务质量及综合竞争力。

第五节　投资控制

区域医学检验与病理诊断中心规划时应明确投资主体,进行投资建设控制与效益分析。根据区域医学检验与病理诊断中心服务范围内现有的医学检验与病理诊断业务开展情况及今后的发展趋势,并结合当地医疗服务收费标准,综合评估区域医学检验与病理诊断中心建设及运行所需要投入的资金和日常各类成本支出情况,预估投资回报年限,合理地进行投资建设规模控制与效益分析。

一、投资建设规模及内容

1. 总投资规模测算　收集分析区域内所有医疗机构检验科与病理科目前开展的检验与病理项目数量、年度标本量、业务量,估算房屋租赁、装修等建设投资、仪器设备配置、试剂耗材以及人力资源成本、日常水电、危险废物处理、保洁、安防等杂项的支出费用。进行总投资测算,控制投资规模。

2. 投资建设构成　项目建设总投资由固定资产投资和流动资产构成。固定资产投资包括房屋租赁、实验室及办公室装修、家具、净化工程、病理检查设备、基因检测设备,以及生化、血液、血凝、免疫、微生物等常规检验设备和其他实验室仪器、车辆、其他杂费等。流动资产投资按生产周期进行估算,包括试剂耗材、人力资源成本、日常水电、危险废物处理、保洁、安防等成本支出。

3. 投资建设主要内容　区域医学检验与病理诊断中心规划投资建设临床病理实验室;特殊检查实验室开展分子生物(传染疾病和肿瘤的分子诊断)、生化遗传(各种代谢性遗传疾病诊断)、细胞遗传、血液病理、科研检测项目;常规检查实验室开展生化、血凝、免疫、微生物等常规检验;另外根据需要可以配备继续教育中心、远程医疗会诊中心、客户服务中心等。

二、投资建设的效益分析

1. 确定区域医学检验与病理诊断中心投资建设的项目计算期　项目计算期包括建设期和投产期。明确项目装修、相关资质获取等完成时间,实验室开始的正式投产时间。

2. 项目主要经济指标　包括项目计划现金总投资、计划投资来源、项目正常测试服务年平均利润、投资内部收益率、投资回收期(静态、含建设期)。

通过上述经济指标来进行区域医学检验与病理诊断中心投资建设的效益分析评估,以达成合理的投资规模与建设目标。

第六节　节　能　管　理

一、节能设计原则

节能降耗是政府对新兴产业领域的重点要求,区域医学检验与病理诊断中心应遵守国家节能规范要求,带头做好节能工作,节能设计主要原则有以下几个方面。

1. 按照国家节能设计规范要求,采用先进、可靠的新工艺、新技术、新设备。

2. 对各种能源消耗均按照国家规定配备相应的计量器具。

二、主要节能措施

1. 区域医学检验与病理诊断中心选用的设备均为国内、外先进的产品,设备选择型号时要把节能作为一个重要的参考指标,要求效率高、能耗低。

2. 在设备平面布置上采取紧凑、合理的流程,最大限度地降低能源消耗。在建筑材料的选用上尽量选用中空玻璃等节能建筑材料,使其满足相关功能区域空调能耗的合理性。

3. 选用节能灯具,提高功率因数。管理部门照明全部采用节能灯,功率因数大于99.5。实验室照明按照相关要求采用标准照明设备。

4. 空调为分组控制,并尽量选用节能空调及制冷设备。空调主机负荷从30%~100%自动调节,净化空调根据温、湿度变频调节。

5. 空调水泵和空压机等连续运转设备都安装变频器,根据负荷自动控制。

6. 管线合理布局,减少管线损耗。采用高压直接进入负荷中心供电,以减少供电线路的损耗,对低压负荷采用功率因数自动补偿,提高功率因数。

7. 对水、电采用专人管理,并对各部门分别设置水表、电表进行计量,作为考核或计算生产成本的依据。

第七节　风　险　管　理

一、风险分类

区域医学检验与病理诊断中心风险主要从以下几方面进行分析,即政策风险、市场风险、技术风险、管理风险和财务风险。

（一）政策风险

国内的区域医学检验与病理诊断中心发展起步较晚，新一轮的医药卫生体制改革使得医学检验与病理诊断医疗机构成为自主管理的独立法人实体，还引入竞争机制提高医疗卫生服务质量、创新水平，以满足人们的多层次需要，为区域医学检验与病理诊断中心提供了政策支持。随着中国医疗体制改革的不断深入，区域性医疗集团或中心作为一种能够有效地配置医疗资源的组织形式，在未来可能成为中国医院的主要运行模式之一。在医改的大前提下，公立性质的区域性临床检验与病理诊断中心的运行模式是一次大胆的创新与尝试，在建设与运行过程中，积累了宝贵的经验，但也暴露出一些问题，如整合问题、管理问题、绩效分配问题上存在政策性风险。民营资本参与的第三方医学独立实验室的运行模式，在建设与运行过程中具有更大的资源优势和灵活性，是一种有益的补充。公立性质的区域性医学检验与病理诊断中心与私营性质的第三方医学独立实验室之间存在着竞争与合作的关系。

（二）市场风险

随着我国经济的飞速发展以及医疗体制改革的逐步深入，一些医疗机构在激烈的市场竞争下不得不重视成本和收益的核算。我国大部分医疗机构内部实验室的检验、病理项目开展得并不齐全，他们对医学检验与病理诊断服务的需求将带动区域医学检验与病理诊断中心的发展。但国内、外医疗机构的形态不同，决定了国内医学独立实验室的市场占有率不会达到国外的水平。因为国外的私人诊所数量众多，这些医疗机构由于没有足够的资金采购大型仪器设备对本机构的少量标本进行检测，服务外包成为私人诊所、小型医疗机构普遍采用的模式。而国内的医疗机构以大型医院为主，大型医院均有与医院规模匹配的检验与病理科室，能够满足医院需求。我国的就医市场现阶段以大型医院为主，同时各大医院均设有规模较大的体检中心，依靠大型医院的品牌和资源优势，为社会人员和公司、机关团体的职工提供了体检服务，进一步压缩了包括区域医学检验与病理诊断中心在内的第三方医学独立实验室的市场空间。

（三）技术风险

区域医学检验与病理诊断中心的技术风险包括技术管理团队的技术背景、医学独立实验室建设经验、医学独立实验室运营经验、医学独立实验室建设流程和模式、医学独立实验室医学检验与病理诊断的品牌与质量等；另外，任何检验与病理新技术的开发与应用均具有一定的不确定性，存在一定的技术风险，这些都离不开国家相关技术研发鼓励政策的支持。

（四）管理风险

区域医学检验与病理诊断中心承担着大型医院医学检验与病理诊断能力的补充和对区域内小型医院医学检验与病理诊断能力的集约。医学检验与病理诊断中心面临着区域内运行模式不同、经营性质不同的其他第三方医学独立实验室的竞争，对客户服务、精细化管理等方面的综合能力要求更高。随着区域医学检验与病理诊断中心的资产、业务规模迅速扩大，对人力资源、质量控制、组织管理模式等各方面提出了更高的要求，面临一定的管理风险。

（五）财务风险

区域医学检验与病理诊断中心属于劳动力密集型的医疗服务行业，只有当形成了一定的规模效应后才能实现效率的提升和成本的下降，从而形成有效的竞争优势。由于处于整个业务链的中游，对上、下游的议价能力有限，随着医疗体制改革的深入、医保政策的调整，存在检验与病理服务价格变动、利润下降的风险。随着规模的不断扩大，应收账款的金额也将相应增加，应收账款回收存在一定风险。

二、风险因素识别

1. 自然风险，如洪灾、火灾、地震等。

2. 经营管理不善，如职工缺乏凝聚力、人心涣散、纪律松懈、劳动生产率和经营效率低下等，导致竞争力不强、服务质量低劣、形象下降。

3. 协作单位未按要求认真履行合同等。

4. 重大决策失误，如投资经营决策失误而导致的风险。

5. 政府政策的调整与变化，如实行医疗收费价格调整等政策。

6. 公共关系处理不当，使中心公众形象受到影响。

7. 影响或动摇中心的发展，如在短时间内，一批技术骨干与管理人才流失。

8. 正常工作受到干扰，如关键的设备不能正常运行；保障系统发生故障如出现大规模的停电、停水；发生重大的医疗事故、设备事故等事件。

9. 业务量急剧下降；医疗市场竞争激烈，使供求关系不确定，导致经营风险增大。

三、风险防范对策

(一)居安思危，强化风险防范意识

制定防范经营风险的预案和处理机制，提前作好风险管理计划，有效地防止因风险管理不当可能引发的负面影响，随时关注潜在的无形风险对医学检验与病理诊断中心产生的威胁，借助现代科技手段，收集和掌握相关风险信息，以确定医学检验与病理诊断中心经营中可能发生风险的原因、对象和范围，并进行预测和监控；一旦发生风险，要严密地关注事态发展和动向，积极地采取应对措施，力争将损失减少到最低限度。

(二)加强区域医学检验与病理诊断中心管理

建立健全各项规章制度，明确各级人员职责，使医学检验与病理诊断中心各项经营与管理工作有章可循、有法可依。加强职工风险管理教育，学习相关的法律法规，不断强化法制观念。质量是医学检验与病理诊断工作的核心，建立实验室全面质量管理，增强质量意识，重视人才培养，提升工作人员的自身素质和业务技能，不断提高诊疗水平。加强与临床医生和患者的沟通，充分尊重患者的知情权和选择权。

(胡荣盛　应斌武)

第三章

基 本 建 设

　　区域临床检验与病理诊断中心的基本建设包括提供专业服务的临床实验室、行政管理部门及供电、供水、清洗消毒等具有辅助作用的功能区域。临床实验室建设又是一个专业而复杂的系统工程，是项目总体规划的重要组成部分。建设一个符合当地医疗需求、合规、适用、安全的区域临床检验与病理诊断中心，首先要考虑项目的总体规划及合理布局，从项目选址到专业实验室的平面设计，还要综合考虑强弱电、供水、暖通、安全、环境保护等基础设施和基本条件。

第一节　项 目 规 划

一、项目选址原则

　　1. 具备生物安全性　即建筑本身应处于一个相对安全、污染不易扩散的区域范围之内。区域临床检验与病理诊断中心宜使用相对独立的中、小型建筑，或者在医院里面具备单独管理控制条件的楼层。也可利用已有医院检验科进行局部改造扩建。

　　2. 便利性　即场所本身具备良好的物流及基础设备条件。如完备的供水、供电体系;实验室排放污水所必需的环保消毒池等。

　　3. 合理性　即场所与周围其他场所或科室之间不存在规范和需求上的冲突与矛盾。如有些医院把放射科放在检验场所的楼下，可能导致检验科下水管不能穿管到楼下等矛盾，以及放射设备的高能射线或强磁场对检验设备产生影响。

二、项目选址的具体考虑事项

(一) 实验室选址依据

　　实验室选址应充分考虑所在区域的投资环境与法规要求。医疗行业是一个受政策性和地域性影响很大的行业。在设置之初，就必须核查所在区域发改委对投资项目的准入制度和卫生健康委员会对医疗机构的设置规划。具体参照如下政策法规进行选址。

　　1.《医疗机构管理条例(2016 修订)》。

　　2.《医疗机构管理条例实施细则》(国卫医发〔2006〕432 号)。

　　3.《国家卫生计生委关于印发医学检验实验室基本标准和管理规范(试行)的通知》(国卫医发〔2016〕37 号)。

　　4.《国家卫生计生委关于印发病理诊断中心基本标准和管理规范(试行)的通知》(国卫医发〔2016〕65 号)。

　　5. 所在区域的《医疗机构设置规划指导原则》。

　　6. 所在区域的《医疗机构设置规划》。

　　7. 所在区域的《招商引资实施办法》。

（二）实验室选址途径

实验室的选址一般是由合作医院或投资方进行推荐；也可咨询所在区域的招商办，实验室的建设与投资也是当地招商引资的一种方式。

（三）实验室选址的具体要求

由于实验室的行业特殊性，在具体的选址时必须考虑以下要求。

1. 建筑性质及其他性质　必须咨询当地卫生健康委员会，以当地政策为准。

2. 房屋产权　具有《房屋所有权证》。

3. 门牌编号　具有单独门牌编号且未被注册医疗执业许可证。

4. 消防合格证明　具有《建筑消防验收合格证明》。

5. 环保合格证明　具有《建筑环保验收合格证明》。

6. 建筑主体

（1）建筑结构：原则上选择不超过 20 年房龄的全框架结构建筑。

（2）建筑层高：梁底至地面距离不低于 3 300mm。

（3）建筑承重：原则上不小于 300kg/m^2；针对局部区域须结合设备及实际使用满足承重要求。

（4）建筑面积：根据实验室所设专业组不同可以选择 500~2 000m^2 场地，场地应考虑到实验室未来的发展和延拓性。

注：依据《国家卫生计生委关于印发医学检验实验室基本标准和管理规范（试行）的通知》（国卫医发〔2016〕37 号），设置一个临床检验专业的，建筑面积不少于 500m^2（单一的病理检验专业，建筑面积不少于 600m^2）；设置 2 个以上临床检验专业的，每增设一个专业组建筑面积增加 300m^2。

（5）建筑通道：进出通道宽度达到 1.5m 以上，原则上要具备独立的标本流、医务人员流、污物流这三个流向。如实验室跨楼层使用，最好具备专用的标本电梯，以满足物流运输的需求。

（6）建筑电源：必须配备双回路电源（如不满足双回路要求，可配备应急发电机组），总功率应在 100~250kW，并具备一定的可增容性；以满足实验室仪器设备的要求。

（7）建筑水路：独立设置建筑内上下水管道；对于实验室产生的实验废水，经专业的废液处理设备处理达标后，就近接入市政排污管网。

（8）建筑供暖：实验室局部区域由于设备散热要求，需恒温或恒湿要求；另对于北方城市要考虑冬季室内供暖设施。

（9）建筑的地理位置：通风采光良好，地面排水通畅，泊车位置充裕，办公通信便捷。

7. 建筑周边

（1）交通配套：公共交通便利，以该位置为中心到达所在区域各点应小于 2h 的公交车程；距各医疗机构、交通枢纽距离适中。

（2）生活配套：周边 1km 范围内有大型或集中住宅区。

（3）周边设施：周边 500m 范围内不应有学校、食品厂、居民区。

三、项目考察

即对项目周边的医疗环境进行系统地考察，包括区域内各医疗机构规模如医院的病床数、年营业额、检验科及病理科近年度业务量和外送检验标本情况，以及对拟建项目建成之后的标本预估量等。

四、项目实验室专业设置

根据区域内及周边现有的医疗环境及条件，结合对未来发展需求的预估，有针对性地设置专业实验室，合理地分配项目的财务和技术资源。

五、建立项目综合服务体系

区域临床检验与病理诊断中心是一个相对独立的医疗机构,根据其自身特点一般设置有医学检验实验室、病理诊断中心、人力资源、行政部、市场部、物流部、客服部、财务部、质量管理中心、信息管理中心等多个部门。项目建设必须考虑涉及各部门管理所需的综合配套服务体系。

第二节　图 纸 设 计

一、实验室建筑设计流程

无论是新建、改建或者扩建实验室建筑,都是一个非常复杂的过程,需要设计师与使用方共同完成,分为三个阶段:概念设计、大纲设计、细节设计。

(一) 概念设计

在概念设计阶段,设计者应当决定工程的总体目标和方向,通常涉及以下一些问题。

1. 实验室建筑的总体目标。

2. 建筑外观要体现的风格与文化。

3. 建筑物的结构与面积。

4. 办公区与实验区的位置与互动关系。

5. 建筑涉及的系统工程。

6. 估算工程的预算。

(二) 大纲设计

在大纲设计阶段,设计者与使用者应就以下问题进行沟通并达成共识。

1. 实验室工作人员的数量。

2. 实验室的工作流程。

3. 实验室的功能与数量。

4. 实验室模块的尺寸。

5. 实验室的空间标准。

6. 实验的环境要求。

7. 楼层的平面布局。

8. 与实验室模块相协调的建筑布局。

(三) 细节设计

在细节设计阶段,以下细节将全部被决定。

1. 实验室建筑的所有规划细节。

2. 实验室的家具与配件。

3. 实验室的仪器设备。

4. 实验室的系统工程。

5. 全套设计的施工图纸。

6. 造价报告书的更新。

二、实验室建筑设计依据

1.《医学实验室质量和能力的专用要求》(GB/T 22576.1—2018)等同于 ISO 15189 :2007。

2.《实验室生物安全通用要求》(GB 19489—2008)。

3.《生物安全实验室建筑技术规范》(GB 50346—2011)。

4.《病原微生物实验室生物安全通用准则》(WS 233—2017)。

5.《临床实验室设计总则》(GB/T 20469—2006)。

6.《医疗机构临床基因扩增检验实验室管理办法》(卫办医政函〔2010〕194号)。

7. 世界卫生组织推荐的《实验室生物安全手册》。

8.《医院污水处理技术指南》(环发〔2003〕197号)。

9.《民用建筑电气设计规范》(JGJ 16—2008)。

10.《建筑电气工程施工质量验收规范》(GB 50303—2015)。

11.《建筑给水排水设计规范》(GB 50015—2019)。

12.《建筑给水排水及采暖工程施工质量验收规范》(GB 50242—2002)。

13.《工业建筑供暖通风与空气调节设计规范》(GB 50019—2015)。

14.《通风与空调工程施工质量验收规范》(GB 50243—2016)。

15.《建筑装饰装修工程质量验收规范》(GB 50210—2018)。

16.《建筑设计防火规范(2018年版)》(GB 50016—2014)。

三、实验室设计具体操作步骤

(一) 现场勘察与沟通

1. 针对现有的建筑现场,进行实地测量和拍照。

2. 取得建筑的结构图纸,对建筑结构进行了解与分析,真正掌握在建筑中有哪些墙体属结构承重墙,不允许拆除(特别是对于老旧建筑的改造)。

3. 对于原建筑的层高进行测量分析,结合主梁的高度,得出该建筑是否适合安装空调净化系统的结论。

4. 对原建筑的水电供给及下水排污情况进行深入、全面的了解。

5. 与相关的技术人员进行科室规划与安排的前期沟通。

(二) 平面方案的设计

1. 根据实地测量和原建筑图纸进行项目的平面规划,要结合原建筑的实际情况及原医疗场所的规模、开展项目、技术力量及基础设施等方面进行深入地考察。

2. 对平面方案进行绘制,根据实验室专业设置情况,力求在国家标准规范"三流三区"的基础上尽可能满足使用方的功能与布局的要求。

3. 对于需要由临床检验中心或疾病控制中心单独验收的特殊实验室,如基因扩增实验室(PCR 实验室)和HIV初筛实验室,要和相关技术人员进行详细地论证与分析,避免出现完工后不能验收的情况。

4. 根据出具的初稿和相关使用部门的专业技术人员进行沟通与解释。

5. 在结合使用部门意见的基础上进行调整并最终定稿。

(三) 施工图纸的绘制

1. 根据平面图进行深化绘图,出具墙、顶、地面与门窗的图纸,以及局部的节点大样。

2. 根据实验室的整体布局和设备使用,设定强弱电插座点位、照明灯具点位、UPS 插座点位、上下水点位、纯水点位等。相关水电设计人员根据点位进行水电的图纸设计。

3. 设定通风、空调及净化系统的点位及系统安排,对于一些需要通风的特殊设备要预留相应的通风口。相关暖通的设计人员根据要求进行通风、空调及净化系统的图纸设计。

4. 做好与原建筑消防系统、楼宇智能化系统等各方面的图纸对接工作。

四、实验室建筑模块与空间标准

(一) 实验室单元模块

1. 实验室单元模块平面尺寸　实验室单元模块是实验室设计的基础,实验室单元模块的宽度一般为 3.5~4.0m,深度为 7.0~8.0m,个别实验室小于 6.0m,深度以实验室所必需的尺寸和结构系统的成本效益为基础,假如模块太宽,建筑的使用面积比率将不能达到它应有的效率,建筑成本将会增加;如果实验室模块太窄,结果要么是过道太窄,创造一种不安全的实验环境,要么就将只有一面墙上有工作台的空间,降低使用率。

2. 实验室单元模块高度尺寸　因实验室需要预留供给系统管道而导致楼层高度比普通建筑物高。不同的实验室对实验的高度要求不同。对于普通二级实验室来说,吊顶净高为 2.6~2.8m 为宜,技术夹层为 0.8~1.0m。对于有净化要求的二级特殊实验室,吊顶净高最好不超过 2.6m,技术夹层为 1.2m 高,以利于工程布置各种水电、通风及空调管道。

3. 实验室单元模块组合　不同类型的实验室对空间有不同的要求,大型实验室可以由 2 个或 3 个实验室单元模块组合而成,创造双向都合理的实验室模块,既可扩大实验室使用空间,又有利于适应不同长度的工作台的布置。

（二）实验楼层平面模块

1. 模块 A　主实验室与辅助实验室分别设置在通道的两旁,这样的设计可避免因为辅助实验室的设置而影响整体设计的灵活性。

2. 模块 B　通道两旁分别设置主实验室:一边只有主实验室;另一边设置了主实验室和辅助实验室,主实验室设置在通道的外侧,辅助实验室设置在通道的内侧,辅助实验室的深度比主实验室的深度浅。

3. 模块 C　通道两旁分别设置了主实验室和辅助实验室,连在一起,主实验室在外部,辅助实验室在内部,辅助实验室的深度比主实验室的深度浅。

4. 模块 D　在主实验室与辅助实验室之间设置了两条通道,辅助实验室设置在两条通道之间,主实验室设置在两条通道的外侧,辅助实验室的深度比主实验室的深度浅。

（三）实验楼立体模块

实验楼立体模块是指将实验室单元模块与建筑每一层的实验室走廊布置结合在一起,可以在某一层具有单走廊布置,在另一层具有双走廊的布置,所有的竖向通道包括防火楼梯、电梯、卫生间和公用管道竖井充分协调,管道系统协调到顶棚中去以配合多走廊的布置。

（四）实验区域空间标准

1. 室内净高　常规实验室的室内净高:当不设置空气调节时,不宜低于 2.6m,设置空气调节时,不应低于 2.4m。走廊净高不应低于 2.2m。专用实验室的室内净高应按实验仪器的设备尺寸、安装及检修的要求确定。

2. 开间　常规实验室标准单元开间应由实验台宽度、布置方式及间距决定,实验台平行布置的标准单元,其开间不宜小于 6.6m。

3. 进深　常规实验室标准单元进深应由实验台长度、通风柜及实验仪器设备布置决定,且不宜小于 6.6m;无通风柜时,不宜小于 5.7m。

4. 窗　设置采暖及空气调节的实验室,在满足采光要求的前提下,应减少外窗面积。设置空气调节的实验室外窗应具有良好的密闭性及隔热性,且宜设不少于窗面积 1/3 的可开启窗扇。底层、半地下室及地下室的外窗应采取防虫及防啮齿动物的措施。

5. 门　由 1/2 个标准单元组成的实验室的门洞宽度不应小于 1m,同时高度不应小于 2.1m。由一个及以上标准单元组成的实验室的门洞宽度不应小于 1.2m,高度不应小于 2.1m。有特殊要求的实验室的门洞尺寸应按具体情况确定。实验室的门扇应设观察窗。

6. 设备间距　靠两侧墙布置的边台之间的净距不应小于 1.5m。当靠一侧为生物安全柜或仪器设备时,其与另一侧实验台之间的净距不应小于 1.8m。由一个标准单元组成的常规实验室,靠两侧墙布置的边台与中央台之间的净距不应小于 1.5m。布置生物安全柜或实验仪器设备时,其与实验台之间的净距不应小于 1.8m。实验台的端部与走廊墙之间的净距不宜小于 1.2m。

7. 实验台布置　常见的实验台有岛式或半岛式中央台及边台。不宜贴靠有窗外墙布置边台,岛式或半岛式中央台不宜与外窗平行布置,必须与外窗平行布置时,其与外墙之间的净距不应小于1.3m。

8. 生物安全柜布置

(1)两台生物安全柜对放时建议空间间隔3m,生物安全柜与中央台的最小建议空间间隔1.8m,生物安全柜应留有1m的非干扰区及建议1m的走廊。

(2)生物安全柜与墙壁的距离0.3m,生物安全柜侧对门开建议最小开间1m,生物安全柜不建议正对门摆放。

(五)辅助区域空间标准

1. 走廊　单面布房最小净宽不应小于1.3m,单走廊双面布房最小净宽不应小于1.6m,走廊地面有高差时,当高差不足二级踏步时,不得设置台阶,应设坡道,其坡度不宜大于1:8。

2. 楼梯　楼梯设计必须符合国家现行的建筑设计防火规范的要求。经常通行的楼梯,其踏步宽度不应小于0.28m,高度不应大于0.17m。四层及四层以上的实验建筑宜设电梯。

3. 更衣室　实验室建筑必须设置更衣室,更衣室宜分男女;每人的使用面积不宜小于$0.6m^2$,且应设更衣柜及换鞋柜。可采用集中式、分散式或两者结合的布置方式。

4. 采光　常规实验室宜利用天然采光,房间窗地面积比不应小于1:6。利用天然采光的阅览室窗地面积比不应小于1:5。

5. 噪声　常规实验室、学术活动室允许噪声不宜大于55dB,办公室、阅览室允许噪声不应大于50dB。产生噪声的公用设施间等用房不宜与实验室、办公室、学术活动室及阅览室贴邻,否则应采取隔音及消声措施。

6. 减振　产生振动的公用设施等用房不宜与实验室、办公室、学术活动室及阅览室相邻,且宜设在底层或地下室内,其设备基础等应采取减振措施。设在楼层或顶层的空调机房、新排风机房等,其设备基础等应采取减振措施。

五、实验室功能区域划分

完整的区域临床检验中心共分为六大专业组,即临床血液与体液检验专业、临床化学检验专业、临床免疫检验专业、临床微生物检验专业、临床细胞分子遗传学专业、临床病理专业。从整体上来说,实验室的设计必须按照"三流三区"的原则来划分。"三流"包括医务人员流、标本流、污物流,"三流"不得互相交叉、重叠;"三区"包括清洁区、半污染区、污染区,污染区和清洁区不得直接连通。

清洁区包括主任办公室、会议室、资料室、总经理室、销售办公室、采购办公室、客服办公室、物流办公室、行政人事办公室、信息管理办公室、质量保证办公室等;半污染区主要指更衣室或缓冲区;污染区主要包括标本接收室、标本前处理室、体液室、生化免疫室、临检血液室、骨髓实验室、遗传实验室、微量元素室、流式细胞仪室、HIV实验室、PCR实验室、微生物实验室、清洗消毒室、污物暂存间、试剂冷库、标本冷库、常温库房、病理取材室、标本暂存室、冰冻切片室、脱水包埋室、切片制片室、染色室、液基细胞室、免疫组化室、荧光原位杂交室、分子病理室、危险品库、档案室等。诊断室及远程病理室、制水间、UPS间、强电间、弱电间也可放在清洁区。

清洁区是主要用于实验人员和管理人员办公活动、休息的区域,半污染区如更衣室,工作人员必须经过更衣室更衣洗手之后才能进入实验室区域,也就是污染区。更衣室门口必须设置门禁系统,非工作人员不得进入实验室。污染区就是指用于实验操作的所有工作空间,是实验室的核心区域。清洁区不得与污染区直接连接,必须通过半污染区(即更衣室或缓冲区)和污染区衔接。

第三节 预算编制

一、熟悉基础资料

基础资料包括"预算的编制依据"和其他有关的经济技术资料，要特别熟悉施工图纸的内容，领悟实验室装修设计的意图。施工图是计算工程量、套用定额项目的主要依据。因此要熟悉门窗、楼地面、墙柱面、吊顶等各部分的设计内容。如发现不明确的地方，应与设计师及业主方在图纸会审时提出并落实。

二、计算工程量

在读懂实验室装修图纸的基础上，先阅读定额的总说明，再按照定额的编排顺序，对照图纸的相关内容，阅读分部说明以及工程量的计算规则，然后选列项目在"工程量计算表"内计算工程量。

三、套用定额计价表计算工程直接费

将汇总整理后的工程量，按照定额项目编号所要求的计量单位，逐一与定额表中的基价、人工费、材料费和机械费等相乘求积，即为实验室装修项目的直接费。

四、按费用定额计算工程造价

在全部工程项目直接费计算出来后，按照各省市主管部门所定的费用定额或取费标准中的"计算程序"，计算各项取费，最后得出实验室装修工程的总造价。

五、编制装饰工程预算书

编写工程预算书封面，以及编制说明。将组成实验室装修工程预算书的相关内容，按照一定的顺序装订成册，送相关部门审核。

第四节 装修施工

一、施工组织设计方案

(一) 工程概况及特点分析

分析和概要说明本工程性质、规模、建设地点、承建方式、建筑与结构特点、分期分批交付使用的期限，建设单位的要求和可提供的条件；本地区气候、地形、地质、水文和交通运输情况；施工力量、施工条件、资源供应情况等。并找出本工程的主要施工特点(难点)。

(二) 施工方案选择

依据工程概况及特点分析，结合可供投入的各项资源情况，全面部署施工任务，确定施工总顺序和流向；选择主要工种工程的施工方法和施工机械；确定各部分项工程的施工顺序；并对拟建工程可供选用的几种施工方案进行定性、定量的分析，以选出最佳施工方案。

(三) 编制施工进度计划

施工进度计划是施工方案在时间上的体现和安排。编制施工进度计划应采用先进的计划理论和方法(如流水施工、横道图、垂直图、网络图等)合理确定施工顺序和各工序的作业时间，使工期、成本和资源的利用达到最佳结合的状态，即资源均衡、工期合理、成本低。

（四）施工准备工作计划

确定施工准备工作的内容、起止时间、工程量大小及完成各项工作的人数和具体负责人等。

（五）劳动力、施工机械、运输设备、主要建筑材料、构件和半成品的需要量计划　用以解决供应问题。

（六）施工平面图设计

其目的是解决施工现场的平面和空间安排等问题。即把所需各种资源（如材料、构件、机械、运输等）和生产、生活所需临建设施、场地，最佳地布置在施工现场，以保证整个现场能有组织、有秩序、有计划地文明施工。

（七）主要技术经济指标

对编制的施工组织设计进行全面的技术经济效益评价：如采用工期、质量、成本、安全等指标。

二、施工工艺要求

（一）墙体部分

PCR 实验室、微生物实验室、HIV 整体实验室内等实验室区域的隔断墙体建议采用优质岩棉夹心净化彩钢板做整体贴墙安装（原墙面是实墙的用彩钢板包）。隔墙须达到隔热、隔音、防腐、防火、易清洁消毒。彩钢板总厚度为 50mm，两侧钢板厚度不得少于 0.426mm。彩钢板墙面与地面、彩钢板墙面之间交接处采用半径不小于 30mm 的环氧树脂喷塑铝合金圆弧处理。彩钢板拼缝应密封处理。密封胶需使用进口医用密封胶，不得产生挥发性有毒气体。彩钢板表面涂层、圆弧环氧树脂喷涂材料和拼缝密封材料均须具有抗静电性能，可防止有害颗粒被吸附到墙体表面。彩钢板安装前必须试摆。卫生间等湿区实体墙非净化部分采用防尘、防菌、防霉、耐腐蚀、易清洗的仿瓷墙面材料。

彩钢板墙体安装工序：每隔 300mm 安装一个 M6 塑料膨胀螺栓以固定彩钢板铝槽，铝槽水平相差不得 ≥ 3mm，并不得影响彩钢板安装。彩钢板垂直卡入铝槽，卡入过程中配合电气线管安装，线管必须垂直插入彩钢板。插入彩钢板必须保护彩钢板的平整，不得因安装电气管道而使彩钢板产生凹陷。

实验室围护结构表面的所有缝隙（拼接缝、传线孔、配管穿墙处、钉孔，以及其他所有开口处密封盖边缘）应密封。对缝隙的严密性必须高度重视。安装完成后，所有交接位置必须安装圆弧处理，不得产生卫生死角。

辅助办公区及设备库房墙体可采用优质环保乳胶漆粉刷，离地面部分为不锈钢踢脚线或按医院（连锁实验室）整体统一办公风格装修。公共走廊区域墙体宜采用 800mm×400mm 瓷砖到顶粘贴。男女厕大便器一般采用脚踏水冲式，上部通风，墙面铺贴 300mm×450mm 墙砖到顶，地面做防水处理。

（二）吊顶天花部分

微生物、HIV 实验室、PCR 实验室及其缓冲区域吊顶宜采用岩棉夹心双面覆膜净化彩钢板，普通实验室区域、办公区域及走廊吊顶采用轻钢龙骨 600mm×600mm、0.8mm 厚铝扣板，湿区采用 300mm×300mm、0.8mm 厚铝扣板。吊杆距主龙骨端部距离不得大于 300mm。当大于 300mm 时，应增加吊杆。当吊杆长度大于 1.5m 时，应设置反支撑。当吊杆与设备相遇时，应调整并增设吊杆。暗龙骨吊顶工程的吊杆、龙骨和饰面材料的安装必须牢固。

吊杆、龙骨的材质为经过表面防腐处理的金属吊杆、龙骨，其接缝应均匀一致。角缝应吻合、表面应平整，无翘曲、锤印。暗龙骨吊顶安装的允许偏差见表 3-1。

饰面材料表面应洁净、色泽一致，不得有翘曲、裂缝及缺损。压条应平直、宽窄一致。天花部分的材料应易于清洁消毒、耐腐蚀、不起尘、不开裂、光滑防水，表面涂层应具有抗静电性能。饰面板上的灯具、烟感器、喷淋头、风口等设备的位置应合理、美观，与饰面板的交接应吻合严密。天花板上不得设置入孔、管道检修口等。

表 3-1 暗龙骨吊顶工程安装的允许偏差和检验方法

项次	项目	允许偏差 彩钢板 /mm	检验方法
1	表面平整度	2	用 2mm 靠尺和塞尺检查
2	接缝直线度	1.5	拉 5m 线,不足 5m 拉通线,用负直尺检查
3	接缝高低差	1	用钢直尺和塞尺检查

（三）地面部分

除湿区（卫生间、清洗消毒室）外的所有地面建议采用铺贴实验室专用同质透心 PVC 地板胶,防火等级为 B1 级,抗菌、防腐、防静电、防滑、耐酸碱、耐磨,达到标准实验室要求等级。地板胶为无缝隙焊接铺贴,焊缝必须平整均匀。地板铺贴完成后,感官上不能存在凹凸不平。踢脚板应与墙面齐平。地面与墙面的相交位置,应做半径不小于 30mm 的圆弧处理。塑胶地板所使用的胶水及附件必须满足环保要求,铺贴后无残留气体。

地面范围包括除实体墙以外的所有部分。所有家具、仪器、设备等都有可能移动或变更位置,所以不得在它们下方的地面留下装修空白。

湿区地面宜铺贴 300mm×300mm 或 600mm×600mm 防滑地板砖。

（四）门窗及门锁

走廊内房间门采用实验室优质钢木门,实验室内部的门采用彩钢板门,除特殊房间外,一般实验室的门要有可视窗,门锁和门的开启方向要有利于室内人员逃生。实验室应有防止昆虫、鼠类等生物进入或外逃的设计（新风口、排风口应设置保护网,窗户为双层并有纱窗）。更衣室、缓冲室的门应能单向锁定。正压段的门向内开,负压段的门向外开。特殊实验室房间（HIV、微生物房间、PCR 实验室）采用彩钢板门,且上面加密封玻璃视窗。

实验室的门窗及配套型材需采用净化专用型材。单门尺寸为 900mm×2 100mm,双门尺寸为 1 500mm×2 100mm。门体钢板厚度不低于 0.426mm。门框为铝合金喷塑双密封门料。门体与门框结合处均用双层橡胶空心密封条密封。密封门上安观察窗［观察窗尺寸为 400mm×600mm（高 × 宽）］。观察窗玻璃为 5.0mm 厚的透明浮法玻璃。窗框为铝合金喷塑双密封窗料,与内墙角材料协调一致。

医护通道入口处建议采用钢化玻璃门并设置门禁系统（门禁系统具体要求见下面弱电描述）。

除 HIV、微生物实验室、PCR 实验室采用钢化玻璃密封窗外,从节能要求考虑,原有建筑窗户建议更换为双层玻璃铝合金推拉窗。

（五）给排水部分

给排水须设计合理。应充分考虑实验室用水和排水要求。供水管道应设置管道倒流防止器或其他有效地防止倒流污染的装置,并且这些装置应设在清洁区。用水点处应设止回阀。室内给水管材采用 PPR 管,管材的壁厚、承压能力、工作温度、膨胀系数等参数应符合设计要求。管道应采用快速接口连接。

给水管道必须采用与管材相适应的管件,生活给水系统所涉及的材料必须达到饮用水卫生标准。塑料管和复合管、阀门等的连接应使用专用管件,不得在塑料管上套丝。给水立管和装有 3 个或 3 个以上配水点的支管始端,均应安装可拆卸的连接件。室内各种材质的给水管道系统试验压力均为工作压力的 1.5 倍,但不得小于 0.6MPa。给水水平管道以 2%~5% 的坡度坡向泄水装置。

隐蔽或埋地的排水管道在隐蔽前作灌水试验,其灌水高度不低于底层卫生器具的上边缘或底层地面高度。满水 15min 水面下降后,再灌满观察 5min,液面不降,管道及接口无渗漏为合格。生活污水塑料管道的坡度必须符合表 3-2 的规定。

表 3-2　排放污水塑料管道的坡度

项次	管径 /mm	标准坡度 /‰	最小坡度 /‰
1	50	25	12
2	75	15	8
3	110	12	6

排水塑料管必须装设伸缩节。伸缩节间距不得大于 4m。明设排水塑料管道应设置阻火圈或防火套管。排水主立管及水平干管管道均应做通球试验,通球球径不小于排水管道管径的 2/3,通球率必须达到 100%。排水塑料管道支、吊架间距应符合表 3-3 的规定。

表 3-3　排水塑料管道支、吊架最大间距　　　　　　　　　　　　　　　　(单位:m)

管径 /mm	50	75	110
立管	1.2	1.5	2.0
横管	0.5	0.75	1.1

走廊设置紧急冲淋装置,地面需要做地漏。

(六) 配电部分

系统宜采用双电源专线供电方式。动力和照明分开设置,各分区单独设置一台分配电箱。院方将总电源线分别引入检验科总配电柜内,并完成双路切换功能。总配电柜(不含总配电箱)其后所有的桥架、线管、电源线的敷设建议全部由施工单位采购、安装。同时还须考虑空调用电、设备仪器用电,并作出预留。

所有配电分箱均采用嵌入式安装,所有开关、插座均采用嵌入式安装。配电区域控制系统对办公区和实验区的各个分区(生化 - 免疫、微生物、HIV 室等)进行区域控制,保证系统互不干扰。电源应设置漏电检测报警装置,并有可靠的接地系统,接地电阻不大于 1Ω。电源采用三相五线制 220/380V,接地(PE)或接零(N)支线必须单独与接地(PE)或接零(N)干线相连接,不得串联连接。导线选用铜芯聚氯乙烯绝缘布电线(BV 线)及 0.6/1kV 交联聚乙烯绝缘聚氯乙烯护套电力电缆(电缆 YJV)镀锌管。电气线路经过建筑物的沉降缝或伸缩缝处,应装设两端固定的补偿装置。截面为 10mm^2 及以下的单股铜芯线可直接与设备、器具的端子连接;多股铜芯线应先拧紧搪锡或压接端子后再与设备、器具的端子连接。

金属导管和线槽必须接地(PE)或接零(PEN)可靠,并符合下列规定:①镀锌的钢导管、可挠性导管和金属线槽不得熔焊跨接接地线,以专用接地跨接的两卡间边线为铜芯软导线,截面积不小于 4mm^2。②当非镀锌钢导管采用螺纹连接时,连接处的两端焊跨接接地线;当镀锌钢导管采用螺纹连接时,连接处的两端用专用接地卡固定跨接接地线。③金属线槽不作设备的接地导体,金属线槽全长不少于 2m 处与接地(PE)或接零(N)干线连接。④金属导管内外壁应做防腐处理。当绝缘导管在砌体上剔槽埋设时,应采用强度等级不小于 M10 的水泥砂浆抹面保护,保护层厚度大于 15mm。所有管口在穿入电线、电缆后应做密封处理。电缆导管的弯曲半径不小于电缆最小允许弯曲半径。暗配的导管埋设深度与建筑物、构筑物表面的距离不小于 15mm;明配的导管应排列整齐,固定点间距均匀,安装牢固;在终端、弯头中点或柜、台、箱、盘等边缘距离 150~500mm 范围内设有管卡。不同回路、不同电压等级和交流与直流的电线,不能穿同一导管内;同一交流回路的电线应穿于同一金属导管内,且管内电线不得有接头。

线槽敷线应符合下列规定:电线在线槽内有一定余量,不得有接头。电线按回路编号分段绑扎,绑扎点间距不应大于 2m;同一回路的相线和零线敷设于同一金属线槽内;敷设于同一线槽内有抗干扰要求的线路用隔板隔离,或采用屏蔽电线且屏蔽护套一端接地。

按照《实验室生物安全通用要求》(CNAS-CL05:2009),洗消间和实验室每个房间必须配备足够的插座(220V,10A),避免多台设备使用共用的电源插座。大型精密仪器和贵重设备、冰箱、培养箱等都需要专用插座。每间实验室的插座不得少于 10 组(除特别说明外,实验室不安装单个插座)。插座接线应符合下列规定:单相两孔插座,面对插座的右孔与相线连接,左孔与零线连接;单相三孔、三相四孔及三相五孔插座的接地(PE)在上孔,接零(N)线在左孔,相线在右孔。插座的接地端子不与零线端子连接。同一场所的三相插座,接线的相序一致;接地(PE)或接零(N)线在插座间不得串联连接;暗装的插座面板紧贴墙面,四周无缝隙,安装牢固,表面光滑整洁、无碎裂、划伤,装饰帽齐全;实验室的插座安装位置和高度除有特殊要求外,一般高度为距地面 1 100mm 或 300mm;特殊场所暗装的插座不小于 150mm。大型精密、贵重检验设备和仪器应采用专用接地系统。

(七) 照明及其他灯具部分

照明配电箱(盘)安装应符合下列规定:箱(盘)内配线整齐,无绞接现象。导线连接紧密,不伤芯线,不断股。垫圈下螺丝两侧压的导线截面积相同,同一端子上导线连接不多于 2 根,防松垫圈等零件齐全;箱(盘)内开关动作灵活可靠,带有漏电保护的回路,漏电保护装置动作电流不大于 20mA,动作时间不大于 0.1s;箱(盘)内分别设置零线(N)和保护地线(PE 线)汇流排,不得用箱内的接地螺栓作为汇流排使用。零线和保护地线经汇流排配出。

实验区和办公区照度 ≥ 500lx,附属区域(更衣室等) ≥ 300lx。隔离走廊、卫生间 ≥ 200lx。实验室净化区域(微生物及 HIV、PCR)采用专用气密型净化灯具,吸顶式安装。其他地方可采用 600mm × 600mmLED 格栅灯盘。实验室、办公室、会议室内不得有眩光。

所有照明开关采用实验室专用洁净开关。走廊照明部分灯具采用消防应急灯。所有接触检验样品的房间均须安装紫外线灯。各个房间的紫外线灯开关必须独立设置,防止工作人员或其他人员误操作。

(八) 空调及净化部分

微生物、PCR 实验室须单独设置空调及通风系统。PCR 实验室各区压力及空调通风必须符合所开展检测项目生物安全及实验操作要求。污染区和缓冲区不得安装电风扇和分体式空调,窗口不得悬挂窗帘。

空调机须保证冷凝水的顺利排出。空调机安装时应调平,并做减震处理。各检查门应平整,密封条要严密。

送、排风管道的材料加工前要进行清洁处理,去掉表面油污和灰尘。风管加工完毕后应擦拭干净,并用薄膜把两端封住,安装前不得去掉或损坏。

送回风系统管路采用优质镀锌冷轧钢板精密机械加工成型风管,须定压性能好、强度高、漏风率低,可以有效保证洁净送风系统稳定运行。灯具箱与吊顶之间的孔洞应密封不漏。送、排风管应隐蔽安装,管道咬口缝应用胶密封。

新风系统应设置初效或中效空气过滤功能,并提供日常维护及滤网定期更换注意事项。

送风系统新风口应采取有效的防雨措施,安装防鼠、防昆虫、阻挡绒毛等的保护网,且易于拆装。生物安全柜操作面或其他有气溶胶操作地点的附近不得设送风口。新风口应高于室外地面 2.5m 以上。

排风必须与送风连锁,排风先于送风开启,后于送风关闭。实验室排风口必须单独设立,并远离新风口及其他建筑物通风口区域,不得利用生物安全柜或其他负压隔离装置作为房间排风出口。排风系统与生物安全柜须密闭连接,并能保证生物安全柜的排风要求和负压要求。

微生物实验室排风系统宜设置过滤系统,并设置排风系统正常运转的标志和异常报警系统。

实验室可采用有效开窗通风与机械通风系统,采用全机械通风系统的,换气次数须 12-16 次 /h。

实验室可根据空调、通风及压力控制等不同需要,采用独立式分体空调或变制冷剂流量多联式空调系统(VRF 空调系统)。

（九）弱电系统

网络配置因特网和局域网系统，使得数据交换及信息传递及时、方便、有效。整个检验科设一个网络集线器，将整个检验科联成一个局域网系统信息点的配置详见投标设计图纸。信息插座的标高按相关规范进行设计。网络系统布线宜采用六类非屏蔽电缆。

电话采用院内电话系统，根据房间配置终端，可以根据权限有效进行内线和外线语音联系。电话线采用 RVS（2×0.5）线缆，其管线的采购、敷设符合国家电气、消防施工技术规范。

检验医务人员入口处设门禁系统（指纹识别开门同时发出声光作为回应），预留刷卡取检验报告机网络接口及电源。

通道中设置全景摄像机作为视频监控，监控主机位于值班室中。

（十）实验室家具及实验室专用设备

1. 产品的技术要求。

2. 精度要求

（1）外形尺寸：长、宽、高误差 ≤ 3mm。

（2）邻边垂直度：台面对角线 1 000mm 以内的允许误差值 ≤ 3mm，2 000mm 以内的允许误差值 ≤ 4mm，3 000mm 以内的允许误差值 ≤ 5mm，地角平稳性：≤ 2mm。

3. 工艺要求

（1）木质贴面和封边部件应严密、平整，不允许有脱胶、鼓泡、凹陷、压痕以及表面划伤、麻点、裂痕、蹦角和刃口，外表的圆角、倒棱应均匀一致。柜体要求落地，加踢脚边。

（2）钢制柜体或钢结构部件表面必须经环氧树脂喷涂处理，平整光滑，不允许有喷涂层脱落、鼓泡、凹陷、压痕以及表面划伤、麻点、裂痕、蹦角和刃口等；钻孔位置最低要求由模具定位；钻孔和倒角后应去毛刺。

（3）主体框架采用 40mm×60mm、实际厚度 >2.0mm 的方钢型材。钢框架结构的台、柜单个脚承重 300kg 无变形，实验台整体承重 450kg 无变形。

（4）各种配件安装应严密，平整、端正牢固，结合处应无崩茬或松动。金属配件应作除锈和防腐处理。

（5）门与门、门与抽屉缝隙、间隔 1~2mm；上沿线松紧适中，沿线长度与板长误差 ≤ 0.2mm；过线孔尺寸误差 ≤ 0.5mm；抽屉抽出后下垂 ≤ 20mm；摆动 ≤ 10mm；台面倒角要均匀一致，倒角半径为 1mm；要求水平、稳固。

（6）所有水、电、气路要求安全、适用，并隐藏式安装。

（7）清洁：工作台表面不得有胶渍，特别是封边处与带面要求平整干净。

4. 用材要求

（1）边台、仪器台、中央台

1）操作台面：实验台面板，实际厚度 ≥ 12.7mm 的耐腐蚀实验室专用实心理化板（黑色），边缘双倍加厚，总厚度为 ≥ 25.4mm。抗强化学腐蚀（耐 149 种以上包括酸类、碱类、溶剂等在内的化学试剂）、耐 200℃ 以上高温，抗菌、耐污、耐水、抗冲击，具有易清洗、抗刻刮的性能，操作台面的前缘上边经圆滑处理，美观且光滑不伤手。

2）主体框架：采用 40mm×60mm、厚度 >2mm 的优质冷轧钢管，C 型钢木结构；表面经酸洗、磷化、均匀灰白环氧树脂喷涂，化学防锈处理，耐酸碱腐蚀，承重性能好（800kg/m² 以上），使用寿命长。抽屉、门断面经优质的、2mm 厚的 PVC 做防水封边处理，其余部分断面采用优质的、1mm 厚的 PVC 做防水封边处理。并配备有铝型材管线槽及可保证足够电源负载的电源线路，后背门可开启（或管线装于后背板上），方便维修水、电、气等管道，以满足桌上摆放仪器等的特殊使用要求。

3）柜体：采用厚度 ≥ 18mm 的优质中密度板中纤板，双面粘贴三聚氰胺板，所有断面经优质 PVC 封边防水处理，结构稳固，承重性能好。

4) 门板面:采用厚度 ≥ 18mm 的优质中密度板中纤板,双面粘贴三聚氰胺板,所有断面经优质的、2mm 厚的 PVC 封边防水处理,四边倒角圆滑处理。

5) 抽屉:抽屉面板材质同门板,板底用厚度 ≥ 9mm 的优质三聚氰胺板,其他材质同柜身;所有断面经优质的、2mm 厚的 PVC 封边防水处理;两侧设有三节滑轨,伸缩自如,承重力强(达 40kg/m² 以上),存放或取物品简便。

6) 层板:采用厚度 ≥ 18mm 的优质中密度三聚氰胺双饰面板。要求不翘不裂、耐潮耐热、耐腐蚀、质地结实、表面平整、耐承重、抗冲击、有一定的强度。层板支撑采用防腐支撑,可灵活调整高度。

7) 背板及活动背板:采用厚度 ≥ 12mm 的优质三聚氰胺板,所有断面经优质 PVC 封边防水处理,活动背板可拆卸式,便于使用过程中检修水、电、气管道。

(2) 试剂架:钢制试剂架立柱采用国产方钢管,表面环氧树脂粉末喷涂,层板采用 10mm 厚的钢化玻璃(单面磨砂,四面磨边)。隔板可上下调整。

(3) 边台线槽:边台管线槽采用 1.25mm 厚、45mm × 90mm 铝合金专用梯形管,表面酸洗处理后经环氧树脂静电粉末喷涂高温固化处理,耐酸碱及有机溶剂。每隔 1m 配 220V 10A 五孔插座 2 个以上(高温台线槽按高温台要求做)。插座采用优质品牌实验台专用插座,接线从每间实验室的配电箱接到实验台。

(4) 通用配件及其他

1) 水槽:采用品牌实验室专用的密度聚丙烯(PP)一体化成型水槽,易清洁、耐腐蚀,且利于台面防水,自然回流,美观实用,平整不变形。

2) 水嘴:采用实验室专用三口水嘴,陶瓷阀芯,主体为加厚铜质合金制,铜质表面烤漆处理,表面高亮度树脂涂层,耐腐蚀,耐热,防锈性能好。可拆卸铜质水嘴,方便连接各种特殊用水管件;PP/ABS 开关旋钮,并配有 360° 旋转鹅颈管。另根据不同区域及功能要求,配置感应水龙头或紧急冲洗装置。

(5) 试剂柜

1) 结构:全木结构,上、下两段平面结构,上段为玻璃镶嵌对开门分层柜,内设阶梯式药品架;下层为对开全木门分层柜,柜内设活动隔板。

2) 材料:①柜体:全部(含背板)选用国内知名厂家生产的、厚度 18mm 的中密度三聚氰胺双贴面板,周边封边条机封;②阶梯药品架:选用国内知名厂家生产的、厚度 18mm 的中密度基板,外贴威盛亚理化板,确保药品架耐酸碱、防腐蚀。

(6) 天平台:采用实验室专用碳钢框架结构和模具冲压标准化连接件、坚固结实,台面承重 >150kg/m²;钢型材表面喷涂后经高温处理,耐酸碱、抗腐蚀;不锈钢承重可调节高度地脚,调整范围不 <20mm。

(7) 高温台:主体支架采用 40mm × 60mm、厚 2mm 的 H 型冷轧钢管结构,采用 30mm 厚的黑色花岗岩台面,柜体、柜门为 18mm 厚的优质中纤板,外贴 1mm 厚的优质防火板;箱体、抽屉断面经优质 PVC 封边防水处理,封边厚度分别为 2mm 和 1mm。四边倒角圆滑处理;所有板件采用拆装式三合一连接,结构稳固,承重性能好且易于拆迁,利于在实验室这个特殊的工作环境使用。耐高温,耐腐蚀,承重性能良好。高温台所配备线槽内的电源线路,应确保每个烘箱或马弗炉能有单独的可负载 3 000~4 000W 的电源线路。

(8) 通风柜:采用 1.5mm 厚的进口冷轧镀锌钢板,外喷环氧树脂(Epoxy)粉体烤漆,耐酸碱。采用 6mm 厚的安全防爆玻璃,单面上下推动款式,滑动自如,可停于任意位置,无噪声。内部构造设计对爆炸有释压作用。

(9) 更衣柜:门板采用 18mm 厚三聚氰胺板,外贴 1mm 厚优质防火板,柜体采用 18mm 厚三聚氰胺板;所有断面经优质 PVC 封边防水处理,四边倒角圆滑处理;内附置物抽屉,设合金衣通。所有板件采用拆装式三合一连接,结构稳固,承重性能好且易于拆迁,利于在实验室这个特殊的工作环境使用。

（十一）建设中应用的新技术

实验多功能柱是将强电、弱电、气源、水源从吊顶上经多功能柱引至工作面,在多功能柱上设有标准端口,供实验时取用,柱内分隔为多个区,强电、弱电、水、气分别在一个独立的区内,避免互相接触。

三、安全文明施工措施

1. 建立文明施工管理和组织机构,职责落实到部门和人,并要正常开展工作。

2. 建立文明施工的规章制度和基本措施,得到相应领导机构的批准,并付诸实施。

3. 在施工组织设计中明确文明施工的规划、组织体系、职责。施工总平面规划布置要考虑文明施工的需要,一经确定必须严格按照施工组织设计的要求执行。

4. 材料、设备等堆放合理,各种物资标识清楚,排放有序,并要求符合安全防火标准。

5. 明确划分文明施工责任区,无死角,责任落实,并有明显标记,便于检查、监督。

6. 施工用机械设备完好、清洁,安全操作规程齐全,操作人员持证上岗,并熟悉机械性能和工作条件。

7. 施工现场的安全管理、安全装备、安全工器具等逐步实现标准化,符合有关规定要求。

8. 施工临建设施完整,布置得当,环境清洁。办公室、工具间等场所内部整洁,布置整齐。有关职责、制度、规定上墙。

9. 不具备文明施工条件的工程项目不准开工。

10. 负责施工的各级领导,要把文明施工与安全施工放在同等重要的位置上来抓,认真贯穿于施工全过程,施工队伍的文明施工工作要纳入文明施工管理重点范围。

11. 有关部门要坚持经常检查、定期评比、奖惩分明、层层落实责任制,使现场保持在一个较高的文明施工水平上。

12. 单位工程开工前必须制订详细的安全文明施工措施的办法,并经总承建单位主管部门审核、主管领导批准后认真执行,施工班组月度计划任务书中也应写入文明施工要求。要做到图纸、措施、设备材料、机具、劳动力五落实才能开始施工。

13. 施工垃圾在施工前应有切实可行的存放方案,不得随意堆放。

14. 工程项目的工序安排应合理,衔接紧密,各工程配合得当,做到均衡施工。

15. 严格把好设备运输、检查、存放、起吊、安装各道工序关。避免发生损坏、腐蚀及落入杂物等问题。

16. 建设单位和施工企业应根据情况明确划分禁烟区,并设立明确禁烟标志。禁烟区内严禁吸烟,地面无烟头。禁止施工人员流动吸烟或边作业边吸烟。

17. 施工用电源要集中布置统一接经,标志清楚,明确责任人,定期检查维护。

18. 施工机械要进行定期检查与保养,安全制动装置必须完善,由主管部门进行定期检验和试验合格后,发放合格证。及时消除故障,严禁带病运行。

19. 严格工艺水平,严格执行工艺纪律,使其符合有关规范和验收要求。要求做到工艺美观、环境清洁、工序正确、布局合理、标识明显、整齐划一。

20. 不准随意在设备、结构、墙板、楼板上开孔或焊接临时结构,必要时要取得主管技术人员的认可,办理有关手续并出具书面通知后方可实施。

21. 开展各级安全与文明施工活动,有实效,内容充实,有详细齐全的活动记录。

22. 施工现场设有足够的卫生设施,有专人负责保持内部清洁。

23. 施工中应设有专用垃圾输送渠道,禁止向下抛掷垃圾和废料。

24. 制定出切实可行的职工教育、培训计划,严格、认真执行。不断提高职工队伍的素质。

25. 施工图纸、安装措施、施工记录、验收材料等各类资料齐全,技术资料归类明确,目录查阅方便,保管妥善,字迹工整。

第五节 竣工验收

工程项目竣工之后,验收机构应以批准的设计任务书、设计文件、施工图纸、设备说明书、现行施工技术验收规范、上级领导机关下发的有关建设文件,以及国外引进技术或成套设备的合同文件和国外提供的设计文件等资料,作为验收的依据进行验收。实验室装修验收的一般标准有以下几个方面。

1. 工程项目按设计图纸建成,所有粉刷、装修作业全部施工完毕。

2. 所有该项目的设备均已按设计规定全部落位安装完毕,并且启动、运转正常,能满足使用要求,如电梯、灭火装置、采暖通风装置等均已落位,并能正常启动。

3. 上下水道铺设完毕,所有管道及沟道无梗阻、滴漏、渗漏现象,供水正常、排水通畅。照明及动力用电的工作回路结构清晰,控制操作方便,有过载和短路防护装置。卫生设备安装齐全,使用灵活方便,其他公用设施均完好。

4. 建筑物四周 2m 以内的场地平整,由于本项目施工所造成的障碍物均已清除。

5. 实验室净化区域正负压差合格,室内温、湿度合格。

6. 实验室污染区消毒装置安装合格。

7. 生物安全设备如洗眼器、生物安全柜、通风柜、传递窗、紧急冲淋安装到位且正常运行。

8. 实验室冷藏设备(冷库、医用冷藏冰箱)运行正常。

9. 整个工程经按现行施工技术验收规范进行检验后,均达到合格标准以上。

经正式验收合格后的施工方与业主应迅速办理手续,并移交与建设项目有关的所有技术资料。

第六节 工程维护服务

一、售后服务

一般工程施工范围内质保期为一年(自本工程竣工验收之日起计算),终身保修。

协助实验室进行各项专项达标验收,起草制订相关操作的 SOP 文件;协助进行实验室仪器设备等的搬迁。

提供全天候 24h 服务,对于在质保期内以及质保期满后发生的故障,只要在施工范围内,一般自接到实验室故障通知 2h 内保证售后服务人员到达现场,并在 4h 之内排除故障或提供替代方案,设备正常使用。

二、培训及其他服务内容

工程保修期开始前,由项目经理部有关人员会同相关部门及人员,对该工程各系统的流程、产品的性能、使用方法、使用要求及维修的注意事项对用户使用、操作人员进行系统培训,以使用户使用、操作人员具备一定专业技能,包括各种设备的运行维护要点、系统运行特点、特殊情况的应急措施等。

培训上岗人员正确填写"运行记录""设备维修记录""事故处理记录""交接班记录"等专用表格,使业主得到系统、设备运行的精确的第一手资料,使设备、系统在最经济的条件下运行。

1. 保修期内,施工方一般每个月对系统进行 1 次巡检,每半年对系统进行一次总体维护及对系统进行 1 次复调,保修期满后为实验室提供 1 套完整的运行记录。

2. 在质保期届满前的最后 1 个月,在现场,施工方对所供的重点、关键部位、进行常规保养、系统检查,确保完好转入甲方。

3. 质保期过后,继续提供永久有偿售后技术服务。

4. 建立定期回访制度,工程交付使用后在质保期内,每 2 个月回访 1 次,质保期后每季度回访 1 次。

三、工程竣工后给实验室提供完善的必备技术资料

1. 提供木系统操作手册、全套的维修保养操作手册及安装使用说明。

2. 提供产品的有关测试报告、测试数据、产品合格证书等全部技术资料。

3. 提供本工程全套竣工图及装箱清单。

4. 提供特殊件及配套件的清单,技术参数及生产单位名目。

5. 工程安装调试完毕,负责进行包括温度、压差、洁净度、风量等指标的测定,向业主提供合格测试报告,供业主参考,系统验收标准响应相关规范要求。

(徐炜烽　邹炳德)

第四章

筹 备 管 理

区域临床检验与病理中心作为独立的医疗机构(independent medical institutions),整体筹备管理(preparatory management)是结合相关政府职能部门的各项行政审批规定而形成的对选定地点进行规划、设计、建设、审批、验收的过程。它的筹建需要经过相关政府职能部门的行政审批,其中以所在区域的市场监督管理局、环境保护局、公安消防大队、卫生健康委员会为主。

在项目的筹备过程中的各项行政审批涉及各种申报资料的准备及与有关政府职能部门沟通协调,对于连锁化的公司有必要设立专业负责筹备管理的筹备部门,有利于专业化管理与办事效率的提升。

第一节　商事主体注册

区域临床检验与病理中心的设置单位或设置人需要向登记机关提出申请,经登记主管机关审查核准,以此确定区域临床检验与病理中心的商事活动资格;成立商事主体(commercial subjects)是以法律形式赋予区域临床检验与病理中心法人资格,允许其开始营业的状态,并向社会公开经营性主体的信用、能力和责任。

一、商事主体注册事项

(一) 办理条件与指南

区域临床检验与病理中心的商事登记,首先要有符合《中华人民共和国民法通则》《中华人民共和国公司法》的民事主体。其次是到相关部门登记申报,其办理指南见表4-1。

表4-1　区域临床检验与病理中心商事登记申报办理指南

步骤	事件	审批部门	周期(工作日)
1	申报预先核准,获取企业名称核准通知书	市场监督管理局(营利性企业);民政局(非营利性企业)	3
2	进行企业登记申报,获取营业执照	市场监督管理局(营利性企业);民政局(非营利性企业)	10
3	进行印章篆刻	公安局	2
4	进行结算账户开设	银行	5
5	完成国税与地税登记	国税局、地税局	5

(二) 调研事项

1. 设置单位或设置人进行区域临床检验与病理中心商事登记代办服务费用调研(非必要)。

2. 设置单位或设置人进行区域临床检验与病理中心商事登记申报需求调研。

（三）办理材料

1. 预先核准区域临床检验与病理中心名称　　依据《中华人民共和国公司登记管理条例（2016修订）》（国务院令第666号，2016年2月6日修订）第四条："工商行政管理机关是公司登记机关。"第十七条："设立公司应当申请名称预先核准。"第十八条："设立有限责任公司，应当由全体股东指定的代表或者共同委托的代理人向公司登记机关申请名称预先核准；设立股份有限公司，应当由全体发起人指定的代表或者共同委托的代理人向公司登记机关申请名称预先核准。"设立申请材料齐全，符合法定形式即可申请。公司名称预先核准需提供以下几种材料。

（1）《企业名称预先核准申请书》（含指定代表或者共同委托代理人授权委托书及身份证件复印件，注明"与原件一致"并由设置单位或设置人加盖公章或签字）。

（2）全体设置单位的主体资格证明或者设置人的身份证明复印件（注明"与原件一致"并由设置单位加盖公章或设置人签字）。

（3）申请名称冠以"中国""中华""国家""全国""国际"字词的，提交国务院的批准文件复印件。

办理企业名称预先核准、登记、备案等，可登录"中国企业登记网"（http://qyj.saic.gov.cn）下载相关表格；提交的申请书与其他申请材料应当使用A4型纸；提交材料未注明提交复印件的，应当提交原件；提交复印件的，应当注明"与原件一致"并由申请人签署，或者由其指定的代表或共同委托的代理人加盖公章或签字。

符合条件的可以在网上申请核准。国家市场监督管理总局可以在网上依法受理设立名称核准申请的企业类型包括：内资公司、内资非公司企业法人和外资公司、非公司外资企业法人等。申请上述企业名称网上核准应当满足3个条件：①申请核准的是拟新设立企业的名称；②企业名称不含行政区划；③注册资本（公司为注册资本，非公司内资企业法人为注册资金，统称注册资本，下同）不少于5 000万元人民币。其中，外方独资或控股的外资企业使用外方企业字号的，可以在名称中使用（中国）；企业集团的子企业等注册资本可以少于5 000万元人民币。

2. 区域临床检验与病理中心商事登记　　商事登记亦称商业登记，是当事人依据法律规定的内容和程序将营业事项向营业所在地的登记主管机关提出申请并经登记机关审查核准，登记于商事登记簿的法律行为，是商事主体设立、变更和终止的基本法律事实，是反映商事主体信用基础和信用状况的法律形式，在性质上具有私法兼公法的双重性。公司设立登记需提供以下几种材料。

（1）《公司设立登记申请书》（区域临床检验与病理中心法定代表人签字）。

（2）《指定代表或者共同委托代理人授权委托书》及指定代表或委托代理人的身份证件复印件（设置单位或设置人加盖公章或签字）。

（3）《区域临床检验与病理中心章程》（设置单位加盖公章或设置人签字）。

（4）设置单位的主体资格证明或者设置人身份证件复印件。

（5）区域临床检验与病理中心董事、监事和经理的任职文件及身份证件复印件（设置单位或设置人签署的书面决定、董事签字的董事会决议）。

（6）区域临床检验与病理中心法定代表人任职文件及身份证件复印件（设置单位或设置人签署的书面决定、董事签字的董事会决议）。

（7）区域临床检验与病理中心房屋使用证明复印件（核原件并设置单位加盖公章或设置人签字）。

（8）《企业名称预先核准申请书》（原件）。

（9）法律、行政法规和国务院决定规定设立有限责任公司必须报经批准，提交有关的批准文件或者许可证件的复印件。

我国局部地区全面推行新的商事登记制度改革，程序简化，成本降低，有利于促进经济发展。如深圳市新的商事登记制度，营业执照不再记载经营范围。经营项目许可审批不再成为办理营业执照的前置条件。改革后实行按照"谁许可审批，谁监督管理"的原则。实行公司注册资本认缴登记制度，商事登记机关只登记公司的注册资本，不再登记公司的实收资本，也不再收取验资证明文件和注册登记费。新的商事登记制度实施后,企业将不需要年检,改为每年提交年度报告;个体工商户也不用每年验照,只需要每年提交年度报告。这有利于减少对商事主体的管理和控制,增加对市场的服务。新的商事登记制度,可通过市场监督管理局的网上注册系统预先核准公司名称,并提交网上设立的申请,但依然要到办事窗口提交书面材料、领取纸质营业执照。商事登记改革后,商事主体只需在窗口领取验证码或密码,其他申请和领照都可以在网上操作,无需再去窗口。

3. 印章篆刻 获取工商营业执照后根据《印章治安管理办法(草案)》第二章第十条规定"需要刻制印章的单位应当到公安机关批准的刻制单位刻制;刻制单位将刻制的印章向公安机关办理印鉴备案后,方准启用。"所需提供材料如下。

(1)区域临床检验与病理中心的法定代表人身份证复印件(核原件)。

(2)区域临床检验与病理中心的经办人身份证复印件(核原件)。

(3)区域临床检验与病理中心商事主体营业执照复印件(核原件)。

(4)《指定代表或者共同委托代理人授权委托书》及指定代表或委托代理人的身份证件复印件(设置单位加盖公章或设置人签字)。

4. 结算账户开设 银行结算账户是指银行为存款人开立的用于办理现金存取、转账结算等资金收付活动的人民币活期存款账户。它是存款人办理存、贷款和资金收付活动的基础。按照存款人的不同,可分为单位银行结算账户和个人银行结算账户。单位银行结算账户是指存款人以单位名称开立的银行结算账户。公司结算帐户开设需要准备以下材料。

(1)区域临床检验与病理中心的法定代表人身份证复印件(核原件)。

(2)区域临床检验与病理中心的经办人身份证复印件(核原件)。

(3)区域临床检验与病理中心商事主体营业执照复印件(核原件)。

(4)区域临床检验与病理中心的公章、法人章、财务章(面签用印)。

(5)《指定代表或者共同委托代理人授权委托书》及指定代表或委托代理人的身份证件复印件(区域临床检验与病理中心加盖公章)。

5. 税务登记 根据《中华人民共和国税收征收管理法》第二章税务管理第十五条:"企业,企业在外地设立的分支机构和从事生产、经营的场所,个体工商户和从事生产、经营的事业单位(以下统称从事生产、经营的纳税人)自领取营业执照之日起三十日内,持有关证件,向税务机关申报办理税务登记。税务机关应当于收到申报的当日办理登记并发给税务登记证件。"申报税务登记所需材料如下。

(1)区域临床检验与病理中心商事主体营业执照复印件(核原件)。

(2)设置单位营业执照或设置人的身份证复印件。

(3)区域临床检验与病理中心商事主体开户许可证复印件(核原件)。

(4)区域临床检验与病理中心委托支付税款协议书复印件(核原件)。

(5)区域临床检验与病理中心商事主体公章(面签用印)。

(6)《指定代表或者共同委托代理人授权委托书》及指定代表或委托代理人的身份证件复印件(区域临床检验与病理中心加盖公章)。

二、办理成果

区域临床检验与病理中心商事主体商事登记后应获取《企业名称预先核准通知书》《营业执照》、印章(公章、法人章、财务章)、开户许可证和税务证明。

第二节 环境影响评估及验收

区域临床检验与病理中心需向环境保护主管部门,提出环境影响评价(environmental impact assessment)申请,以使地方主管部门在区域临床检验与病理中心开发建设活动之前,对该项目活动可能给环境带来的影响进行预测、评估,并提出减少不利影响或改善环境质量的对策、措施,同时明确开发设置单位的环境责任。

通过环境影响评估为区域临床检验与病理中心开工建设的前提条件之一。

一、环境影响评估申请事项

(一)办理条件与指南

区域临床检验与病理中心新建、改建、扩建的建设项目,首先要参考《中华人民共和国环境保护法》《中华人民共和国环境影响评价法》所列办理条件。再到相关部门申请环境影响评估,其办理指南见表4-2。

表4-2 区域临床检验与病理中心环境影响评价申请办理指南

步骤	事件	审批部门	周期(工作日)
1	筛选的第三方环评服务公司	企业内部	10
2	申报项目环境影响评估报告	环境保护局	30
3	落实"三废"(废水、废气、固废)的基建施工及处理方案	第三方环境监测公司	30
4	通过辖区环境保护局现场验收	环境保护局	30
5	办理排污许可证	环境保护局	10

(二)调研事项

1. 设置单位或设置人进行区域临床检验与病理中心环评编制服务费用调研。

2. 设置单位或设置人进行区域临床检验与病理中心环境影响评估及验收申报需求调研。

3. 设置单位或设置人进行区域临床检验与病理中心平面布局及装修施工图纸绘制。

(三)办理材料

根据《建设项目环境保护管理条例(2017修订)》(1998年11月29日中华人民共和国国务院令第253号发布,根据2017年7月16日《国务院关于修改〈建设项目环境保护管理条例〉的决定》修订)第二章第九条,即"依法应当编制环境影响报告书、环境影响报告表的建设项目,建设单位应当在开工建设前将环境影响报告书、环境影响报告表报有审批权的环境保护行政主管部门审批;建设项目的环境影响评价文件未依法经审批部门审查或者审查后未予批准的,建设单位不得开工建设。"规定建设项目必须先通过环境评估备案后才可建设施工,备案所需提供材料如下。

1. 区域临床检验与病理中心环境影响评价

(1)区域临床检验与病理中心环境管理申请登记表(纸质及电子文档)(区域临床检验与病理中心加盖公章及法定代表人签字)。

(2)区域临床检验与病理中心环境影响报告表(附电子版)(区域临床检验与病理中心加盖公章及法定代表人签字)。

(3)区域临床检验与病理中心环评审批基础信息表(附电子版)(区域临床检验与病理中心加盖公章及法定代表人签字)。

(4)区域临床检验与病理中心委托编制环境影响报告表的合同(附电子版)(区域临床检验与病理中心加盖公章及法定代表人签字)。

(5)区域临床检验与病理中心环境影响报告表全本(公示稿)删除内容说明报告及其电子版(区域临床检验与病理中心加盖公章及法定代表人签字)。

(6)区域临床检验与病理中心项目立项批复(如已取得需提交)(复印件)。

(7)区域临床检验与病理中心租赁合同(复印件)或房屋所有权证(复印件及区域临床检验与病理中心加盖公章)。

2. 环境保护设施竣工验收

(1)区域临床检验与病理中心《环评文件批复》(复印件)。

(2)区域临床检验与病理中心竣工环境保护"三同时"验收登记表(区域临床检验与病理中心加盖公章)。

(3)环境保护验收监测报告或环境保护验收调查报告(辖区环保监测站或第三方环境监测公司出具)。

(4)区域临床检验与病理中心竣工环境保护验收申请(区域临床检验与病理中心加盖公章及法定代表人签字)。

3. 区域临床检验与病理中心排污许可证

(1)区域临床检验与病理中心《污染物排放许可证申请表》(区域临床检验与病理中心加盖公章)。

(2)区域临床检验与病理中心《污染物排放申报登记表》(区域临床检验与病理中心加盖公章)。

(3)区域临床检验与病理中心《污染物排放总量批复意见》(区域临床检验与病理中心加盖公章)。

(4)区域临床检验与病理中心商事主体营业执照副本复印件(核原件并区域临床检验与病理中心加盖公章)。

(5)区域临床检验与病理中心环保部门竣工验收材料复印件(核原件并区域临床检验与病理中心加盖公章)。

(6)区域临床检验与病理中心污染防治计划(区域临床检验与病理中心加盖公章)。

(7)区域临床检验与病理中心近期(一般3年内)经营发展规划和计划(区域临床检验与病理中心加盖公章)。

(8)用水、用煤(油)量的凭据、环境监测报告等复印件(核原件并区域临床检验与病理中心加盖公章)。

二、办理成果

区域临床检验与病理中心与相关部门签订《委托编制环境影响报告表的合同》《污水处理系统合同》《医疗固体废弃物处理合同》和《医疗废液处理合同》,并获得《环境影响审查批复》《环境影响验收批复》和《排污许可证》。

第三节　消防设计审核及竣工验收

区域临床检验与病理中心的消防设计,是合理设计建筑构件耐火极限、预防火灾危险扩散、合理有效疏散人群的设计。

区域临床检验与病理中心需向消防主管部门提出消防设计审核及竣工验收(fire design audit and completion acceptance)申请,以使地方主管部门对区域临床检验与病理中心开展建设活动前后,对该项目建筑内部装修的消防设计效果与竣工现状进行审核。

通过消防设计审核为区域临床检验与病理中心开工建设的前提条件之一。

一、消防设计审核与竣工验收事项

(一)办理条件与指南

区域临床检验与病理中心新建、改建、扩建的建设项目装修工程,首先参考《中华人民共和国消防法》《建设工程消防监督管理规定》的要求,向消防主管部门提出消防设计审核及竣工验收申请。其办理指南见表4-3。

表 4-3 区域临床检验与病理中心消防设计审核及竣工验收申请办理指南

步骤	事件	审批部门	周期（工作日）
1	筛选的第三方消防服务公司	企业内部	10
2	申报项目消防设计备案	公安消防大队	20
3	装修消防施工	第三方消防监测公司	30
4	通过辖区公安消防大队现场验收	公安消防大队	20

（二）调研事项

1. 设置单位或设置人进行消防设计及施工服务费用调研（必要）。

2. 设置单位或设置人进行消防设计审核及竣工验收申报需求调研。

3. 设置单位或设置人进行区域临床检验与病理中心项目平面布局及装修施工图纸绘制。

（三）办理材料

根据《建设工程消防监督管理规定》中的第三章第十三条规定"对具有下列情形之一的人员密集场所,建设单位应当向公安机关消防机构申请消防设计审核,并在建设工程竣工后向出具消防设计审核意见的公安机关消防机构申请消防验收"："（五）建筑总面积大于一千平方米的托儿所、幼儿园的儿童用房,儿童游乐厅等室内儿童活动场所,养老院、福利院,医院、疗养院的病房楼,中小学校的教学楼、图书馆、食堂,学校的集体宿舍,劳动密集型企业的员工集体宿舍"。所需提供审批材料如下：

1. 区域临床检验与病理中心消防设计审核

（1）区域临床检验与病理中心《建设工程消防设计审核申报表》（区域临床检验与病理中心加盖公章及法定代表人签字）。

（2）区域临床检验与病理中心商事主体资格证明复印件（《营业执照》或《名称预先核准通知书》,区域临床检验与病理中心加盖公章）。

（3）《指定代表或者共同委托代理人授权委托书》及指定代表或委托代理人的身份证件复印件及法人身份证明书（区域临床检验与病理中心加盖公章）。

（4）区域临床检验与病理中心装修工程所在建筑物的《建设工程消防验收意见书》复印件（区域临床检验与病理中心加盖公章）。

（5）区域临床检验与病理中心装修设计单位资质证明文件和装修设计单位法人身份证一份、装修设计单位装修设计人员资质证书复印件和身份证复印件（装修设计单位加盖公章）。

（6）区域临床检验与病理中心装修工程设计文件封面（包括项目名称、设计单位、日期）、扉页（包括设计单位法定代表人、技术总负责人、项目总负责人和各专业负责人的姓名,并经上述人员签署或授权盖章）、设计文件目录、设计说明书。

（7）区域临床检验与病理中心装修工程所在建筑物的原始总平面图和建筑平面图（设计院出的蓝图）。

（8）区域临床检验与病理中心全套装修图纸（必须是有资质的装修公司出具的蓝图。应体现工程各部位顶棚、墙面、地面、隔断的装修材料以及固定家具、装饰织物、其他装饰材料的选用情况;另需疏散平面图、灭火器布置平面图）。

（9）区域临床检验与病理中心房屋使用证明复印件（区域临床检验与病理中心加盖公章）。

（10）所在建筑物属增加或改变消防设施和建筑主体没有经过消防验收的室内装修还需提供消防设计图纸和消防设计资质证明书。

2. 区域临床检验与病理中心消防竣工验收

（1）区域临床检验与病理中心《建设工程消防验收申报表》（一式一份）。

（2）区域临床检验与病理中心工程竣工验收报告（装修施工单位出具）。

(3)《指定代表或者共同委托代理人授权委托书》及指定代表或委托代理人的身份证件复印件及法人身份证明书(区域临床检验与病理中心加盖公章)。

(4)区域临床检验与病理中心《室内装修工程消防设计审核意见书》复印件(核原件)。

(5)区域临床检验与病理中心室内装修装饰材料符合国家标准或者行业标准的证明文件、出厂合格证。

(6)区域临床检验与病理中心室内装修装饰材料送检报告。

(7)装修施工单位的营业执照、资质证明书和法人身份证,装修施工人员资质证书和身份证复印件(装修施工单位加盖公章)。

(8)区域临床检验与病理中心装修平面竣工图。

(9)区域临床检验与病理中心室内装修属增加或改变消防设施的,还需提供以下消防产品验收资料:①试压资料,隐蔽工程自验记录,火灾自动报警系统调试报告,防排烟系统调试报告;②消防施工单位营业执照和资质证书复印件(消防施工单位加盖公章);③经备案的消防产品选用登记表;④区域临床检验与病理中心装修工程使用的所有消防产品的供货证明;⑤区域临床检验与病理中心装修工程使用的所有消防产品检测报告、型式认可证书或者强制性认证证书复印件,并于骑缝处及封面处加盖建设单位和供货单位公章;⑥区域临床检验与病理中心消防平面、系统竣工图。

二、办理成果

形成区域临床检验与病理中心委托消防系统绘制及施工的合同,以及获取《消防设计审核意见书》和《消防验收意见书》。

第四节 医疗机构设置许可及执业登记

区域临床检验与病理中心属于医疗机构的分类中的"医学检验实验室",由设区的市级及以上卫生行政部门设置审批。

通过医疗机构设置(establishment of medical institutions)许可是区域临床检验与病理中心开工建设的前提条件之一。

一、医疗机构设置许可及执业登记事项

(一)办理条件与指南

区域临床检验与病理中心符合辖区医疗机构设置规划和医疗机构基本标准,参考《医疗机构管理条例》和《医疗机构管理条例实施细则》的条件,向设区的市级及以上卫生行政部门设置审批。其办理指南见表4-4。

表4-4 区域临床检验与病理中心向设区的市级及以上卫生行政部门设置审批办理指南

步骤	事件	审批部门	周期(工作日)
1	申报医疗机构设置许可	卫生健康委员会	30
2	完成项目基建装修、人员招聘、仪器设备采购	企业内部	90
3	申报以来机构执业验收	卫生健康委员会	30

(二)调研事项

1. 设置单位或设置人进行医疗机构设置许可及医疗机构执业登记申报需求调研。

2. 设置单位或设置人进行项目平面布局及装修施工图纸绘制。

(三) 办理材料

根据《国家卫生计生委关于印发医学检验实验室基本标准和管理规范(试行)的通知》中规定："二、医学检验实验室属于单独设置的医疗机构,为独立法人单位,独立承担相应法律责任,由设区的市级及以上卫生计生行政部门设置审批。"所需提供材料如下。

1. 区域临床检验与病理中心医疗机构设置许可

(1)设置单位或设置人《设置医疗机构申请书》(设置单位加盖公章或设置人签字)。

(2)设置单位或设置人设置区域临床检验与病理中心可行性报告(设置单位加盖公章或设置人签字)。

(3)设置单位或设置人的基本证明材料(设置单位加盖公章或设置人签字)。

(4)区域临床检验与病理中心选址报告(设置单位加盖公章或设置人签字)。

(5)区域临床检验与病理中心房屋使用相关证明(设置单位加盖公章或设置人签字)。

(6)区域临床检验与病理中心平面布局图(设置单位加盖公章或设置人签字)。

(7)《指定代表或者共同委托代理人授权委托书》及指定代表或委托代理人的身份证件复印件及法人身份证明书(设置单位加盖公章或设置人签字)。

2. 区域临床检验与病理中心医疗机构执业登记

(1)区域临床检验与病理中心《设置医疗机构批准书》(原件)。

(2)《医疗机构申请执业登记注册书》(设置单位加盖公章或设置人签字)。

(3)区域临床检验与病理中心法定代表人任职证明(设置单位加盖公章或设置人签字)。

(4)区域临床检验与病理中心用房产权证明或者使用证明(设置单位加盖公章或设置人签字)。

(5)区域临床检验与病理中心平面布局图(设置单位加盖公章或设置人签字)。

(6)区域临床检验与病理中心《消防验收竣工验收意见书》(设置单位加盖公章或设置人签字)。

(7)区域临床检验与病理中心《环境影响审查批复》(设置单位加盖公章或设置人签字)。

(8)区域临床检验与病理中心管理制度(区域临床检验与病理中心加盖公章)。

(9)区域临床检验与病理中心医疗废物处理合同复印件(设置单位加盖公章或设置人签字)。

(10)区域临床检验与病理中心法人、责任人和卫生技术人员名单、资格证书、执业证书、身份证复印件(核原件并加盖设置单位公章或设置人签字)。

(11)《指定代表或者共同委托代理人授权委托书》及指定代表或委托代理人的身份证件复印件及法人身份证明书(设置单位加盖公章或设置人签字)。

二、办理成果

区域临床检验与病理中心获得《医疗机构设置许可批准书》和《医疗机构执业许可证》(正副本)。

区域临床检验与病理中心应合法、合规开展建设。筹备过程的影响因素涉及组织文化、风格、机构、项目管理成熟度、项目管理系统等,故应保持与相关方面的高度合作,以保证区域临床检验与病理中心能够高效建成。

(朱进华　张朝霞)

第五章

实验室建设管理

区域临床检验与病理中心尽管发展历史较短,但得益于国家的政策鼓励,在不断深化的医改形势下和分级医疗制度的推进下,发展迅猛。根据对政策的理解并结合自身的优势,国内的区域临床检验与病理中心实验室呈现出多种组织形式和运行模式,与早些年发展的、不依附于任何医疗机构而独立存在的独立实验室相比,其组织形式和服务模式也发生了相应的变化,可以看作是独立实验室在国内医疗环境和政策下的发展。其主要为区域内的所有医疗机构提供服务,根据组织形式的不同,医疗机构可全部或选择性地选择是否采购相关服务,其目的是整合区域内的优势资源,发展优势项目,提供规范化和一致化的实验室服务,以达到资源利用最大化、服务最优化的目的。因此,区域中心要根据自身的定位设置组织架构,根据服务规模和对象设置实验室专业,提供实验室运行所需要的工作场所和设施,并配置开展工作所需要的仪器设备和工作人员。

第一节 实验室基本设置

实验室作为提供医学检验服务的机构,其设立和设置需要符合《医学检验实验室基本标准(试行)》和《独立医学检验实验室管理规范(试行)》的要求,得到卫生行政部门的许可,并在执业过程中遵守《医疗机构临床实验室管理办法》等有关法律、法规的要求。作为现有医疗机构检验资源的补充,区域临床检验与病理中心的发展得到了政府部门的大力支持,鼓励医学检验实验室和其他医疗机构建立协作关系,在保证生物安全和检验质量的前提下,由医学检验实验室为基层医疗卫生机构等提供检查检验服务。因此,医学检验实验室形成连锁化、集团化、规范化、标准化将是未来的发展模式。

一、实验室组织管理架构设置

作为一个提供医学检验或病理诊断服务实验室,需要构建具有高效运行效率的组织和管理结构。由于区域临床检验和病理中心在国内的发展历史较短,实验室的发展模式和运行机制尚未成熟,仍具有较大的可塑性和发展空间,这就要求区域临床检验和病理中心建立与实验室功能定位相匹配的组织管理架构,并在实际运行中根据发展需要作出调整。

当前,国内常见的区域临床检验与病理中心实验室根据组织形式,大体可分为政府主导型、医共体主导型、医疗集团型及独立实验室主导型,应根据服务对象以及发展目标、组织内外职能和结构关系、管理岗位和管理责任的落实,同时结合母体组织的目标和实际的内外部环境等几方面进行组织管理架构的构建。

首先需要明确自身的定位,明确服务的对象和范围。在国家新医改及分级诊疗相关政策指导下,区域临床检验与病理中心更多地倾向于为基层提供常规的实验室服务,致力于发展和提供常见病、多发病和慢性病的高质量临床检验和病理诊断服务,提高服务效率。

在组织结构设计时,应综合考虑目标客户群体及其需求,以资源的集中配置和规模优势提高服务能力和服务质量,提高客户满意度,以规模效应降低运营成本,减少政府投入,达到多方共赢、不断发展的有利局面。组织结构设计时可以根据工作流程、工作职能或客户群体等不同要素进行切分,但无论如何组织,都要明确设计原则,就是在保证质量的前提下更高效地开展工作。同时要对各个组成部分的工作职能和责任进行界定,协调好各项活动的配合和衔接关系。随着法律法规的日益完善,还要在法律责任、伦理行为、管理体系、沟通机制、风险控制等方面满足实验室管理责任的配置要求,在法律法规界定的范畴内开展业务,并兼顾满足各类行业规范和标准的要求。

二、实验室专业设置

实验室根据自身具备的资源和能力,在结合市场需求的基础上,规划所需要开设的专业范围和检验项目,并确定实验室规模。

根据规定,实验室的专业设置包括临床血液与体液检验专业、临床化学检验专业、临床免疫检验专业、临床微生物检验专业、临床细胞分子遗传学专业和临床病理专业等。提供病理相关医疗服务的,参照病理诊断中心基本标准。在上述专业的基础上,还需要设置有病案信息、试剂、质量和安全管理等专门的部门或专职人员,以及辅助检查部门和消毒供应室(可以设置也可以委托其他医疗机构承担相应的服务)。

在考虑专业设置时,应同时对服务区域的医疗服务需求进行调查,并合理评估医疗需求的增长和变化。对于连锁化的区域临床检验与病理中心,在满足医疗机构需求保证质量的前提下,要充分利用连锁实验室的互补优势,合理优化实验室专业布局和资源配置,降低实验室运营成本。同时也要考虑专业技术人员数量和后续发展的需求。

三、实验室布局和环境管理

实验室整体上要以二级生物安全实验室的标准进行规划布局和建造,并符合 GB 19489—2008《实验室生物安全通用要求》和 WS/T 442—2014《临床实验室生物安全指南》的规定。总体布局要根据中心的规模大小和实验任务而定,要能提供和实验室服务能力相配套的建筑面积、环境控制、流程设计,保证检验质量,并有利于进行实验室的安全管理。实验室的功能分区通常按照生物安全管理的要求分为几个部分:清洁区、缓冲区、半污染区和污染区,不同区域之间可合理使用门禁系统进行人流控制,避免非授权人员的访问并限制无关人员进入实验室。不同区域的用房面积的分配要综合考虑法律法规的要求、满足日常工作的需要和使用的便利性,并有明显的区域标识。实验室主入口处应有生物安全实验室标识并有相关信息供识别。

清洁区属于无致病因子污染风险的区域,一般包含管理人员办公室、资料档案室、会议室、休息室等,用于实验室日常管理和支持工作用房。缓冲区是具有相应洁净度的区域,为进出实验室的工作人员提供更衣和洗手的场所,并提供必要的洗手设施、防护用品和物品储存空间。缓冲区的面积要根据实验室人员数量和使用功能来确定,避免过于狭小而拥挤。半污染区一般指有被致病因子轻度污染风险的区域,也称为过渡区,如实验室内的走廊过道等。污染区一般指工作区、样本存放区、洗涤消毒区等,工作区根据所开展的专业要求进行设置,一般同一专业组的工作区域相对集中有利于日常管理和开展工作。不同的专业组之间的安排,整体上要考虑日常工作中人员动线、标本动线的效率和工作流程衔接,同时还要规划医疗废弃物的动线,尽可能避免不同动线之间的交叉。

由于自动化设备的发展,原有的一些不同专业、不同性质的检验项目可能安排在同一条流水线上进行,专业的概念在实验室的分区上被打破,可根据实际情况将不同检测功能的设备组合在一起构成自动化实验室。

实验室工作环境要符合 GB 50346—2011《生物安全实验室建筑技术规范》要求,根据工作的性质,除了满足采光、通风、色彩、空间、清洁等一般要求外,还应注意防污染、防干扰、防温湿度变化带来的影响。在实验室设计阶段,应该考虑各专业组工作区域及仪器设备的整体布局。一般实验室前部为标本处理区和临检实验区,中部为自动化设备检测区,两侧为特殊实验区,后部为微生物实验区和洗消处理区,试剂耗材区可靠近使用量较大的实验区域附近。实验区开放式和分隔式相结合,灵活布局,通过物理隔离和气流组织的形式,控制污染。实验室要制订环境监测和管理制度,要对环境监测结果进行记录和保存。对于环境指标的偏离要进行及时干预,并对偏离可能导致的结果偏差进行评估,以发现和防止对结果质量的影响。实验室应每年对实验场所的环境情况进行评估,并将该报告纳入管理评审。如发现普遍性或系统性的影响因素应采取必要的措施予以纠正。对用于环境监测的设备应进行定期校准或检定。

在布局仪器设备时要充分考虑到不间断电源集中供电线路及插座位置的安排,同时兼顾到普通用电设备的摆放位置和插座的设置,对于仪器设备工作需要用到的信息系统网络端口位置和数量、废液集污口的位置和数量以及耗水量较大设备的纯水管道的设计,都要给予足够的重视,提前做好规划方案。

实验室的环境应适合所从事的工作的要求。应考虑影响检验结果质量的各种因素,在采光、灰尘、通风、温湿度、噪声、供电、供水、供能以及废弃物的处置等方面做好规划和控制,以排除环境对检测活动的干扰和影响。

四、实验室设施管理

区域临床检验与病理诊断中心的基本设施主要包括水、电、通风系统和工作台面等。

实验室用水量和水质要满足工作要求,一般分为日常用水和实验用纯水。日常用水应符合城市自来水标准,供一般工作和洗手使用,洗手装置应设在实验室出口处,并使用非手动水龙头。实验室的排水系统要接入医疗机构的污水处理系统或进行单独处理,禁止未经处理直接排入市政污水管网。

实验用纯水一般使用纯水机集中制水并通过管道供应整个实验室各专业组使用。由于试剂的配制和仪器检测、冲洗都要使用,因此纯水的质量直接影响到检验结果的质量。实验用纯水应符合我国GB/T 6682—2008《分析实验室用水规格和试验方法》中对实验室用水的要求,对于用于临床实验室的试剂级纯水,应符合WS/T 574—2018《临床实验室试剂用纯化水》标准。实验室要根据用途制订本实验室对水质的具体要求,严格选用纯水等级和制备方法,安排专人负责纯水的管理。应每天对水质进行检测并记录,检测水质的设备要定期进行校准。

实验室应有稳定可靠的电源满足仪器设备和环境用电的需求。从用电类型来分,可以分为动力电、照明电和弱电。实验室仪器设备较多,从使用安全和保障工作的角度,在建设和安装过程中要对供电方式、功率配置、布线、接地、用电安全等进行总体设计,保证整个供电系统运转良好。应考虑长时间停电对实验室工作可能造成的影响,必要时可考虑自配发电设备或采用双线路供电。

为了防止供电电压不稳、意外停电对仪器设备可能造成的损害和对实验室工作的影响,对于重要的检测设备都应该配置UPS,以起到不间断供电和稳压的作用。选购UPS时,要根据设备的功率和对电源的要求选择合适的类型,UPS的功率应大于负载的实际功率,一般以负载实际功率在1.5倍的UPS标称功率为宜。从UPS的可维护性和成本考虑,可在实验室内采用集中UPS供电方式,在供电线路规划时要考虑所接入设备的类型、功率和必要性,对于离心机、冰箱等带压缩机之类的设备,由于它们的电机启动时所需要的电流往往是工作电流的许多倍,启动瞬间功率会导致UPS功率超载,因此该类设备不宜接入UPS。

在同一实验室内根据用电设备的性质,会分别使用普通的供电插座和UPS供电插座进行供电。要在实验室设计时就规划好用电设备的位置和数量,合理布局,并有明显区分或标志。大功率设备应单独设置线路,精密仪器与大功率用电设备不能共接同一条线路。

实验室弱电系统是智能化系统和实验室信息管理系统的重要组成部分,应具有良好的可靠性,在设计和安装时要合理布线,特别注意做好防干扰措施。要合理预估弱电插座和接口,防止后期出现插座不足而影响工作。

实验室通风系统按照方式分为局部排风和全室通风两种。局部排风针对性强,效果明显,是维持实验室安全和改善实验室条件的主要方式。对于有些不能使用局部排风或无法满足要求的实验室,可考虑使用全室通风方式。应灵活选用通风柜、换气扇并结合空调新风系统,维持实验室空气质量和温度在合适的范围。

在设置空调新风系统时,要注意避免多个净化实验室共用一个通风管路,防止交叉污染,对空气流向有要求的实验室,要注意各区域之间的压差要符合要求,保证气流是从清洁区流向污染区,并在易于观察位置设置压差表。实验室空调系统参数的设置应参照《生物安全实验室建筑技术规范》相关要求,在设计时综合考虑外排生物安全柜的抽气量、仪器设备的产热量等影响因素。

实验室应根据空间结构和用途选择不同样式的工作台,工作台应具有安全性和舒适性,并具有良好的使用功能,降低工作人员的劳动强度。工作台台面一般应具有防腐蚀能力,并具有合理的设计结构和规格,便于重新布置和组装并具有较好的易用性。

第二节　实验室设备配置管理

仪器设备是医学实验室开展正常检测工作的重要资源和必要保障。如何进行仪器设备配置的选择、采购与使用管理,是质量管理体系的重要组成部分。设备包括中心运行相关的建筑设备、仪器设备、交通设备等有形固定资产。

一、仪器设备的选配原则

临床实验室的仪器设备品牌繁多、档次多样,因此,配置前应进行充分地调研和论证,使之既满足实际需要又符合质量要求。

(一) 适用可行

根据所开展检验检测项目的需要、工作量以及投资规模选择合适的仪器品牌,在档次上针对不同品牌特点结合专业要求,可以考虑进口与国产合理配置。必要时对大型主要仪器设备进行论证并提供相关可行性报告。论证时须从实际需求和现有的技术水平出发,适当考虑未来 3~5 年的发展和工作量的增加,不应选用远高于实际需求的设备,以免造成资源的浪费。要从仪器本身性能和质量、场地安装条件及相应的操作技术人员、检验项目、预估检测量及成本收回周期等方面进行可行性论证。

(二) 合法可靠

根据国家相关法规要求,医疗仪器必须具备"三证"即国家或省、市、自治区国家药品监督管理局颁发的医疗器械注册证、医疗器械生产许可证、生产厂家的营业执照。对于国外进口的仪器须具备国家药品监督管理局颁发的医疗器械注册证、仪器生产厂家对国内经销商的授权书、经销商的营业执照、经销商的医疗器械经营许可证、海关报关单等。

(三) 综合比较

根据确定的仪器用途和质量要求,要通过不同渠道详细地了解市场上同类设备的方法学、技术性能、市场反应和用户评价,有条件的可对现有用户实际的使用情况进行考察或亲自操作。要制订规范化标准和流程综合评价质量与优缺点,结合售后和维修服务,将符合要求的高性价比仪器设备作为选择对象。

(四) 售后和维修服务

仪器设备在安装调试合格投入使用后,在日常工作中还需要得到试剂耗材供应、人员培训、技术支持、定期的维护保养、定期的设备校准等售后和维修服务,因此要把厂家的维修和售后服务能力作为重要的衡量指标予以考虑。在招标或议标选择仪器时,应要求厂家和 / 或销售供应商作出书面的售后和维修服务承诺,并提供试剂耗材、易损零配件及维修服务的清单及报价。实验室和各专业组要分别建立售后服务的标准及要求。

(五) 适度前瞻

引进仪器时需有一定的中远期规划,根据业务发展的趋势,在满足现实工作量需求的情况下适当考虑未来 3~5 年后工作发展需要。前瞻性评价应将实验室的短期和中长期发展规划有机结合。

二、仪器设备配置

仪器设备要根据设置的专业组及开展的检验项目以及测试成本综合考虑进行配置。一般来说，常规设备要配置齐全并保持在正常工作状态，对于较大型的仪器设备的购置应结合实验室整体的发展战略和业务拓展方向，并纳入预算和采购计划。同时，要考虑项目建设进度与业务拓展情况，可以分阶段分批次进行采购。此外也要关注现有设备的更新和补充。

（一）常规仪器设备种类

包括满足各专业检验所需的基本仪器如血液分析仪、尿液分析仪、尿沉渣分析仪、生化分析仪、免疫发光分析仪、酶标仪、洗板机、血气分析仪、血培养仪、细菌鉴定及药敏分析仪、血沉仪、凝血分析仪、血流变分析仪等。

（二）特殊仪器设备

如开展流式细胞分析的流式细胞分析仪，开展分子生物学检测的核酸提取仪、纯化仪、实时荧光定量 PCR 仪、基因测序仪以及质谱分析仪等。

（三）辅助设备

基础的实验室常用的辅助设备有显微镜、离心机、恒温箱、水浴箱、冰箱（冷藏、冷冻）、移液器、高压灭菌器等。

（四）病理仪器设备

病理仪器设备包括脱水机、包埋机、切片机、染色机、烘片机、封片机、液基薄层细胞自动制片机、显微镜等，另外也包括开展特殊染色和检测用的全自动免疫组化仪、荧光显微镜等设备。

三、仪器设备管理

仪器设备管理工作是通过计划、决策、组织、控制、评价等过程实现。实验室要制订仪器设备管理制度，建立涵盖所有仪器设备的管理清单并统一管理。在项目前期规划阶段根据实际需要配置设备清单，后期随着项目的推进和日常使用，还涵盖仪器采购、仪器设备档案建立和管理、安装调试、培训使用、维护保养、检定与校准、仪器间比对等环节的管理。

（一）引进前评估

为了充分发挥设备的综合效益，实验室在引进设备前应进行综合评估。实验室要制订仪器设备引进或评估程序，使仪器性能评价和选购工作进一步规范化。目前国内还未发布实验室仪器设备性能评价的标准文件，实际工作中可参考美国临床和实验室标准协会（clinical and laboratory standards institute，CLSI）制定的标准和指南性文件，通过对精密度、准确度、稳定性、携带污染率、线性范围、参考区间等内容进行全部或部分测试，作出综合评价。

引进设备时，需要考虑实验室现有空间及配套设施的情况，对于部分专用仪器或技术复杂的仪器设备，还需要考虑现有工作人员是否具备使用能力，必要时要预先选择合适的人员提前外出进行培训或进修，避免因不熟悉仪器而出现停机或不能正常使用而影响工作效率。

在引进仪器设备前要根据实验室日常工作安排和发展的需要，确定安装和投入使用的日程，做到有序衔接。

（二）仪器采购和档案

对于具有独立法人资格的区域临床检验与病理中心实验室，仪器设备的采购一般由公司采购部门与厂家或供应商采用竞争性商谈的方式完成，也可以按照公开、公平、公正、诚实守信的原则，由相应采购部门采用公开招标、邀请招标或议标等方式组织采购。

每一台仪器都经历从申购、采购、安装、使用、维护到报废的过程，使用部门须建立相应的仪器设备档案资料。仪器设备的档案信息应包括仪器的一般信息、购置资料、技术资料、说明书和使用资料等,将仪器设备全生命周期内各阶段的各类档案记录资料随设备变化跟踪收集,并统一集中保存在专门的场所,由专人保管。通常操作手册、故障排除手册、参数手册以及各种定期上交的维护维修记录等由实验室统一保管,而操作卡、设备标准作业程序(standard operating procedure,SOP)文件、日常的维护和维修记录单等资料由各专业组随仪器保管,以备在工作中查阅和调用。

(三) 仪器安装调试

仪器在进入采购环节后,要有专人对仪器设备的收发货进度进行跟踪。同时也要对仪器设备的安装环境如场地空间布置、环境温度控制、用电、供水排废、信息网络等配套设施进行准备,对于部分具有特殊要求的设备应提前进行安装环境的改造和验收。对于仪器调试过程中需要用到的试剂耗材,在安装前要提前准备并在设备安装前到位。

安装调试一般由厂家工程师负责,在这个过程中要有专人配合,同时收集随机的配件和说明书等文档资料。安装调试完成后由实验室组织人员进行仪器设备性能验证,填写设备安装和验收报告并存档。

临床病理实验室使用的与标本处理和制备相关的设备,在使用过程中会产生废气和废液等污染物,要按照特定的要求安装在指定位置或通风柜中,废液回收或排放要严格遵循相关规定。各种显微镜等形态学观察设备,要安装在稳定的台面和防潮的环境中。

(四) 仪器培训与使用

仪器培训一般包括应用培训、维护及简单维修培训,由生产厂家或经销商的应用工程师在设备安装调试完成后负责实施,培训对象主要为使用该仪器的实验室技术人员。培训的内容包括仪器的工作原理、日常操作程序、质控或校准的实施、检验结果分析及临床应用,以及图像采集和数据分析软件的使用等。同时也涉及日常的维护保养以及常见故障的排除。病理实验室标本取材、制备、染色、阅片或结果判读有关的设备,培训对象为相对应的取材医生、技术员、阅片医生以及具有相关资质的报告签发人员等。

较精密复杂仪器设备的使用应设定权限限制,对不同人员要进行不同的权限设置。一般工作人员给予日常使用和操作权限,特定的技术人员具有校正或参数设置的权限。使用人员应经过严格培训,考核合格由实验室授权后方可进行操作,要将培训考核结果纳入技术人员的档案并作为上岗授权的重要依据。

对于新引进的仪器设备,要根据设备的使用说明书结合实际使用情况,建立仪器和项目的标准操作规程(SOP),要指定专人负责并落实管理责任,保证设备处于正常工作状态。专业组要建立考核和评估机制,保证技术人员能熟练地掌握设备性能,严格遵守操作程序。对于实习进修人员要在带教老师的指导下操作,避免因不熟练而导致损坏或故障。

(五) 仪器维护维修

仪器设备的维护保养与仪器使用状态及寿命密切相关,实验室应根据厂家操作使用说明书的要求和仪器的特点,制订有针对性的设备维护保养计划并落实在日常工作中。一般有专人或岗位操作人员负责,责任到人。日常的维护保养计划要按厂家操作使用要求进行,一般分为日保养、周保养、月保养以及其他周期性保养(季、年度和必要时)。一般日常维护保养属于预防性维护,由实验室技术人员按要求完成。对于周期性保养,主要由厂家或销售商的技术工程师完成。每次维护都要有详细的记录,记录的内容包括执行日期、保养内容、保养方法、执行人、效果等。实验室管理者和设备管理员要组织定期对仪器设备的使用维护情况和技术性能状况进行核查。

仪器设备维修可分为预防性维修、改善性维修、事后维修和强制性维修,应注意维修工作不能随意进行。对于一般的或常见的故障,可由实验室熟练的技术人员在工程师的指导下进行故障排除。对于更换重要组件或影响检测质量的部件的维修,要确认故障设备已经修复并进行验证,表明其满足规定的可接受标准后方可投入使用,同时做好维修和验证记录。

（六）仪器设备的检定

检定是指查明和确认计量器具是否符合法定要求的程序，包括检查、加标记和／或出具检定证书。根据 ISO 15189 : 2012 规定，对天平、分光光度计以及其他有关仪器应按照国家计量法的规定，定期接受计量检定机构的校验，并保留检定证书。检定工作属于《中华人民共和国计量法》计量管理范畴的执法行为，由计量机构负责强制实施，按照审批公布的检定规程进行，检定结论具有法律效力。检定标识应粘贴在被检定仪器或器具上，并做到清晰可辨。属检定范畴的计量器具必须按规定定期实施检定。

（七）仪器的校准

校准是保证检测结果准确性的必要步骤，一般可分为定期校准和必要时校准。对于每一次校准，都要按照要求做好记录并形成校准报告，包括日期、校准项目、校准方法、校准品相关信息、校准效果和结论、校准人员等内容。

校准作为一种技术操作，是在规定条件下使用固定的检测系统对已知值的参考物进行测定，将所获得的测量结果根据相应的判断标准与参考物的定值进行比较，从而确定检测系统的测定结果是否符合规定要求。一般来说，进行校准的机构或人员应经有效的培训，并取得相应的资质才能进行校准活动和出具校准证书或报告。实验室的许多仪器设备属于专用设备，但往往缺乏具有校准能力的机构，因此许多设备的校准由厂家或厂家授权实施并出具校准报告。需要注意的是，对于厂家出具的校准报告，要对校准程序、过程以及报告的形式和内容进行审核，以确保校准报告质量的真实可靠。对于具备条件的实验室也可制订 SOP 自行校准并形成校准报告。

校准的目的是对照计量标准，评定测量装置的示值误差，并确定是否在预期的允差范围之内；得出标称值偏差的报告值，可调整测量器具或对示值加以修正；确保测量器给出的量值准确，实现溯源性。校准是临床实验室为了保证检验质量所进行的自愿行为，因此校准报告或证书属于技术文件，不具有强制性和法律效力。校准的依据是校准规范或校准方法，可作统一规定也可自行制订。校准的结果记录在校准证书或校准报告中，也可用校准因数或校准曲线等形式表示校准结果。

仪器的校准分为定期校准和必要时校准。定期校准是根据仪器性能特点和要求制订校准周期，周期一到，不论仪器工作状态如何都应重新校准；必要时校准是指仪器重大维修或其他如仪器大的搬动等影响仪器检测性能的情况下，有必要对仪器进行校准。要根据厂家的要求和实验室的具体工作情况，制订设备校准计划并明确校准时间、校准执行人、校准品、校准方法以及验证标准等。

（八）仪器间结果比对

当实验室有多台仪器检测相同项目时，应定期进行仪器间测定结果的比对试验，以保证检测结果的一致性。比对方案 SOP 文件的制订可参考 CLSI EP9-A2 或 CLSI EP15-A2，比对周期可视实验室具体工作情况或要求而定，一般情况下常规项目每年比对 2 次。如出现下列情形必须进行比对：同一样本结果有较大差异、室内质控失控且难以纠正、其中一台仪器经修理或更换主要配件、更换试剂品牌等。在比对前要认真制订比对方案，严格遵守比对方案完成测试，分析测试数据得出比对结果并最终生成比对报告。如果发现比对结果不符合要求，应寻找原因并采取纠正措施，对于纠正措施的有效性要进行验证。

（九）仪器设备的信息化管理

要充分利用计算机信息系统建立仪器设备的信息化管理系统，可以按照国家药品监督管理局发布的医疗器械分类目录，对实验室使用的所有仪器设备进行分类，建立框架结构，并根据产品预期用途和专业技术及功能特点进行层级排序及子目录（一级目录、二级目录、三级目录……）。通过建立医疗设备固定资产信息化管理系统，设备管理部门能做到对实验室仪器设备及固定资产总台帐的动态管理。根据设备采购申请单，可及时做好新采购设备的电脑入账及出帐，并对在用设备进行全流程的信息化管理（包括预防性维护）。同时也可以根据医疗耗材注册证代码所属分类、用途等建立医疗器械字典，对注册证等相关证件、委托书、合同等相关资料进行管理，通过信息系统监控各种材料的有效期,提早做好各种证书、资料的更新维护工作。

(十) 设备报废管理

仪器设备的报废需要符合一定的条件,应该由实验室提出申请,并经过设备管理部门评估后方可报废。对于运转正常的设备,只是性能落后或工作效率不能满足工作需要,可考虑降级使用或作为备用设备。报废的设备应在履行报废手续后移出实验室。

第三节　实验室试剂耗材管理

临床实验室使用的试剂耗材以商品化产品为主,由于市场上品牌和种类繁多、日常使用频繁、保存条件要求高,同时可能存在对人体有危害的物质,并直接关系到实验室检验质量和成本管控等原因,因此要建立试剂耗材管理制度和程序,严格规范试剂耗材的使用和管理。

一、试剂耗材品牌选择

试剂耗材的引进应由实验室专业组根据用途提出采购需求和要求,经实验室主任批准后提交给采购部门。

试剂耗材选择应在综合分析实验室开展项目、标本数量、仪器配置、报告要求、成本核算等多种因素的基础上进行,并遵循合法性原则。要在市场调研的基础上列出所能提供某一试剂耗材有关厂商及品牌规格,横向比较不同供应商的同类产品,在对供应商的资质、产品性能、价格等信息评价的基础上,根据性能验证试验结果确定最终选择。一般选购原则包括有效证件齐全、产品质量好、性价比高、与相应仪器匹配等。

二、试剂耗材日常管理

应建立专门的仓库用来储存和保管试剂耗材,并保证保存条件的可控性,同时应有专人负责仓库的管理。由于实验室内使用的试剂耗材具有很强的专业性,部分试剂耗材具有毒性和危险性,因此对仓库管理员要进行专业培训,了解不同试剂耗材的用途和保存要求,以及可能对人体和环境造成的危害,保证质量和安全,避免出现事故和不良事件。

要建立信息化管理系统对采购、验收、保管与发放及日常使用进行管理,充分利用信息化手段准确掌握各类试剂耗材的品种规格、使用情况、存放位置和有效期等信息,可实现对购买、验收、使用、存储等全方位、全过程的管理和动态监控。定期评估试剂耗材的质量和使用成本,提升管理效率,降低发生安全事故的风险。

(一) 试剂耗材的仓库管理

实验室使用的试剂耗材品目繁多,消耗量大小不一,同时对仓储条件又存在不同的要求,因此需要确定合理的库存量,准确及时的完成入库和领用流程,保证日常工作正常进行。应加强库房的日常现场管理,做到产品名称标识清楚,摆放有序,近效期物品有明确标识,数量易于清点。要提供能满足物品存放的空间和特定储存温度、容积的冷藏冷冻箱,并做好库房环境温湿度和冷藏冷冻箱温度的监控,冷藏冷冻箱要建立停电时的应急措施。

(二) 试剂耗材的申购管理

由于实验室各专业组都有自己专用的试剂耗材,在没有具备日消耗量实时统计的情况下,考虑到应对突发体检等工作量变化时的效率,试剂耗材的日常申购一般由专业组负责。各专业组综合库存量、有效期、日消耗量等情况,制定本专业组的试剂耗材管理计划表,根据实验室的统一要求,定期上报本专业组的采购计划,各专业组汇总后根据审批流程经实验室主任批准,统一由采购部门采购。对于部分各专业组都能用到的试剂或耗材,实验室应专门指定专业组负责管理,避免出现管理缺位影响工作的情况发生。

（三）试剂耗材的出入库管理

应有效利用计算机信息系统加强试剂耗材的出入库及库存管理，在保证日常工作的前提下降低库存量，同时也可以有效降低库存成本和仓储面积。库存管理系统中要对试剂耗材名称、种类、规格、库存量、有效期、入库量、入库时间、出库量和时间、生产厂家、保存方式、保存位置等建立记录。

对于购买到货的试剂耗材，要当场检查运输条件是否符合要求，确认数量和包装情况，并有保管人员签收，分别按照要求的保存方式保存并做好入库登记。对于新批号的试剂耗材要提醒专业组及时做好质量、性能的比对工作。

各专业实验室应定期向仓库申请领用试剂耗材，由保管人员核定后发出，并做好登记。试剂耗材的出入库要遵循先入先出、近效期和同批号优先出库的原则，杜绝过效期情况的发生，避免同一批号间隔出库导致多次定标情况的出现。

（四）试剂耗材的评价

应按月对库存数量进行盘点，形成试剂耗材库存管理报表提交实验室管理层，并对当月的运行特别是过期试剂、质量问题等异常情况进行汇报。也可以结合工作量协助做好成本分析，提出改进意见。每年度根据管理要求对当年的仓库运行情况进行汇总和分析，不断提高管理能力，降低实验室运行成本。

对新购置使用的试剂耗材，应在使用一定时间后或定期进行使用效果的评价。评价内容除包括精密度、准确度、灵敏度等技术指标外，还应该重视临床对检测结果的评价和反馈，并对评价的内容形成记录。

三、危险化学品及试剂的管理

临床实验室在日常工作中需要经常使用各种商品化的试剂盒，或者部分化学试剂，这些试剂尽管用途不同，但大部分都含有各种各样的有害成分和危险性，因此要根据使用试剂的性质和成分，建立规范的危险化学品管理和使用制度。实验室须设置存放危险化学品专用仓库，气体瓶放置于专用防爆柜，有毒物品应上锁并双人管理。

做好危化品的申购和仓储管理，如实填写出入库和领用记录。要对申购和领用数量进行管理和审核，避免过量的仓储和领用。要根据性质的不同分类存放和专人管理，特别是要对所使用的易燃易爆试剂、危险化学品和有毒物品加强管控。对于易燃品和挥发性危化品的储存，要具备防热降温条件，并做好通风散热措施。

在日常使用过程中要规定工作现场放置的危化试剂的数量，做好现场管理，不允许超量存放。实验室要提供必要的防护设备和器材，要求工作人员在使用过程中按照其物理或化学危害采取相应防护措施，严格按照要求操作，避免发生安全事件。要在工作现场准备危化品溢洒的处置箱，加强对实验室员工规范使用危化品的培训和教育，定期进行危化品溢洒的应急预案演练。

四、废物处理和生物安全

实验室内使用试剂耗材最终都会产生废弃物，部分在使用过程中也会产生对环境或人体危害的物质，因此要认真贯彻落实生物安全及医疗废弃物管理的有关法律、法规，制订规范的实验室安全管理制度，明确工作过程中涉及的环节和管理要求，对废弃物的管理、产生、运输、处理制定严格规范，避免对工作人员和环境造成危害。

要在实验室内配备符合要求的足够数量的防护设备和设施。对于工作过程中产生的废液，要排入专门的管路集中进行无害化处理。病理实验室的标本接收、取材等各个环节，会产生甲醛、二甲苯等有害气体，要配备高效的通风系统和通风柜，并对工作场所定期进行有害气体浓度检测，有条件可配置专业的空气净化系统。要规范配制和使用消毒液，对于高度危险性操作或区域要进行标识或警告。要配备足够的紫外线灯、生物安全柜和高压灭菌容器，并按照规范进行检测和管理。

　　要规范实验室工作行为和内务行为。医疗废弃物和生活垃圾严格分开,对于医疗废弃物要装入符合规定的垃圾袋中,并在垃圾袋上做好标识。锐器的使用要严格遵循使用规范,一次性使用或废弃的锐器要装入利器盒,对于感染性废物必须经灭菌或消毒后方可转运处理。实验室要定期对全体员工进行安全教育和培训,规范工作行为,制订各种紧急情况下的应急预案并进行演练。如果发生职业暴露应及时进行现场处置并报告安全管理小组人员或实验室负责人。所有的医疗废弃物要统一由具备医疗废弃物处置资质的专业机构进行无害化处理。

(李翊卫　郑铁生)

第六章

人力资源管理

第一节 概　述

独立医学实验室（independent clinical laboratory，ICL）又称第三方医学实验室或医学独立实验室，是在卫生行政部门许可下，专业从事医学检测和服务且具备独立法人资格的医疗机构。中国的独立医学实验室细则于 2009 年发布，之后整个产业高速增长。近几年随着分级诊疗政策持续推进，行业增长依然得以保持高增速。

独立医学实验室以各级临床医疗机构为服务对象，对其委托的患者标本进行收集、检测分析，并将检验结果传送回临床机构作为诊断依据，可以实现医疗资源的集约共享。独立医学实验室的设立有利于促进医疗卫生资源的优化配置，实现资源共享，并且将大幅降低医疗检验成本。独立医学实验室有着巨大的发展空间，同时因为各方力量看好这个市场，竞争也日趋激烈。但是作为专业的第三方实验室，需要比较高的技术门槛和专业背景，独立医学实验室的发展过程中，核心竞争力主要来自专业技术、管理人才。

由于技术要求比较高，市场上很难获得具有专业职称和行业经验的人才，同时获得的代价比较高。因此，为满足实验室长期发展的需要，实验室必须要有足够的专业人力资源来做支撑，对人力资源进行合理的配置和利用，以实现高端项目研发和检测的开展。同时这些专业人才难以获取并且培养难度大、周期长。因此医学实验室的人力资源管理工作主要有人员配置、招募和培训、专业技术人员职务聘任、人员绩效薪酬管理等。为保障独立医学实验室长期健康发展，需要对相关专业技术人员进行人才储备，并进行相应的培养，以建立专业人才梯队，并实施有效的绩效考核和施行有竞争力的激励措施，为实验室的长期发展提供人才保证。

第二节 建设模式

目前医学实验室主要是采用这样几种模式在发展。其中一种是完全独立的医学实验室，国内也出现了几家颇具规模的全国连锁医学实验室，在一定程度上实现了检验医疗资源的集约化经营和共享。

但这种模式这几年在悄然改变，很多第三方实验室开始采用为医院检验科提供集中采购试剂耗材服务、实验室合作共建，托管医院检验科等多种模式多方向发展。另外目前合作共建的趋势越发明显。关于合作共建实验室，主要有两种情况：一种是完全的合作共建，由医院提供场地，第三方医学检验实验室提供所有其他的包括物力、人力、财力等；另一种是部分的合作共建，第三方医学实验室只提供人力、物力、财力的其中一种或几种。

单纯的大医院托管不会是主流，建立区域医学检验中心是方向，迎合了国务院推进分级诊疗的思路。与当地有较高地位的医院合作共建区域检验中心，是第三方实验室一种新的合作模式。而且在《国务院办公厅关于推进医疗联合体建设和发展的指导意见》颁布后，这种新模式发展很快，各地已出现多家共建的区域检验中心签约。相关研究所把握医改分级诊疗、健康服务产业发展的黄金时期,依托强大的集约化医学检验供应能力,不断开拓进取,已在国内建立多家连锁化经营的区域医学检验中心。

区域检验中心一般依托区域内中心医院的检验科建立,中心医院检验科的实力本来在区域内就是最强的,随着区域检验中心的建立,资源和政策进一步向中心医院倾斜,使中心医院检验科更加强大。

这种模式通常也是由当地政府卫生行政部门主导,但引入了民营资本,公建民营或民办公助,减少了政府的投入。一方面利用第三方实验室标准化、专业化、集约化的实验室管理经验,降低实验室成本,减轻当地政府的投入;另一方面利用第三方实验室专业化的管理和技术平台迅速提升基层区域的检验水平。

区域检验中心成立后,大部分检验项目均在检验中心检测,基层单位检验科没有必要再设置成“小而全”的形式,只需保留常规检验及急诊项目即可。这样一来,可以对区域内的检验资源进行整合,减少区域内检验方面的重复设置。

上述医学实验室不同的建设模式也决定了人力资源的复杂性和需要一定的创新性和灵活性,才能满足不同模式实验室的运营需求。而要做好连锁经营和高端检测,关键点是人才储备和体系运营。

在这些不同的实验室建设模式下,相对自筹自建的独立医学实验室而言,人力资源管理工作相对容易复制。随着检验中心的成立,整合的不仅是医疗资源,人力资源也会被整合,众多基层医院检验科项目萎缩,带来的是检验岗位的相对减少。目前比较有挑战的是合作共建模式下或区域检验中心模式下的人力资源管理,因为这种建设模式下,检验人员中有来自合作共建医院的检验科室的人员,也有与区域检验中心签约的人员,原医院人员中又有医院编制人员,原医院的薪酬待遇和考核方式可能与第三方实验室都有不同,这些人员如何进行整合管理,如何进行相应的考核和激励,都是人力资源需要探讨的问题。

第三节　核心功能

一、医学实验室的机构设立和科室设置

独立医学实验室区别于医疗机构临床实验室,不附属于某一家医院,是一种按照公司运营模式经营的实验室。原国家卫生计生委印发了《医学检验实验室基本标准和管理规范(试行)的通知》(以下简称《通知》),明确医学检验实验室属于单独设置的医疗机构,为独立法人单位,独立承担相应的法律责任,由省级卫生健康行政部门设置审批,并明确了作为“独立”法人设立的实验室的标准、地位。

根据医学检验实验室基本标准要求,科室设置包括临床血液与体液检验专业、临床化学检验专业、临床免疫检验专业、临床微生物检验专业、临床细胞分子遗传学专业和临床病理专业等。有病案信息、试剂、质量和安全管理等专门部门或专职人员,以及辅助检查部门和消毒供应室(可以设置,也可以委托其他医疗机构承担相应的服务)。

独立医学实验室的部门划分与医院临床实验室差异比较大。通常独立的医学实验室采用的是总经理负责制,根据发展规划的要求,下面会设置不同的部门。由于独立医学实验室普遍规模不大,在组织架构上多采用直线制或职能制结构(图 6-1)。

二、人才配置需求及人才特点

医学检验是一门复杂的综合医学专业技术学科。医学检验师是独立医学实验室需求量最大的人才之一,他们负责检验人体体液、血液、排泄物、感染微生物等标本,提供客观、准确的化验结果,作为临床医生诊断及治疗依据。按照国家卫生职称的不同专业技术资格条件,检验专业技术职称分为初

级检验技士、初级检验技师、检验主管技师、副主任检验师、主任检验师。

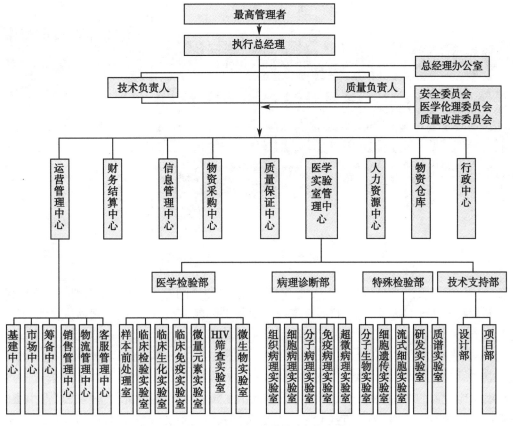

图 6-1 独立的医学实验室组织架构

卫生部于 2009 年末出台的独立医学实验室标准对于专业人才的资格和数量做了明确的规定。其中人员安排包括：①至少有 1 名具有副高级以上专业技术职称任职资格的临床类别执业医师。②临床检验各专业至少有 5 名以上医学检验专业卫生技术人员，其中至少有 1 名具有副高以上、2 名中级以上专业技术职称任职资格的技术人员。③标本采集人员应当有相应的资质。④开展产前筛查与产前诊断项目的实验技术人员应具备产前筛查与诊断的相应资质。开展二代基因测序项目的，至少有 1 名生物信息分析专业技术人员；开展遗传相关基因检测项目的，至少有 1 名医学遗传学专业人员。⑤配备质量安全管理人员；设置试剂室、辅助检查和消毒供应室的，应当配备相应的卫生专业技术人员。

以医学检验所为例。总部实验室可开展 1 000 个检验项目。针对公司发展战略和行业标准要求，各个学科需要配备多少数量、什么专业的人才、对职称和专业资格有哪些要求，这些都需要进行详细的分析确定。医学检验所设置新的检验所的人员配置需求见图 6-2。

从职能上看，独立医学实验室岗位分为管理、技术、物流和营销四类。除财务、人力、行政这些通用型岗位外，其他岗位对医学或者医学检验专业背景都有不同程度要求。例如营销人员需要了解产品 - 医学检验服务项目及其临床意义，以便与客户沟通；物流人员需要了解检验标本的分类和运输条件，并对实验室开展的检验项目有一定认知。因此独立医学实验室所需人才应具备的素质有其特殊性。

从专业技术岗位上看，独立医学实验室现阶段的检验业务既涵盖自动化程度较高的项目，例如临床常规检验、生化发光检验，也涉及微生物、病理等需要操作者具有较强的理论知识和实践经验的项目。因此，不同层次的专业技术岗位对人员素质要求也不尽相同。

医学检验实验室申报人员配置

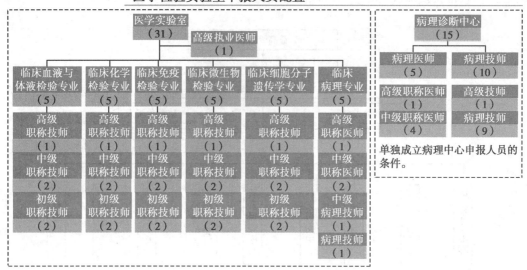

图6-2 医学检验实验室申报人员配置

　　医学检验技术人员应当具有相关的专业学历,并取得相应的专业技术职务任职资格和执业资格。学科带头人和技术骨干的水平决定了实验室的技术水平。就人员特点来看,技术人员具有专业知识和比较高的个人素质,并且培养周期长,对学历、经验和职称各方面均有比较高的要求。同时,市场流动人员较少,招聘难度大。

　　长期以来,因为医疗资源本身发展不平衡的问题,加上就业观念上的倾向,各类医学检验人才倾向于选择规模比较大的医院,认为在这些医院发展相对稳定,福利待遇相对优厚,往往把小型医院、基层和民营企业作为第二选择。第三方实验室在人才吸引上相对不足,人才市场上有经验人员少。另外,医院人才和独立医学实验室人员思维模式不同,如医院人才到独立实验室工作,需要适应,思维模式需要转化。

　　目前既掌握专业知识又懂质量标准的人才缺乏。第三方实验室的快速发展,也给予了人才快速成长和发展的机会。在第三方实验室的快速发展过程中,新开的实验室需要大量管理专业人才。这些人才必须要了解各科室技术状况和要求,并且熟悉实验室管理体系,并且把总部实验室的管理、技术和文化复制到各地子公司实验室中。

　　目前,我国第三方医学实验室普遍存在检验人员配备不足,年龄偏大、职称以初级为主等问题,或者学历较高但实践经验不足,同时流动性较大、接受教育机会少也成为其专业人才培养的制约因素之一。

　　独立医学实验室人才获取途径:

　　(一) 通过社会招聘

　　目前社会招聘主要是通过网络招聘渠道进行。我们可以通过一些常用的招聘网站解决通用性岗位、销售岗位和部分基层检验技术人员的人才需求问题。除实验室人才之外,销售人员及后勤职能部门人员为通用人才,一般可通过社会招聘解决人才需求问题。除此以外,通过一些专业的医疗人才招聘网站如丁香人才网、中国医疗人才网、万行医疗卫生人才网等,也可以招募到一些实验室管理人才和有职称的检验技术人才。

　　(二) 通过校企合作

　　采用校企合作模式,旨在招聘检验专业的毕业生。在第三方实验室设立实习基地,为检验学院学生提供充分的实习、见习保障。

　　通过校企合作型形式,可整合学校和第三方实验室各自优势资源,在人才培养、基地建设、产业培育及科学研究等方面开展全方位、深层次、多形式的战略合作。

检验学院将第三方实验室作为医学检验专业实习基地,借助学校在学科研究上的优势、结合企业在检验技术上的经验,以实习拉动就业,为开拓医学检验专业学生实习、就业的多元化探索了一条新路。这样结合学校的教学实习大纲和企业自主的用人需求培养计划,把用人的需求进行前置培养,学生毕业之后,直接留在第三方实验室工作,大大缩短了就业的适应阶段,很快地胜任岗位的要求。

虽然校企合作解决了基础检验技术人员的长期需求问题,但是不能解决一些第三方医学实验室中高级技术人才短缺的燃眉之急。从长期来看,第三方实验室还是要自主培养这些基础人才,从中识别出有潜力的人才进行长期培养。医学实验室较高的技术门槛对于人才储备提供了更高的要求。

(三) 猎头推荐和内部伯乐推荐

受制于目前的医疗体制,经验丰富的高级检验技术人才集中于大型的公立医疗机构。独立医学实验室很难通过一般的社会渠道招聘到高职称的人员。同时,不同的独立医学实验室之间也存在激烈的人才竞争,鉴于中高层技术人才的稀缺,独立医学实验室之间也存在一定的人才流动,有时也会通过一些行业猎头资源来猎取一些中高端人才。

(四) 离退休返聘

离退休返聘是指聘用一些从医院离职的工作人员或到达及超过法定退休年龄,已从医院退休的中高层次技术人员。这也可以在一定程度上解决检验人才需求问题。中高层次技术人员往往具有较为丰富的工作经验和比较高的技术水平。他们往往来自某个医院的检验科,可能之前担任检验科主任或某个专业组组长,熟悉检验科的运作模式,在原工作单位工作中也跟第三方实验室有过不同程度的交流,也愿意发挥自身的价值。目前医学检验所的一些中高层技术人员就有来自于不同医疗机构的离退休返聘人员。

(五) 现阶段人才获取面临的挑战

第三方医学实验室的人才以检验人才为主。医学检验人才目前的就业特点是:倾向于公立医疗机构。很多人为了事业编制可能会放弃其他的就业机会,还有一些人才的选择是源于对第三方检验机构缺乏了解,目前这种情况有所改善。在国家的政策支持下,目前在一些公立医疗机构检验科被托管或打包或共建的情况下,原某个医院检验科的人员的劳动合同主体可能就成为了某个第三方医学实验室,或者原有的薪资报酬费用由第三方实验室来承担。目前这种趋势已经比较明显。

另外,独立医学实验室存在人员流动比较大的问题,这也是目前面临的一个不容回避的问题。一些人员在就业上有倾向性的选择,可能会从独立医学实验室流动到某个医院,也会有一些人员因为夜班问题不适应而选择转岗或离职,这些流动对于实验室的稳定来说是个挑战,需要不断地进行人员招募和培训工作来满足实验室的人员需求。

目前做得比较好的第三方医学实验室都在通过连锁化、集团化的规模发展,构建规范化、标准化的管理与服务模式,来赢得发展优势,像美康盛德、金域检验、迪安诊断都在国内各大城市设置了多家实验室。但由于行业竞争的加剧、检验技术的日新月异、同质化竞争的不可持续,市场竞争在很大程度上也是人才的竞争,这样对人才的需求提出了更高的要求。

三、实验室管理者的能力要求

对于独立医学实验室来说,鉴于外部激烈的市场竞争和企业管理本身的复杂性特点,需要考虑引进新的检验技术和开发新的检验项目,让实验室收入保持稳定增长,这对于管理者提出了更高的要求。

独立医学实验室负责人需要在制定发展策略、组织资源、协调资源、参与行业活动、运用国家相关政策、发挥和调动员工积极性等方面进行思考和决策,他们扮演的是企业负责人的角色来运筹帷幄。面对复杂的环境条件和激烈的市场竞争,需要以经营目标为方向,规范内部管理体系,建设人才培养体系、优化绩效考核管理、建设薪酬激励体系,以人力资源的有效配置和利用来推动实验室的建设和发展。

鉴于临床实验室技术要求比较高,所以医学实验室领导者要了解行业的最新发展,懂得引进新技术、新项目,了解各种检验仪器的性能,掌握实验室质量管理技术。同时随着国家对临床实验室管理的加强,医学实验室领导必须了解国家法律法规对实验室的要求。

对于独立医学实验室,在激烈的市场竞争中抢占一席之地,需要实验室领导者有比较强的市场规划和开拓能力。无论实验室的规模大小,都应该基于市场评估来确定实验室的发展和开拓策略。因此,需要实验室领导者分析当地的市场竞争格局、实验室自身的服务能力和潜在的服务对象等,来对实验室做一个准确的定位。

第四节　继续教育培训

基于检验技术的发展日新月异,并且不同实验室之间的竞争越来越倾向于高端检测项目和特殊检测项目之间的竞争,实验室的技术能力非常重要,对于实验室员工的培训和再教育也尤为重要。

一、检验专业技术资格

检验专业技术资格的取得和卫生系列其他专业一致,高级职称资格采取考评结合,中级以下纳入职业资格考试管理体系。具体考试范围为:①适用人员范围:经国家或有关部门批准的医疗卫生机构内,从事临床医学检验专业工作的人员。②专业及级别范围:临床医学检验专业分为初级资格(含士级、师级)、中级资格。③考试科目设置:初、中级卫生专业技术资格考试设置"基础知识""相关专业知识""专业知识""专业实践能力"等4个科目。④临床医学检验技士考试内容:临床检验基础、临床血液学检验、临床化学、临床免疫学和免疫检验、微生物学检验、寄生虫学及检验、医学伦理学。⑤临床医学检验技师考试内容:临床检验基础、临床血液学检验、临床化学、临床免疫学和免疫检验、微生物学检验、寄生虫学及检验、医学伦理学。⑥临床医学检验主管技师考试内容:临床检验基础、临床血液学检验、临床化学、临床免疫学和免疫检验、微生物学检验、临床实验室质量管理、医学伦理学。

二、培训内容要求

按照独立医学检验实验室管理规范要求:医学检验实验室应当制定并落实工作人员的岗前培训和轮岗培训计划,并进行考核,使工作人员具备与本职工作相关的专业知识,落实相关管理制度和工作规范。医学检验实验室应当对工作人员进行上岗前安全教育,每年进行生物安全防护知识培训。制定生物安全事故和危险品、危险设施等意外事故的预防措施和应急预案。医学检验实验室应当建立对技术人员的专业知识更新、专业技能维持与持续培养等管理的相关制度和记录。

除了需要做好独立医学检验实验室管理规范要求的培训,医学实验室还需要思考如何让这些培训有效。医学实验室应为检验专业人员提供更多的专业培训机会,如继续教育、外派培训学习,以提高专业技术人员的技术能力。

三、专业人才培养现状

独立医学实验室所需要的人才大部分为检验专业人才,基于目前的医学院校培养体制,教学大纲主要是依据医院检验科的发展和工作需要,而独立医学实验室与医院检验科的工作内容存在一些差异,比如:独立实验室在门诊检验和急诊检验方面关注少,在标本长途运输和较长时间保存对结果的影响方面关注度高;医院检验科在临床多发病、常见病及该医院特色专科方面的新项目关注度高,对罕见病的新项目引进和应用关注度低等。这也导致了医学院校培养的临床检验专业毕业生的知识体系和专业能力与独立实验室的人才需求之间存在差异。

独立医学实验室可以尝试与医学院校检验学院开展产教研结合,共同制订检验专业学生的培养计划。比如美康生物与抚州医学院检验学院开展合作,设置定向培养特色美康班。公司为入选的美康班学生提供学费,并选派专业知识和实践经验丰富的管理技术人员授课,使学生提前熟悉先进技术,学到更多的专业知识。并且通过校企共建校内医学检验实验室,公司提供先进的检验设备,与学校共建生化、微生物、免疫、临床、基因等实验室,为学生提供校内实践机会,把独立医学实验室的专业技术需求和人才素质能力培养纳入学校的教学课程中,以提高检验专业毕业生对于未来独立实验室就业的适应性,把培养过程前置在学校学习过程中,这样公司引进的医学检验毕业生在学校就能接受到符合独立实验室技术能力需要的专业培训和学习,加速了人才培养的进程。因为医学类院校不仅仅要能培养出熟练操作的技术型人员,更要培养出实用型、创新型、特别是高素质创新型的新时代人才,才能推动医学检验在临床决策中发挥更大的作用。

医学检验专业人才的培养是一个周期长的漫长过程。因为独立医学实验室是企业性质,所以要考虑的是市场盈利的问题。目前,我国第三方医学实验室普遍存在检验人员配备不足、年龄偏大、职称以初级为主等问题,或者学历较高但实践经验不足,同时流动性较大,接受继续教育机会少也成为其专业人才培养的制约因素之一。

四、培养方式探索

第三方医学实验室应该以 ISO 15189 为理论依据,不断完善专业人才培养机制。根据人才培养的 721 理论,即 70—20—10 学习法则:只有 10% 的知识是能从培训课程中获得的,还有大约 20% 是向有经验者学习获得的,剩下的 70% 都来自于实践。第三方实验室在人才培养过程中,管理者要高度重视专业技术人才实践经验的积累。管理者应创造条件为专业技术人员提供各种培养机会。目前人才培养主要有两种形式:内部培训和外部学习。内部培训主要是通过内部导师制和内部轮岗培养进行,由高级别或高职称人员对低级别或低职称人员进行带教培训。外部培训包括外出培训学习如派技术人员到总部实验室进行学习或到某个检验水平比较强的医院进行进修学习,学历提升培养比如专升本等,以及参加一些行业交流培训活动如参加各级临检中心、行业协会等组织的各种继续教育和培训等。

另外在完成临床日常工作的同时还可以考虑对检验技术人员的培养,应积极鼓励他们参与开展新项目、新技术,号召技(医)师参与课题,培养临床科研思维能力和动手能力,促进第三方医学实验室人才队伍的可持续发展和人才综合素质的提高。

五、人才梯队建设

医学实验室的扩张采用复制成功实验室的模式进行,通过委托骨干技术人员和骨干人员到新建立的实验室,将成功的经验进行复制。这样就需要有相应的人才梯队来支撑快速的扩张。一个完善的独立医学实验室,需要一整套的人员匹配。对于医学检验所来说,只有通过复制这样的方式,才能快速地建设一个实验室,这就需要内部有足够的人才储备支撑。

近年来美康盛德医学检验所扩张速度很快,目前已经在全国拓展了近 10 家检验所。各个检验所的发展需要大量的检验技术人员和销售、运营管理人才。但是技术人才的成长是需要实践经验积累和实践沉淀的。根据实验室专业人才成长规律,按照国家卫生专业技术职称报考资格的相关学历和资格要求,通常一个医学检验毕业的大学生成长为可以独当一面的专业技术人员可能需要 2~3 年的时间,这种情况下大多为初级技术资格;成为一个专业组的组长或中级职称人员可能需要 4~6 年的时间,而成为高级的专业技术人才可能需要长达 10 年以上的时间。

　　既然检验所的拓展需要总部有强有力的人才储备作为后盾,在检验所拓展前期派驻人员来支持检验所的筹建和开拓,那么如果总部人才储备的数量不足将很难支撑各子公司快速发展。因此总部的人才梯队建设尤为重要,从学历和年龄上考虑建立合理的人才梯队,识别出有发展潜力的骨干,进行重点培养,构建实验室的管理和技术核心力量,从而带动实验室的能力提升。同时,对人才的培养工作要持之以恒,不能拔苗助长。因为对于重要岗位提拔速度过快、未能充分掌握岗位所需的专业知识和技能,培养周期不足的话,就会影响工作开展的进度和效率,因此人才梯队培养的工作至关重要。

(张庆玲　丁彦青)

第七章

集 中 采 购

第一节 组 织 架 构

一、集中采购目的

为保证集中采购供应过程中物资备货的及时、规范,集中采购供应商开发的准确,提升供应商供应的效率,保证集中采购供应的数量和质量,特制定本规定。

二、集中采购供应链架构

集中采购供应链部门组织架构及团队建设,见图 7-1。

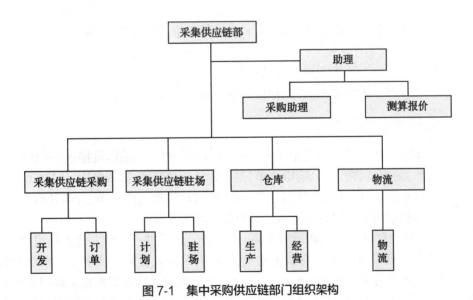

图 7-1 集中采购供应链部门组织架构

三、集中采购管理办法

1. 三个流程 即新增项目申请流程、外购产品的定价流程和外购产品的订货流程。
2. 两个管理 即采购产品信息管理和供应商管理。
3. 两个接口 即 OA 系统接口、SPD 系统接口。
4. 供应链管理的具体任务 建立采购产品信息库、建立供应商信息库。
5. 明确产品定价流程,如何通过招投标方式实现产品竞价。
6. 明确产品订货流程,如何向供应商下订单,并对产品的实际价格进行监督。

第二节　集中采购管理

一、物料基本信息建立

1. 驻场专员发起"新增项目申请流程",填写品名、方法等信息,技术负责人推荐对应的品牌,采购中心根据技术负责人提供的信息约谈供应商,并将约谈结果告知运营中心,运营中心最终确认是否新增。

2. 集中采购开发人员第一时间向供应商获取产品信息,包括注册证、供应商三证等资料;以表格的形式发给质量部,质量部审核上述信息无误后交由 SAP 部,并由 SAP 部新建归档。

二、物料供应渠道选择

1. 集中采购开发人员、技术支持(实验室)根据申请人提出的需求信息,寻找适合的供应商,包括收集以下几方面的资料:产品质量、售后服务、交货期、价格等,同时要求有合作意向的供应商填写《供应商基本资料表》。

2. 集中采购开发人员对《供应商基本资料表》进行初步评价,挑选出值得进一步评审的供应商,会同技术支持部、实验室等相关人员,对供应商进行评审。评审时使用《供应商评审表》。

3. 质量部在对供应商进行初步评审时,确定供应商提供的产品是否符合政府法律法规的要求和安全要求。

4. 对于提供关键与重要产品的供应商,技术支持部应组织采购部、质量管理部对供应商进行现场评审,并填写《供应商现场评审表》,技术开发部、质量管理部签署意见。

5. 对于普通产品的供应商,无需进行现场评审。

6. 对于关键、重要产品的供应商签订《供应商质量保证协议》。

三、询价采购物资管理办法

1. 填写的《采购申请单》统一提交给采购中心对应的采购员。采购员接到《采购申请单》后,要先进行《采购申请单》的审核,确定《采购申请单》是否标注清楚(包括物品名称、品牌、型号、尺寸规格、材质、数量、单位、技术要求、图纸、到货时间),如标注不清楚导致无法准确、及时地购买,采购员会将此《采购申请单》立即通知请购人,待标注清楚后再提交给采购部。

2. 对于首次采购的单价大于 500 元的物品,请购部门须提供一家以上的正规报价单,采购部应优先考虑从《合格供应商目录》中采购;如无此类供应商,采购人员须寻找至少 2 家以上的供应商进行询价、比价、议价;如物品采购单价在 5 万元以上的,必要时由采购部组织相关部门人员对供应商进行现场考察,经副总经理审核、批准后,方能实施采购。供应商确定后,不轻易改变,如确实需要变更,必须再次评估。

3. 每一种物品原则上需要有 2 家以上供应商进行报价,采购员须对报价单进行询价、比价、议价,并填写《询比议价表》,按低价原则进行采购。所有物品采购必须按照采购审批流程进行签核,必须和供应商签署采购订单,签署采购订单时必须附《询比议价单》《采购订单》《采购申请单》、报价单,按照签核权限进行签核。

4. 若需进行样品提供和确认的,必须确定送样周期,由采购人员负责追踪,收到样品后必须第一时间送交需求部门进行确认,对于需要保存样品的,必须做封样处理,以便日后收货进行比较。

四、竞争性谈判采购管理办法

1. 制定谈判文件　内容包括:邀请函、谈判须知、供应商的资格条件要求、采购项目技术和商务要求、质量和服务相等的采购项目最低要求、谈判程序和成交标准、谈判内容、采购项目履约验收标准和要求、供应商递交响应文件的时间、地点、联系人等。

2. 发布邀请函　谈判文件制定完成后,集中采购供应链将采购信息以正式邀请函的形式发布。

供应商认为具备采购项目资格条件要求,且满足采购项目技术及商务基本要求的,可以按照谈判公告规定的时间、地点、方式进行报名。供应商报名时,应当按照谈判公告的规定提供相关证明材料原件。提供原件有困难的,可以提供经过确认或者公证的复印件。参加报名的供应商不足三家的,本次竞争性谈判采购活动终止。

3. 集中采购供应链组织实施竞争性谈判采购活动成立谈判小组　谈判小组由采购人代表、技术支持部授权人员组成。

4. 供应商递交响应文件截止时间结束后,集中采购供应链组织谈判小组对递交响应文件的供应商进行资格审查,确定邀请参加谈判的供应商名单。

5. 谈判　供应商资格审查结束后,集中采购供应链组织谈判小组按照谈判文件的规定与通过资格审查的供应商分别进行谈判。谈判的顺序以现场抽签的方式确定。谈判过程中,谈判小组获得采购人同意后,可以根据谈判情况变更谈判文件内容,将变更的内容书面通知所有参加谈判的供应商,并做好书面记录。谈判过程中,谈判小组可以根据谈判情况调整谈判轮次。供应商书面材料应当签字确认,否则无效。供应商为法人的,应当由其法定代表人或者代理人签字确认;供应商为其他组织的,应当由其主要负责人或者代理人签字确认;供应商为自然人的,应当由其本人或者代理人签字确认。谈判时,供应商响应文件符合采购需求、质量和服务相等的时候,谈判小组应要求供应商进行最后报价。

6. 谈判结果　谈判结束后,集中采购供应链会通知各供应商谈判结果。

五、招标采购管理办法

1. 为了最大限度地保证单位利益,通过事先公布采购条件和要求、众多的投标人按照同等条件进行竞争,将采购活动置于透明的环境之中,来保证招标项目获得最佳的质量和成本。

2. 金额超过 10 万元以上的设备、常用试剂耗材等的采购,必须进行招标。

凡确定的招标项目必须严格按照本办法执行,真正体现"公开、公平、公正"的市场竞争原则。单位的领导和员工均可以在规定期限内推荐投标单位,所有被推荐的投标单位必须进行资格预审,没有通过资格预审的单位不具备投标资格。入围的投标单位一经确定不得变更。必须严格遵守保密原则,招标的各种相关信息是单位的机密,必须是最少人知晓,对知晓的人要加强控制和监督。集中采购供应链部作为招标活动的组织者,负责组织和协调招标流程;业务需求部可以作为招标活动的专业参与者,对招标项目提出详细的需求。招标小组作为招标活动的决策者,负责监督招标程序的执行和控制关键环节的决策。评标专家组负责对投标书进行评价,对中标单位的选择提出专业性的意见。

3. 集中采购供应链的职责

(1)负责制订和修改招标管理办法及流程。

(2)负责组织招标活动。

(3)负责组织制作投标单位资格预审文件、招标文件及标底。

(4)制作其中的相关条款;负责招标活动的对外联络,如发布招标公告、与政府的招标管理部门联络办理有关手续等。

(5)参与合同谈判,提供标准合同文本;参与签订合同。

4. 业务部门的职责

(1)制订和修改招标管理办法及流程。

(2)负责提出拟招标项目的计划,并提出拟招标项目的名称、范围、条件、时间及技术指标。

(3)参与制作投标单位资格预审文件。

六、合同协议管理

集中采购供应链对于已经签订的合同交由供应链总监助理保管,每年进行一次评审,评审内容包括如下信息。

(1)价格方面考核:是否按照《××合同》规定的价格进行供货;是否根据市场价格的变化而调整价格并及时提供给采购方价格调整信息;所提供的物质的价格是否高于同品牌、同型号产品的一般价格;价格是否有下降空间。

(2)交货方面考核:是否根据《××合同》所规定的日期按时交付产品或提供物资;是否按照《××合同》所规定的交付方式进行交付。

(3)质量方面考核:物资或产品是否符合《××合同》所规定的质量标准;是否存在因包装、工艺、材料的缺陷而产生的质量问题;生产工艺质量是否能够保证产品或物资质量。

(4)服务方面考核:售前服务是否周到、全面;售后服务是否及时、良好,出问题是否能够及时处理。

(5)其他:供应商政策的临时性变更。

新签订合同前,采购开发人员需要向供应链总监助理索取对应的合同号,然后签订合同。

第三节　配送及售后服务

一、物料申购

1. 销售下单至客户服务部,客服人员根据要求做请购,系统生成采购申请;或月度备货由仓库人员提出请购。采购人员进入SAP系统,根据已生成的请购单号转采购订单,并注意备注客户信息及销售特殊要求。

2. 采购订单根据采购金额不同分不同级别审核,各级领导分别有不同的审批权限,订单制定完成后,采购人员提醒相关负责人审批已制定好的采购订单,审核后的采购订单盖章后选择传真或者图片形式发给供应商。

3. 若需进行样品提供和确认的,须确定送样周期,由采购人员负责追踪,收到样品后须第一时间送交需求部门进行确认,对于需要保存样品的,必须做封样处理,以便日后收货比较。

4. 若订单属于现款现货,由采购人员启动现款请款流程,依据审批权限进行各级别审批,审批完成后附上供应商订单盖章回传单交于财务负责人付款;若订单属于账期客户,采购联系供应商发货,财务依据采购人员预制发票的日期核算账期进行付款。

二、集中配送

采购物料交货时,供应商到货时应第一时间与负责的采购或采购订单中的收货人联系,按照公司来料检验原则入库,如物料不合格,采购人员根据质量部门出具的不合格报告进行退货或者换货或作出其他处理;采购人员依据SAP到货跟催报表进行及时跟货,针对未及时到货的物料需和申购人员进行反馈并确认,如申购人员不再需要履行该订单时需及时删除订单并通知供应商。

三、售后服务

1. 驻场人员填写基本信息及故障现象简述至总部售后客服人员,客服人员核实驻场人员提交的信息,填写相关处理方案并执行。需要供货商提供服务时,判断是否需要请款,款项分为配件费和服务费,2万以下配件费用和服务费用,工程师需要填写付款申请单和手工采购订单上传附件;有售后服务条款的情况下,遵照售后服务条款执行。2万以上请款请选择对应采购人员,判断维修中是否需要更换配件,若需要则填写配件相关信息。

2. 集中采购供应链根据金额判断如何下订单。2万以上配件费用需要供应链人员议价,并走线上采购订单;2万以下配件由供应链人员在后期收到发票后补线上采购订单。

3. 技术支持部经理审核配件费和服务费是否合理;项目负责人审核价格是否合适。

4. 驻场人员确定尾款,上传付结凭证及服务报告单。

第四节　库房及驻场管理

一、库房管理

仓库管理员和采购部人员一起对到货的物料进行表观验收,填写《消耗性材料验收记录表》,双方确认验收合格的物料,采购人员在库存系统中入库,仓库管理员则进行再次审核。表观验收的内容包括:物料的种类、数量、批号、生产日期、有效期等是否与供应商的出库单一致;外包装和内包装是否完好无损;外观标识描述是否清晰完整;是否附带说明书、合格证等必要资料;输运时的保存条件是否符合要求;其他必要的情况说明等。保证所有到货后物料的安全存放,每天记录冷库温度,温度有失控时及时处理。按照物料的保存要求进行分类存放,主动、实时地关注物料的有效期,临近有效期的物料需至少提前 2 个月提醒使用部门或人员。进出仓库或冷库随手锁门,保持仓库环境清洁整齐,严格落实 6S 管理制度。

二、二级库管理

物料领用时仓库管理员及时准确地进行出库,积极配合使用部门工作。每周二、周五根据实验室各小组提交的《材料领用申请单》进行物料发放,先在库存系统中进行物料出库生成《生产领料单》,打印后发货,与领用部门人员一起核对品种和数量,实发物料与生产领料单必须一致,准确无误后领用部门人员在《生产领料单》上签名。原则上领料时间为每周二、周五,对于非正常的物料领用,须经实验室负责人同意后方可执行。根据实验室人员填写的《耗材登记发放领用表》实时为实验室进行物料的领用,在库存系统中做其他出库,积极配合实验室人员做好物料的打包分类,对部分关键物料需进行双人核对后发货。积极配合财务部门的月盘点工作,每月盘点时间为 26 日(遇节假日或其他特殊情况的依据财务部安排顺延),盘点实际数量需与库存系统相符。

三、驻场管理

1. 驻场人员根据月度申购表、供货单位的随货清单,对物料进行仔细确认,并填写《直发物料到货反馈表》,同时做好入库登记;确定验收合格的物料,反馈给总部仓库人员入库。到货反馈必须按照反馈表要素进行填写,如到货时没有随货清单,再根据实物进行登记反馈,同时反馈给总部;到货反馈时间为每天下午 3~4 点。如发现到货反馈不及时或反馈有误,则发现一次扣一次分。

2. 到货表观验收的内容　包括:物料的种类、数量、批号、生产日期、有效期等是否与供应商的出库单一致;外包装和内包装是否完好无损;外观标识描述是否清晰完整;是否附带说明书、合格证等必要资料;输运时的保存条件是否符合要求;其他必要的情况说明等;到货如有异常如物料的破损、物料的缺失等,收货人第一时间反馈至总部,由总部对应的采购处理并行及时的补货;对未及时到货的物料仓管人员需主动跟踪关注。

3. 物料的出库　物料领用时,驻场(仓库)人员应及时、准确地进行出库,积极配合使用部门工作。每周二、五根据科室各小组提交的《材料领用申请单》进行物料发放统计:先在自己的库存系统(台账)中进行物料出库登记,然后与领用部门人员一起核对品种和数量,实发物料与领用申请单必须一致,准确无误后领用部门人员在《材料领用申请单》上签名。原则上领料时间为每周二、五,对于非正常的物料领用,须经实验室负责人同意后方可执行。

4. 退货　涉及退货需求,首先确定退货要素(有效期未过、试剂盒未开封),然后填写退货申请,并把退货原因备注清楚。原则上因申购端原因导致无法进行退货处理的物料,则造成的损失由申购人承担。

5. 对账　每月对账时间为 26 日(遇节假日或其他特殊情况的依据财务部安排顺延),对账实际数量需与出库系统相符。根据内勤专员提供的每月出库数据,认真核对无误签字确认后反馈至内勤。

6. 库存盘点　检验所仓库人员和当地财务人员,每月月底进行一次月底库存盘点,作为当月成本核算的依据之一,并经执行总经理签字确认备案留底。每月盘点发现临近有效期的试剂耗材应第一时间通知科室负责人协商处理,如不能及时消化,则应及时通知相关部门或进行退货处理。

(王玉明)

第八章

信息管理

随着我国医疗卫生体制改革的不断深化,区域临床检验与病理诊断中心的建设运行管理模式也随之不断变化,对信息化建设也提出了更高的要求。建设一套区域内统一的标本流转、报告共享、结果互认的区域临床检验与病理诊断信息系统,实现区域内临床检验与病理结果数据信息互联互通,实现区域内临床检验与病理数据的标准化、规范化,提高区域内临床实验室的整体管理水平,提升临床检验与病理诊断中心检验、病理的工作效率,达到资源整合共享、方便患者的目标。

第一节 概　　述

在建设"健康中国"的大背景下,国家鼓励各地建立综合性区域检验、病理诊断中心,打破区域间的"时间空间壁垒",实现医疗资源的整合和高效利用,为区域内各级医疗机构提供检查服务,提升区域整体医疗健康服务水平。区域检验、病理诊断中心将缓解现有医疗服务体系布局不完善、优质医疗资源不足和配置不合理,尤其是基层医疗机构医疗资源相对缺乏、服务能力有待提升这一现状。

一、国家政策、法规

国发〔2013〕40 号《国务院关于促进健康服务业发展的若干意见》提出"大力发展第三方服务。引导发展专业的医学检验中心和影像中心"。国办发〔2015〕70 号《国务院办公厅关于推进分级诊疗制度建设的指导意见》明确提出"探索设置独立的区域医学检验机构、病理诊断机构、医学影像检查机构、消毒供应机构和血液净化机构,实现区域资源共享"。国卫医发〔2016〕38 号《医疗机构设置规划指导原则(2016—2020 年)》中指出应加强信息化建设,整合区域内现有医疗资源,推进同级医疗机构检查检验结果互认。同时探索设置独立的区域医学检验机构、病理诊断机构,逐步实现区域医疗资源共享。国卫办医发〔2016〕12 号《县医院医疗服务能力基本标准》中明确提到县级医院必须建立医学检验科及病理科,而对于这两个科室所需具备的医疗技术,若暂时无法开展,可与固定的三级医院建立技术协作,或者依托第三方医疗机构开展,满足临床需求。

据初步统计,截至 2016 年 5 月底,北京、上海等 22 个省份和城市共设置 323 家医学检验实验室(社会办 309 家,占 95.7%),共完成医学检验 4.6 亿例次。北京、浙江、江西 3 个省份和城市共设置 6 家病理诊断中心(社会办 4 家,占 66.7%),共完成病理诊断 205 万例次。

独立设置医疗机构是独立法人单位,独立承担相应的法律责任。鼓励社会力量积极参与,开办独立设置医疗机构,并向集团化、连锁化方向发展,引入社会力量,增加优质资源数量。逐步形成规模化集团,形成技术发展优势,提高运行中的抗风险能力,构建规范化、标准化的管理与服务模式,保障医疗安全。对于拟开办集团化、连锁化医学检验实验室及病理诊断中心的申请主体,可以优先设置审批。

国卫医发〔2016〕37 号《医学检验实验室基本标准和管理规范(试行)》,基本标准明确了开办独立设置医学检验实验室的基本要求,是最低的"红线"。主要包括独立设置医疗机构的诊疗科目、科室设置、人员、房屋和设施、分区布局、设备、规章制度等要求。管理规范明确了独立设置医疗机构内部管理"软件"要求。主要包括机构管理、质量管理、安全与感染防控、人员培训与职业安全防护、监督与管理等,是独立设置医疗机构内部管理的基本遵循。

国卫医发〔2016〕65号《病理诊断中心基本标准和管理规范(试行)》明确了独立设置病理诊断中心的基本标准,包括诊疗科目、科室设置、人员、房屋和设施、分区布局、设备、规章制度等要求;并规范了病理诊断中心(不包括医疗机构内设的病理科)的管理工作,涉及机构管理、质量管理、安全与感染防控、人员培训和职业安全防护、监督与管理等。

建立医学检验实验室及病理诊断中心等独立设置医疗机构,旨在一定程度上缓解资源配置不均衡问题,围绕城乡协同医疗卫生服务网络建设,鼓励社会力量积极参与,探索合理配置资源、有效盘活存量、提高资源配置使用效率的医疗卫生服务体制架构,促进社会力量办医,推动党和政府为保障人民群众健康所作出承诺的实现。

二、医疗大数据

近年来,"云大物移智"等新兴技术与健康医疗加速融合,健康医疗大数据蓬勃发展,带来健康医疗模式的深刻变化,有利于激发深化医药卫生体制改革的动力和活力,提升健康医疗服务效率和质量,扩大资源供给,不断满足人民群众多层次、多样化的健康需求,有利于培育新的业态和经济增长点,正在成为国家重要的基础性战略资源。

国办发〔2016〕47号《国务院办公厅关于促进和规范健康医疗大数据应用发展的指导意见》提出,顺应新兴信息技术发展趋势,将医疗大数据应用纳入国家大数据战略布局,推进"政产学研用"联合协同创新,规范和大力推动健康医疗大数据互联融合、开放共享。不断完善健康医疗大数据相关政策法规、安全防护、应用标准体系,积极营造促进健康医疗大数据安全规范、创新应用的发展环境,基本建立适合国情的健康医疗大数据应用发展模式,初步形成健康医疗大数据产业体系。通过"互联网+健康医疗"探索服务新模式、培育发展新业态,努力建设人民满意的医疗卫生事业,为打造健康中国、全面建成小康社会和实现中华民族伟大复兴的中国梦提供有力支撑。该指导意见夯实了健康医疗大数据应用基础,全面深化了健康医疗大数据应用,规范和推动"互联网+健康医疗"服务,加强了健康医疗大数据保障体系建设。

国卫规划发〔2018〕23号《国家健康医疗大数据标准、安全和服务管理办法(试行)》提出,坚持以人为本,突出健康医疗大数据的使用和服务,创造条件规范使用健康医疗大数据,延伸和丰富服务内容,更好地满足人民健康医疗需求。坚持共建共享,鼓励政府和社会力量合作,推动形成各方支持、依法开放、便民惠民、蓬勃发展的良好局面,充分释放数据红利。坚持安全可控,妥善处理应用发展与保障安全的关系,突出增强安全技术支撑能力,保护个人隐私和信息安全。《试行办法》明确健康医疗大数据的定义、内涵和外延,以及制订办法的目的依据、适用范围、遵循原则和总体思路等,明确各级卫生健康行政部门的边界和权责,各级各类医疗卫生机构及相应应用单位的职责权利,并对三个方面进行了规范。①标准管理:明确开展健康医疗大数据标准管理工作的原则,以及各级卫生健康行政部门的工作职责。提倡多方参与标准管理工作,完善健康医疗大数据标准管理平台,并对标准管理流程、激励约束机制、应用效果评估、开发与应用等作出规定。②安全管理:明确健康医疗大数据安全管理的范畴,建立健全相关安全管理制度、操作规程和技术规范,落实"一把手"负责制,建立健康医疗大数据安全管理的人才培养机制,明确了分级、分类、分域的存储要求,对网络安全等级保护、关键信息基础设施安全、数据安全保障措施、数据流转全程留痕、数据安全监测和预警、数据泄露事故可查询可追溯等重点环节提出明确的要求。③服务管理:明确相关方职责以及实施健康医疗大数据管理服务的原则和遵循,实行"统一分级授权、分类应用管理、权责一致"的管理制度,明确了责任单位在健康医疗大数据产生、收集、存储、使用、传输、共享、交换和销毁等环节中的职能定位,强化对健康医疗大数据的共享和交换。同时,在管理监督方面,强调了卫生健康行政部门日常监督管理职责,要求各级各类医疗卫生机构接入相应区域全民健康信息平台,并向卫生健康行政部门开放监管端口。定期开展健康医疗大数据应用的安全监测评估,并提出建立健康医疗大数据安全管理工作责任追究制度。

国办发〔2018〕26 号《关于促进"互联网 + 医疗健康"发展的意见》指出,鼓励医联体、医共体使用电子健康卡实现基层首诊、远程会诊、双向转诊"一卡通",为居民提供连续医疗服务。制订完善医联体信息功能规范,加强信息化顶层设计。在医联体内积极运用互联网技术,加快实现医疗资源上下贯通、信息互通共享、业务高效协同,便捷开展预约诊疗、双向转诊、远程医疗等服务,推进"基层检查、上级诊断",推动构建有序的分级诊疗格局。医联体内充分借助人工智能等技术手段,提高基层医疗卫生机构基本医疗服务能力,医联体内医疗机构间实现检查检验结果实时查阅、互认共享。

国卫规划发〔2018〕22 号《关于深入开展"互联网 + 医疗健康"便民惠民活动的通知》指出,让百姓少跑腿,数据多跑路,不断提升公共服务均等化、普惠化、便捷化水平的指示要求,着力解决好群众操心事、烦心事,让人民群众切实享受到"互联网 + 医疗健康"创新成果带来的实惠,与检验有关的具体措施:二级以上医疗机构普遍提供分时段预约诊疗、智能导医分诊、候诊提醒、检验检查结果查询等线上服务,让患者少排队、少跑腿。推广"基层检查、上级诊断"模式,拓展基层卫生信息系统中医学影像、远程心电、实验室检验等功能,积极应用智能辅助诊断系统,提升基层医疗服务能力和效率。实现地市级区域内医疗机构就诊"一卡通",患者使用电子健康卡就可在任一医疗机构挂号就诊、检查检验、信息查询等。

三、区域临床检验与病理信息系统

区域临床检验与病理系统是指基于信息化手段,重新配置全区域检验及病理相关的医疗卫生资源,同时协助区域内所有医疗机构之间相互协调并完成日常检验、病理工作,在区域内实现临床检验与病理数据集中管理、存储及共享,通过对质量控制的管理,最终实现区域内临床检验与病理结果的互认,为区域医疗提供临床检验与病理信息服务的计算机应用程序。

区域临床检验与病理信息系统主要包含区域检验数据信息交换平台、样本采集客户端、报告单发布系统、前处理系统、病理系统、实验室信息系统(laboratory information system,LIS)、云 LIS 系统等。系统整体可采用 browser/server 与 client/server 相结合的架构模式,基于集中检验和共享互认理念,实现了临检送检、临检异地采集功能、物流标本管理、数据集中存储等实际业务功能。系统具有较好的扩展性、便捷性,还有以下几个特点。

1. 全过程的标本流转监控管理 区域内各医疗机构的标本条码规则统一由区域临床检验与病理中心系统规划、分配维护,保证标本条码在整个区域内的唯一性,便于统一管理。当标本统一采集完毕后,各医疗机构的标本信息(特别是外送标本信息)可以自动上传到区域检验数据中心,实现在区域内流转共享。完善物流系统建设,实现对区域标本流转的过程监控与报警,具有相应权限的用户可随时查看标本的流转进度情况。最终实现区域内所有医疗机构标本全过程的监控管理,保障标本顺利流转到相应的检验机构。

2. 统一的基础数据标准 如检验项目、检验机构、客户信息、医嘱信息、标本类型、检验方法、检测部位等检验、病理方面相关的基础数据在统一的数据平台进行管理和维护,实现信息数据的统一标准化、规范化的管理。各个系统根据实际需要下载相应的配套数据,减少了基础数据的维护,同时也可以更好地实现区域标本数据的共享以及互认互通。

第二节 建 设 模 式

区域临床检验与病理诊断中心的建设模式是多样性的,其信息化建设的模式也有多种不同的模式。模式一是由社会力量建立的独立的区域临床检验与病理诊断中心,通过外包集中检验方式为区域内各级医院提供检验服务,尤其适用于医疗资源缺乏的地区。模式二是依托区域医共体建立区域临床检验与病理诊断中心,在仪器、设备、人员、技术等方面互相配合,协调分工,促进优质医疗资源横向流动,为医联体内各医疗机构提供一体化服务。模式三是以大型综合三甲医院检验科或病理科为基础构建的临床医学检验中心,通过市场化运作参与到医疗服务之中,区别于医院检验科或病理科,是具有独立法人资格的医疗服务型组织。以下为区域临床检验与病理诊断中心信息化建设主要的三种不同模式。

一、独立的区域临床检验与病理诊断中心信息化建设

独立的区域检验与病理诊断中心是指由卫生行政部门(设区的市级及以上)设置审批的,具有独立法人资格的专业从事医学检验及病理诊断服务的医疗机构,实现检验集约化服务。中心与区域内合作的医院签订合作协议,合作医院只负责采集标本,中心每天会有专人定时上门接收标本,粘贴唯一标识,填写标本签收单,由专业物流团队及时运送标本,在中心核对并签收标本,检验完成后通过网络传输结果,医院自行打印报告单。该模式利用独立实验室标准化、专业化、集约化的管理经验降低了成本,并基于独立实验室专业化的管理和技术平台迅速提升了基层区域的检验水平。

独立的区域检验与病理诊断中心信息系统是由采集客户端、区域检验数据交互平台、报告单发布系统、前处理系统、LIS以及病理系统等组成的一系列信息化建设体系。实现区域内标本的采集、标本运输送检、前处理标本交接、标本处理、标本上机检测、报告审核、报告回报等业务功能,开展涵盖标本全流程的管理、检验病理结果的共享、优质检验病理医疗资源整合和共享等业务应用,最终实现区域内检验病理数据的交换和信息共享。

区域检验数据交互平台是此模式下信息化建设关键的功能点,为区域内各级医疗机构提供统一的数据交互接口服务支撑,对内实行统一的业务标准,对外提供统一的标准接口,为其他系统或业务提供统一归口的申请接入平台,实现对接入的医疗卫生机构、资源、质量的管理,对区域中各机构送检标本的检验数据进行实时采集、监控、统计分析。

(一) 主要建设原则

建立统一的区域检验病理检测信息化平台;以网络服务的形式与其他机构和系统进行数据的交换及共享,通过采集客户端进行第三方数据的采集;采用前处理系统实现外送标本的统一接收处理;采用LIS与病理系统实现标本的登记、审核、报告;使用独立的报告发布系统进行报告的发布。

(二) 具体业务数据流程图(图 8-1)

相应网络布局主要是通过申请运营商专线(multi service transfer platform,MSTP),分别与各医院进行点对点专线互通;然后两端分别接入至防火墙设备,配置路由互通,安全策略放行即可。或者不接入防火墙,直接配置三层路由互通,通过访问控制列表(access control list,ACL)配置访问控制需求也是可行的。具体网络流程见图 8-2。

二、以区域医共体为依托的区域临床检验与病理诊断中心信息化建设

医共体(即紧密型医联体)是国内医院管理体制改革后的新形态、新事物,它虽与传统的"医院"有历史关联,但又有很多不同之处,可以说是对医疗卫生资源整合的一种有益探索。医共体一般指服务共同体、责任共同体、利益共同体和管理共同体,更多地是为进行结构调整和功能优化提供基本条件,旨在推动优质医疗资源下沉基层,进一步提升基层服务能力。国外在此方面的实践与研究由来已久,通过分析国外相关文献发现研究多集中在医疗服务整合形式、整合策略、整合效益等方面,例如美国 20 世纪 90 年代提出的"整合医疗服务提供体系"。

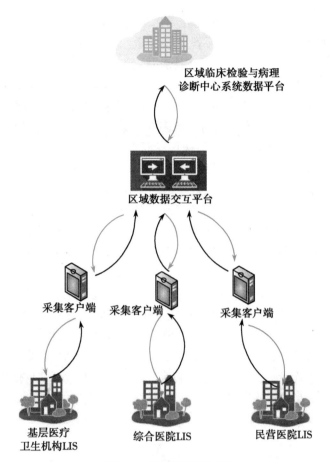

图 8-1　业务数据流程图

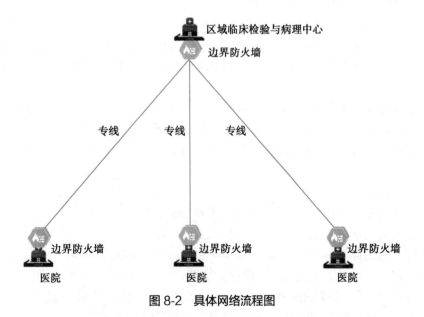

图 8-2　具体网络流程图

　　该模式下的区域临床检验与病理诊断中心是通过整合区域内所有医院的检验科和病理科,依托区域内牵头的医院检验科或病理科而成立,医院原有仪器设备、人员、技术等资源可继续使用。中心承担全区域的大部分检验及病理诊断工作,在其他医院设置检测点,形成了"中心与分中心"的业务格局。在体制方面,中心具备独立法人资格,是在医院的检验科和病理科基础上独立出来的,形成了专业化、商业运作的集中检验模式。中心配备覆盖区域的检验标本物流体,配备专用车辆在医院之间循环运送检验标本,检验结果通过信息化手段直接传送回各医院,数据存储于中心的系统中,实现区域内检查结果共享。中心承担所有区域内所有县级及以上医疗单位的日常检验工作任务、乡镇(中心)卫生院部分检验项目、政府指定的体检任务,还可开展医学检验专业的科、教、研等工作,而检测点主要开展三大常规、急诊检验、临床输血等业务。中心所有检验项目均开展室内质量控制,同时接受全方位的质量监督、检查、分析。由专人定期对区域内仪器进行校准,规范检验专业的操作流程。

以区域医共体为依托的区域临床检验与病理诊断中心系统建设主要包括采集客户端、区域检验数据交互平台、报告单发布系统、前处理系统、LIS、病理系统、云 LIS、区域数据决策分析平台等组成的一系列信息化建设体系,通过这种方式实现全区域范围内检验、病理信息的互联互通、数据交换和共享。建立涵盖申请单管理、标本全流程的管理、检验病理结果的共享、优质检验病理医疗资源整合和共享等业务应用,临床检验管理、检验过程管理等应用功能信息化临检业务体系。以区域医共体为依托的区域临床检验与病理诊断中心的建设还包括了区域医学检验数据交互中心平台和区域检验业务协同监管平台。

区域医学检验数据交互中心平台主要为区域内各级医疗机构提供服务支撑,通过区域检验协同平台统一协同管理检验工作,对内实现统一业务标准、协同辖区内的资源管理、实现辖区内信息统一标准化的互联互通,对外提供统一标准接口,为其他系统或业务提供统一归口的申请接入平台,同时实现对接入的医疗卫生机构、资源、质量的管理。并实现对区域中各机构的送检标本的检验数据进行实时采集、监控、统计分析。区域医学检验数据交互中心平台和云 LIS 为此模式下信息化建设的关键功能点。

区域医学检验数据交互中心平台的建设主要是建立一个临床检验集中检测中心数据库,实现区域内临检数据的集中管理,统一管理检验病理报告基本数据,支撑区域标本送检管理及检验报告数据区域应用业务,为区域临检决策分析系统提供业务数据的支撑。

区域云 LIS 主要应用于区域内中小医院以及乡镇卫生院和社区服务站等检验科。系统采用 B/S 系统架构将程序和后台数据库部署在云端,即只需在云端部署一套 LIS 系统,各个医疗机构不用部署 LIS 产品,在客户端使用 IE 浏览器就可以进行系统访问操作,不用安装任何客户端软件。系统发挥了云技术的优势,具有高扩展性,只需系统管理员分配一个用户名和密码,用户即可访问和使用,方便医院站点的横向扩展和业务的纵向扩展。在用户需求方面,技术人员处理完需求后,只需在云端将新增需求对应的内容进行升级,客户端刷新系统即可对新增需求进行确认和使用,达到了及时响应用户需求的要求。

区域云 LIS 的数据集中存储在云端,实时共享,安全性更高,也更加便于维护和区域数据统计。系统升级和维护只需要在云端进行,客户端无需人为进行操作维护,实现客户端零维护,实施人员在客户现场就能快速维护整个区域所有医疗机构数据。后台数据库统一在中心端进行管理和维护,安全性更高。

(一) 主要建设原则

1. 以当地医疗网络为依托,建立一个统一的区域 LIS 平台。
2. 区域内各级医院都可以通过网络访问到云 LIS 平台。
3. 各个医疗机构的数据相对独立,但是共享使用区域内公共医疗基础库。
4. 采用独立客户端采集卫生院内的仪器检验结果。
5. 采用开放接口,可以多家 HIS 和 LIS 实现数据对接,实现数据互联互通。
6. 独立的打印报告单模板,各个医疗机构可以个性化设置报告单系统。

(二) 具体业务数据流程图(图 8-3)

区域内临床检验与病理中心和各下属客户医院之间主要通过区域内卫生专网来实现网络的互通。卫生专网不仅网络稳定,还能够节约布网成本。将两端分别接入至防火墙设备,网络地址转换(network address translation,NAT)映射至内网相关服务器。具体网络流程见图 8-4。

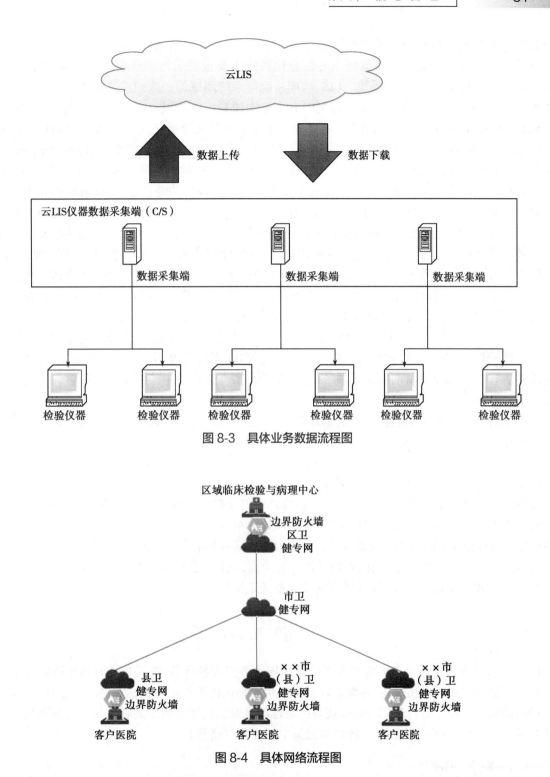

图 8-3 具体业务数据流程图

图 8-4 具体网络流程图

三、依托区域内大型医院检验、病理科建立的区域临床检验与病理诊断中心信息化建设

此类临床检验与病理诊断中心一般是由当地政府卫生部门主导、以区域内一家龙头医院检验、病理科为基础来建立的,能纵向整合区域内医疗资源,甚至可以成为跨地区和跨城市的诊断中心。该模式能最大限度地保留公立医疗机构的公益性,其优越性在国外已经得到了证实。随着诊断中心的稳步发展,资源和政策会进一步向龙头医院倾斜,使龙头医院检验科及病理科更加强大,而基层医院大

部分的检验都要送到诊断中心,导致其检验科和病理科的业务水平会逐级削弱。

该模式下的区域检验与病理诊断中心信息化系统主要包括采集客户端、区域检验数据交互平台以及报告单发布系统、前处理系统、LIS、病理系统等系统组成的一系列信息化建设体系。首先要以大型医院检验、病理科为中心,实现科室内 LIS 与病理系统的建设以及与医院信息系统(hospital information system,HIS)等系统的对接。在此基本上再搭建区域数据交互平台,实现区域内外送检验标本的采集、标本运输送检、前处理标本交接、标本处理、标本上机检测、报告审核、报告回报等全过程的信息实时处理以及数据的交换和信息共享。最终实现区域内检验医疗资源整合和共享等业务应用。

区域检验数据交互平台和 LIS 为此模式下主要信息化建设的关键功能点,区域检验数据交互平台建设主要是为了实现区域内其他中小型各级医疗机构与大型医院的检验科、病理科之间的数据交互,并实现对外的统一标准接口、区域中各机构送检标本的检验数据进行实时采集、监控、统计分析。

区域数据交互中心的建设主要是为区域内各级医疗机构提供服务支持,对内实现统一业务标准,实现院内与 HIS 等信息系统的统一标准化,对外提供统一标准接口,为其他中小型各级医疗机构系统或业务提供统一归口的申请接入平台,同时实现对接入的其他医疗卫生机构、资源、质量的管理,实现对区域中各机构的送检标本的检验数据进行实时采集、监控、统计分析。

以区域内大型医院检验、病理科为依托,建立一个独立的 LIS 系统。规范临检中心和辖区机构医学实验室检验信息系统建设,包括检验标本的条码化管理、报告管理、质控分析、微生物报告管理、实验室设备管理、人员管理、试剂耗材管理、报告发布等。实现标本集中检测及过程监管。主要建设原则有如下几方面。

1. 以大型医院检验科、病理科为依托,以 LIS、病理系统为主要支撑,建立一个统一的区域检验病理检测信息化平台,实现标本的登记、审核、报告。

2. 通过区域检验数据交互平台与其他 LIS 系统联通,实现外检业务的信息化。

3. 通过采集客户端实现对区域内其他中小型各级医疗机构的检验、病理数据的数据采集。

4. 采用前处理系统实现外送标本的统一接收处理以及院内标本的接收处理。

5. 使用独立的报告发布系统进行院内、外报告的发布。

6. 独立的数据库及服务器,以及多种方式并行的数据备份最大化保证检测数据安全。

7. 直接与每一台检验设备对接,及时获取检测数据,确保数据的准确性。

8. 直接与医院 HIS 系统对接,保障医院检验业务正常开展。

第三节 核 心 功 能

区域临床检验与病理信息系统涵盖检验及病理业务流程各环节,并进行实时信息跟踪和全过程质量监控。通过建立各个实验室、各级医疗卫生机构的临床检验与病理数据存储和传输系统,实现医疗机构间的信息互联互通、实时交换,实现与区域性区域健康档案平台中的临床检验与病理数据中心互联互通,支持全区域临床检验与病理数据的集中管理和存储及共享。

一、采集客户端

实现对外送检验标本的接收汇总,可查询接收标本的详细信息和送检单的详细信息。支持对分拣到相关检验专业小组的标本进行编号,且根据标本的项目检测日期、仪器、标本编号,操作人员确认其检验标本是否合格。对于需手工录入的标本可手动录入相关的基本信息和检验项目,同时对此类标本实现条码化的管理;对于某些没有采用系统条形码的检验标本可以采用预制码对照的方式,实现检验标本和基本信息的关联。

目前,在处理外送申请时有以下两种实现方式:①在标本收集时采集电子申请信息,适用于已有完整的 HIS 系统、体检系统或电子病历系统甚至 LIS 系统,但因为送检标本量不大或不愿意对已有系统进行改变的送检医院;②在收集标本时将纸质申请单转换成电子申请信息,适用于信息化水平比较弱,未装备 HIS 系统及 LIS 系统或装备简单 HIS 系统的送检医院,尤其是一些基层的社区医院。

(一) 第三方系统信息采集接口

通过 Web Service、视图、中间库等方式与客户或者第三方的系统进行数据对接,采集外送检验申请单的信息,并且上传到区域检验平台或者进行导出。

(二) 物流条码绑定

可以将外部第三方系统对接的外送申请单按照一定规则与中心的物流条码进行批量绑定,并且在封装后按一定的规则格式上传至中心。

(三) 标本信息上传

能够将采集到的第三方外送申请单信息进行封装后上传到区域检验中心平台。

二、前处理系统

用于在标本进入到实验室之前完成对标本的处理,主要针对大批量标本的接收和录入。为确保外送医院标本的信息(患者信息、项目信息)与中心内信息系统基础数据的一致性,应在标本进入到实验室之前就对标本进行处理及分拣整理,完成后再进入到实验室。这样不仅能实现对标本的统一管理,实验室也可更准确、快速地将标本送到各个专业组(科室)进行检验。

(一) 标本条码接收

能够根据不同的标本类型,如常规标本、病理标本、体检标本等分类进行标本的接收和接收标本的合计信息。一般不推荐采用预制条形码方案,原因是:如果医疗机构代码按照编码标准在条形码上体现,对于小型医疗机构而言,标本量不是很多,试管生产商在预制条形码制作上存在一定的困难;如果不在条形码标签上体现,则不利于识别,并且在区域中还要保证预制条形码的唯一性,需要有大量的协调性工作和管理手段作支撑。

(二) 多平台标本对接

提供对不同第三方系统的数据对接,能够接收或者读取其他第三方系统的检验申请单信息。

(三) 双输标本录入

当申请单扫描上传完成后,申请单会送到双输组,双输组录入基本信息和检验项目。在输入信息时,可按下回车(enter)键切换到下一个输入框,提高信息输入效率,输入完成后会进入信息对比环节。如果在双输中第一次录入和第二次录入的信息及项目一致时,系统会自动生成比对信息,不需要人工信息比对;如果系统检测到两次输入的信息存在不一致时,会自动进行信息比对,工作人员需要再录入一次申请单信息,以信息比对录入的信息为准。该功能主要用于提高信息的准确率。

(四) 标本分拣

将批量的标本放入试管架中,根据专业组的不同,将各个专业组的标本分别装入对应专业组试管架中方便专业组取标本时进行交接。标本分拣的步骤是先安装对应专业组的试管架,然后扫入条码,系统会根据条码信息,自动将标本分配到相关专业组中,然后由工作人员手工将标本放入对应的分拣仪上的试管架中,一个试管架有 50 个标本,装满后需要进行换架操作。

(五) 分血标本处理

实现对分血后标本进行条码重新打印,以及分血标本的交接处理。并在条码上注明姓名、出生日期、采集时间、检验项目的名称等信息。

(六) 数据成批导入

能按照一定的格式生成 excel 表格,并支持进行批量表格的导入。支持单家医院的 excel 导入,界面上会显示 excel 里面的全部样本信息,方便工作人员进行核对、修改、补打标签等操作。需要注意的是,如果表格中存在系统中没有维护的项目时,系统会弹出项目对应的界面,便于 excel 中的项目与系统中的项目一一对应。

(七) 试管架交接

该功能是在标本完成分拣装入试管架后从前处理到专业组的一个关键步骤,若未交接则证明试管架的标本还在前处理中,若已交接则证明专业组已经将标本拿走。"可交接试管架"显示的是已经分拣完成的试管架,"可回收试管架"显示的是已经交接完成、可以回收的试管架。

专业组人员进行交接时需要通过权限验证,只有对应专业组才能交接对应的专业组试管架,并且只有交接成功的标本在 LIS 系统中才能够上机。且支持批量打印条码。

(八) 标本统计报表以及员工工作量统计

可通过设定检验结果的上下限值、文字信息对不同时间段、不同分组的检验信息进行查询,并以表格形式导出。可按照患者类别、科别、门诊号、病历号、检验日期、检验项目、检验组合、送检医生、送检科室、检验医生、检验类科室各小组等基本信息任意组合,进行工作量统计、门诊和病房收费或经济效益进行查询和统计分析,可以数据列表或各种图形显示。

三、云 LIS 系统

云 LIS 系统建立在不同层级医院的现有系统之上,并不影响医院已有系统的使用,旨在打通辖区内各医疗卫生机构的信息化系统,实现与所有系统数据传输的对接和联通,避免重复开发。通过构建地区的统一管理数据资源库,实现自动接收检验及病理数据,打印检验及病理报告,系统保存检验及病理信息管理,以及与各医院之间进行数据互联互通,从而解除医院间的信息孤岛,建立医疗联合体,减轻三甲医院就诊压力,达到优化医疗资源分配的目的。

系统主要实现送检标本的信息录入,用户可以在标本结果页面手动添加检查项目的结果;仪器检测结果数据对接、传输及接收,包括连接标本检验仪器并上传到云 LIS 系统一个渠道,每一台连接云 LIS 系统的仪器都会有一个专属的采集端;对传输到云 LIS 系统中的检验及病理结果数据进行审核,审核通过后,可发布报告单,支持报告单的在线打印及下载;能将需要外送的标本与物流条码号进行批量绑定,并且在封装后按一定的规则格式上传至区域检验中心;支持通过质控批号管理、质控靶值管理对中心质控进行验证和管理;实现检验及病理项目分类、收费项目分类、仪器分类、项目单位、患者类型、性别、年龄类型、样本类型、样本性状等基础数据字典的维护;实现项目信息表的维护,主要是记录、设置在系统中各个不同仪器的检验项目以及与项目有关联的信息的数据;组织机构基本信息的登记及管理。

(一) 区域 LIS 系统

LIS 系统本质上是针对标本全流程进行规范化管理,从而获取准确检验结果的工具。系统全程采用质量控制,包括分析前、分析中、分析后三个阶段(图 8-5、图 8-6),确保整个检验流程,从申请、采样、流转、分析、审核、报告等每个关键流程都有据可依,避免冗余操作。LIS 系统能够提高实验室的质量管理水平,减少检测中的失误,提高实验室数据的可靠性、可追溯性,为临床提供准确可靠的实验诊断依据,更有极强的可扩展性以满足未来实验室的新需求。

区域 LIS 系统除了具备一般 LIS 的检验主业务系统、检验日常管理、条码模块、微生物系统、质控系统、电子签名模块、岗位及权限管理模块等功能外,还应支持区域实验室质控监控平台的连接;覆盖全区(县)的检验数据中心,支持区域内各级医院调阅在本区域内就诊的患者检验信息,实现区域化检验数据共享;统一管理全区的检验收费项目、申请项目以及报告项目,并能实时同步到各个医疗点。

1. LIS 主业务系统功能说明　包括主业务操作、综合查询、系统维护、资料打印四大模块(图 8-7)。规范临检中心和辖区机构医学实验室检验信息系统建设,包括检验标本的条码化管理、报告管理、质控分析、微生物报告管理、实验室设备管理、人员管理、试剂耗材管理、报告发布等,实现标本集中检测及过程监管。

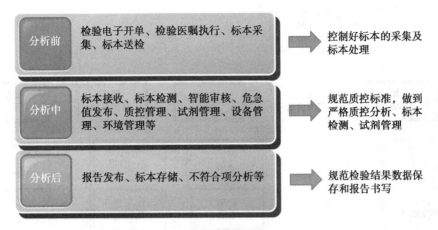

图 8-5 LIS 系统分析前、中、后三阶段 -1

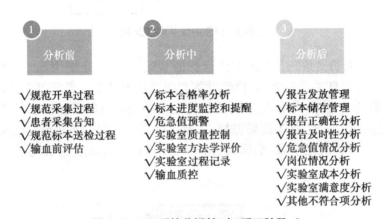

图 8-6 LIS 系统分析前、中、后三阶段 -2

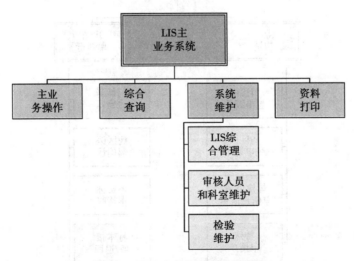

图 8-7 LIS 主业务系统功能说明

2. LIS 主业务系统业务流程 以患者标本流动为主线,以数据处理为中心,以质量控制为核心 (图 8-8)。单向通信:手工将患者资料输入仪器,仪器测定完检验项目后,自动将结果输入系统中。双 向通信:通过编辑工作单(将样本号发送到工作站)即自动将患者信息发送到仪器中,不用手工录入, 仪器测定完后,根据样本号中患者的基本信息将检验结果送回。

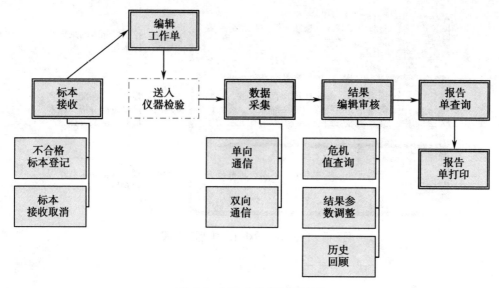

图 8-8 LIS 主业务系统流程

3. 条码系统功能说明   条码是 LIS 系统运行的基础,是 LIS 系统中标本的唯一标识,将患者的基本信息、检验项目信息关联起来,是检验设备双向通信的基础。条码具有读取速度快、可靠性安全性高、信息采集量大、灵活实用的优势,目前使用的条码有打印码和预置码两种。条码系统实现了全程条码应用流程的集成、标本流转监控,以及对仪器的双向控制和自动流水线应用(图 8-9)。还支持门诊和住院多种模式的登录,根据人员和角色不同,其所对应的系统菜单和系统模块有所区别。

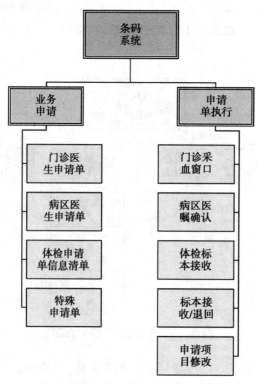

图 8-9 条码系统业务

业务流程见图 8-10。

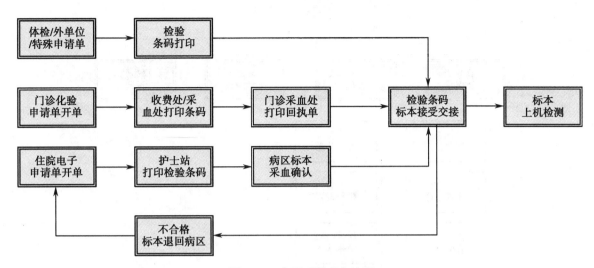

图 8-10 条码系统业务流程

(1) 住院患者:医生在住院医生站中开具化验申请单,向检验科提交电子医嘱。护士执行医嘱并打印条码(包含患者基本信息、检验项目以及检验科室),将条码粘贴在采集标本的试管上。护士根据条码上的信息去采集标本,确认采集(主要是记录采集时间和试管),将标本运送至对应科室接收标本处(也可在统一计费接收标本后再将每个标本送到对应检验科室),同时打印样本号。通过编辑工作单将样本号发送到检验仪器中,检验仪器检验完毕后,仪器根据样本号中的患者信息将检验结果传送回 LIS 系统中(双向通信)。如果是手工录入的项目,在编辑工作单时,通过添加组合项目,将手工项目送入仪器中(单向通信)。患者通过护士站或者手机短信被告知检验已经完成,可在护士站查询打印报告单。此外,患者化验的历史结果可供患者、医生随时查询。

(2) 门诊患者:医生在门诊医生站开具检验申请单,然后至门诊系统收费结算,打印发票(或电子发票)。护士或采集人员在门诊采血窗口一边采集患者的血液,一边通过发票号,调出患者检验医嘱,同时生成并打印条码及患者回执报告单。将打印的条码(患者信息、检验项目、检验科室、取报告单时间)粘贴在已经盛装了血液标本的试管上,其他流程和住院一样。患者通过电子公告牌 / 患者回执报告单上的时间、地点取检验报告单,也可通过刷就诊卡在服务台查询打印报告单。

(3) 体检和特殊患者检验流程与住院类似。

4. 微生物系统功能说明　微生物系统主要包括业务处理、质控管理、院感统计报表、微生物设置模块,实现了标本接收、菌种保存、试验过程记录、细菌及药敏结果报告、院内感染监测、细菌耐药监测数据上报等功能(图 8-11)。丰富的微生物统计功能,能对不同标本中的不同检出微生物进行分类统计,并具有合计功能及统计其构成比。不同检出微生物的药敏情况统计功能;不同检出微生物的耐药情况统计。提供了便捷、可调整的 WHONET 接口,检验者可选择导出检验结果到WHONET,并自动生成一个标准的 WHONET 软件数据文件,用户可以直接在 WHONET 中打开分析相关结果。

业务流程见图 8-12。

微生物信息系统的检验申请、患者准备、标本采集、检验收费等分析前阶段,和报告查询、结果解释等分析后阶段,与一般 LIS 的工作流程基本一致,但实验室内部有一些特殊的检验流程,如标本接收与接种流程、血培养流程、细菌鉴定与药敏流程。通过仪器检测微生物标本中是否存在需检测的细菌(如淋球菌鉴定检测是否存在淋球菌),若存在,做细菌培养,并对培养过程中产生的抗生素进行药敏试验。

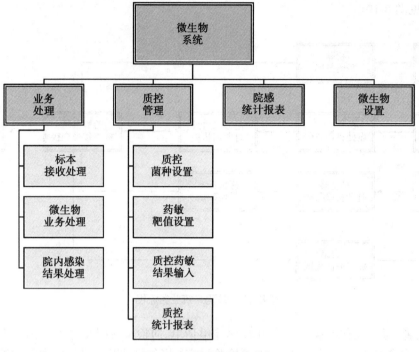

图 8-11　微生物系统业务

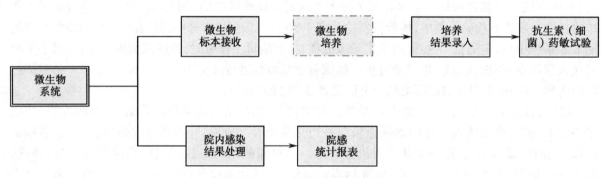

图 8-12　微生物系统业务流程

5. 质控系统功能说明　支持 Westgard 的质控规则,可选质控规则;自动从仪器中提取 QC 结果条目信息;在一个坐标内可同时观察三个不同水平的 QC 叠加图;具有失控提示,可填写失控原因,失控点可以保留;如有失控项目,进行复查时,能记录在质控数据表;支持增加、修改、删除、停用相关设备的质控品,维护对应检测设备、测试项目、质控规则、测试项目的靶值标准差、质控样本号等信息,特定项目还需维护检验和质控结果转换的对应关系(图 8-13)。

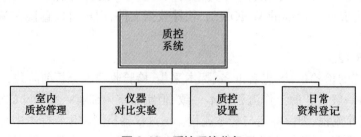

图 8-13　质控系统业务

业务流程见图 8-14。

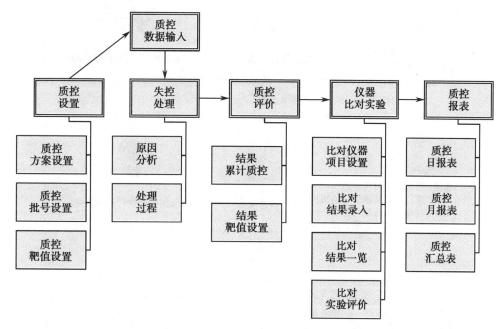

图 8-14 质控系统业务流程

根据图 8-14 所示,某仪器下某质控批号下的检验项目设置质控靶值和定义各种质控规则,然后从仪器中将检验结果传入系统(或手工录入结果)。当检验结果值满足了其质控规则中的条件,即为失控。判断检验结果是否有效,若无效则不进行处理。若有效则必须分析失控原因,判断是真失控还是假失控,若假失控手工纠正结果。若真失控,必须重做或采取合适的纠正措施,直到在控,保证检验结果可靠性,达成质控的规范化管理。

(二) 区域病理系统

病理系统提供病理大体标本登记与验收、大体图像采集、制片技术流程质控管理、病理显微图像采集、数字化诊断工作站、病理报告审核与分发管理、资料归档与借还片管理、信息资源共享等功能。实现了病理全流程的信息化管理,申请单电子化,标本条码化,物流统一配送,接收标本自动扫描,报告电子签名,病理标本的质控监管。

区域病理系统在此基础上引入无线射频识别(RFID)技术和条形码相结合的闭环式管理,确保全流程可质控、可回溯、可追查。实现了区域临床检验与病理诊断中心与所有医院和社区卫生服务中心的联网,区域内每个医生终端均可查阅病理报告;规范了区域内的病理工作流程,标准的数据格式以及各类取材模板、诊断模板,提高整个区域的病理诊断水平。

1. 业务特点 传统病理科流程的各个环节均由病理科内部人员完成,而区域临床检验与病理诊断中心的病理流程则完全不同,是分中心—中心的二级合作模式(图 8-15)。分中心(设置在医院内)接收到病理标本后,有专门委托的物流公司将其统一配送到区域临床检验与病理诊断中心,在中心完成取材、制片、诊断及报告。对于需要及时出具病理诊断报告的,例如手术中快速冰冻切片,建议由医疗机构自行出具或分中心驻点的病理医师出具。

2. 业务流程见图 8-15。

3. 功能说明

(1)登记工作站:分中心病理技师可通过手工录入、扫描电子申请单来实现病理标本的登记功能,送检标本类型不同,需要登记的种类也不同。登记类型包括常规病理登记、冰冻手术登记、会诊登记、非妇科登记、尸检登记和细胞学登记。支持对送检标本进行核查评价,记录当前校验医生信息。按照

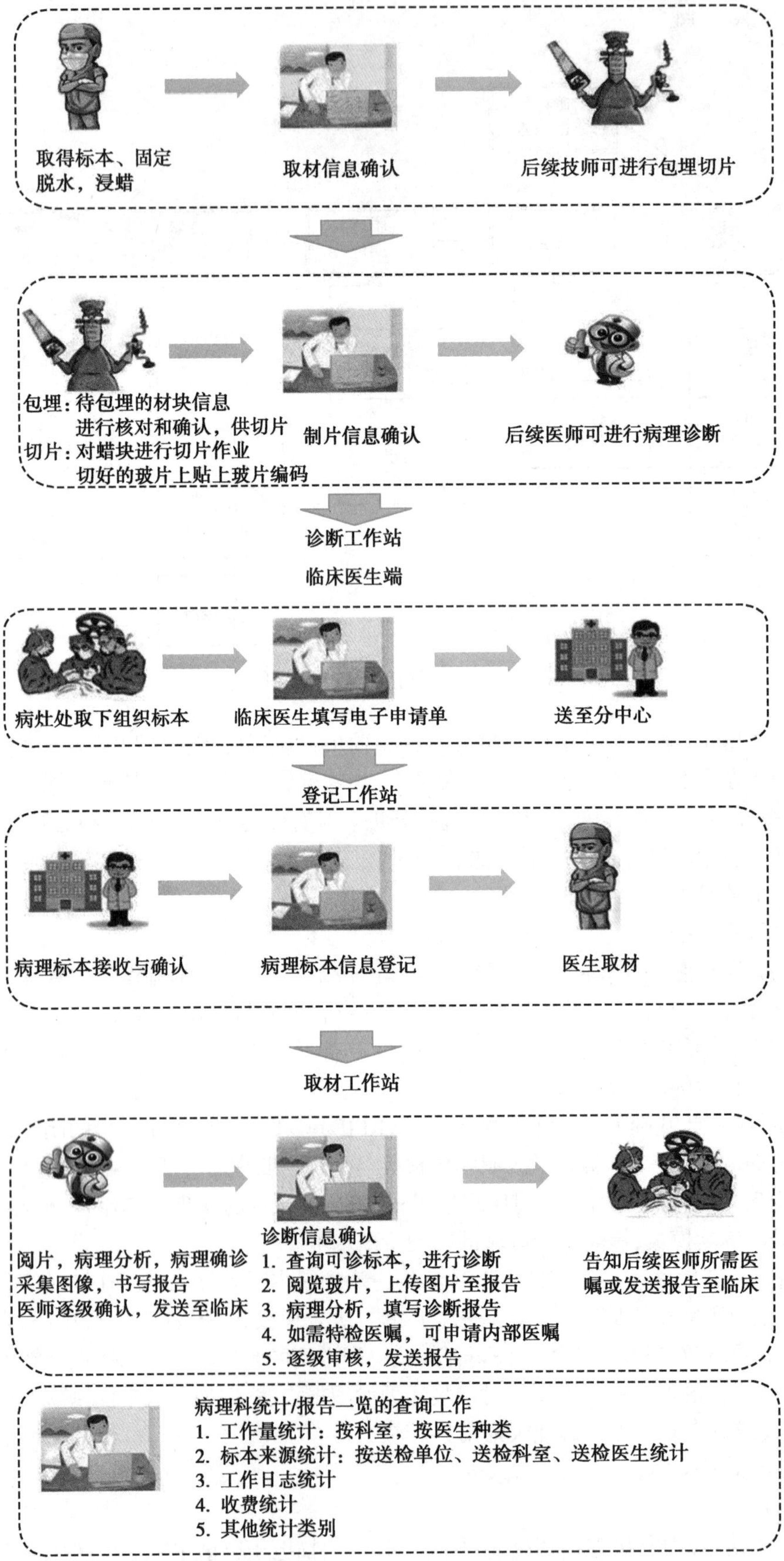

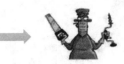

取得标本、固定 脱水，浸蜡　　　取材信息确认　　　后续技师可进行包埋切片

包埋：待包埋的材块信息 进行核对和确认，供切片 切片：对蜡块进行切片作业 切好的玻片上贴上玻片编码　　　制片信息确认　　　后续医师可进行病理诊断

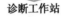

诊断工作站

临床医生端

病灶处取下组织标本　　　临床医生填写电子申请单　　　送至分中心

登记工作站

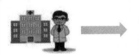

病理标本接收与确认　　　病理标本信息登记　　　医生取材

取材工作站

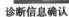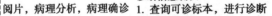

阅片，病理分析，病理确诊 采集图像，书写报告 医师逐级确认，发送至临床

诊断信息确认
1. 查询可诊标本，进行诊断
2. 阅览玻片，上传图片至报告
3. 病理分析，填写诊断报告
4. 如需特检医嘱，可申请内部医嘱
5. 逐级审核，发送报告

告知后续医师所需医 嘱或发送报告至临床

病理科统计/报告一览的查询工作
1. 工作量统计：按科室，按医生种类
2. 标本来源统计：按送检单位、送检科室、送检医生统计
3. 工作日志统计
4. 收费统计
5. 其他统计类别

图8-15 病理业务流程

当前病例库的设置规则自动升位生成病理号及病理条码,也可手工调整,如果出现重号则自动提示。可对大小标本分类登记,常规标本登记时系统根据检查项目自动匹配大小标本,支持手工调整。标本登记时可以记录标本合格状态及是否固定规范,不合格标本记录拒收原因,生成对应的统计报表。记录送检机构的明细信息,包括送检机构、机构代码、物流信息、接收时间等。

(2)取材工作站:显示所有已登记但尚未取材的病例列表,可选择显示未取材、已取材、加急和全部的病例列表。取材时自动提示该病例是否做过冰冻,记录取材明细,自动计算待包埋数和材块总数。提供"同名检索"功能,支持身份证唯一匹配,以准确锁定该患者的历史检查。可添加、删除、编辑蜡块信息。提供同部位标本单键操作,可批量增加取材材块记录。支持模版选择、模版保存、一键生成巨检描述等内容。提供按照不同器官系统、不同标本切除方式分类的取材大体描述模板,用户可在取材记录界面上直接进行模板内容的增加、修改和删除。支持大体标本照相,通过与取材工作站相连的专业大体标本拍摄台,图像与病例直接关联保存。记录剩余标本处理信息、取材人员信息、记录人员信息。提供取材工作交接管理工具,根据病历号或日期范围等条件查询病例,打印取材列表及检查记录,能区分当日取材和非当日取材,支持按照取材医生分别整理。

(3)包埋工作站:自动打开所有已取材但尚未包埋(已经完成并提交取材操作,但还未进行包埋的标本)病例的取材明细记录,供用户在包埋时进行核对。可查询待包埋患者列表,添加包埋记录,打印已包埋列表。可修改包埋信息,并对蜡块添加备注。可同时添加多个患者记录,完成同一批的包埋管理。支持记录组织材块"翻盖""无组织"等特殊取材质量评价情况,能反馈到切片环节及病理医生处,并提供取材质量评价查询和统计功能。能对接包埋号打号机,记录包埋机维护内容,实现对包埋机维护记录的添加、查询、删除、编辑等操作,并提供维护列表打印功能。提供包埋环节工作量统计信息。

(4)制片工作站:显示所有待制片的病例列表,选中患者记录后,显示蜡块及包埋信息。可查询待制片列表、患者取材信息、包埋信息等。对于特殊医嘱(例如深切、白切),以弹出框提示。可对蜡块满意度进行评价。按照蜡块包埋情况或医嘱要求自动生成切片条码标签列表,用户可进行手工调整及添加切片信息。如果用户想添加新的切片记录,可在相应的蜡块记录上,点击添加切片,下方切片信息列表会自动生成一条切片记录。切片标签的生成可适应切片不合并、自动合并、手工合并等多种情况。可根据登记列表自动生成细胞学制片的条码标签。提供苏木精-伊红(HE)染色切片及免疫组织化学(IHC)染色切片分类质控评价及分类统计。免疫切片可分类标识人工制片或机器制片。提供切片交接管理工具,用于技师和医师之间的切片交接清点对照。切片工作表可按取材医师或开单医师分别整理;可按照病理号、蜡块号或特检号分类整理。可分别打印"常规制片交接单""免疫组化交接单"等不同工作表。提供切片环节工作量统计信息。提供特检试剂库管理,具有有效期和质保期的提醒和设置,有效期外试剂为红色提醒,库存不足为灰色提醒。

(5)报告工作站:报告工作站是病理医师操作最主要的界面,可查看病例基本信息、临床诊断信息、大体标本的照片和描述、取材的明细记录等内容。支持申请特殊检查,包括免疫组化、特殊染色和分子病理项目,支持退回技术室进行重切、深切。录入镜下所见、病理诊断、免疫组化结果等诊断报告项目,如有数字切片,点击"数字切片"按钮获取数字切片图像。做过特殊检查的玻片,需要录入特殊检查的描述和诊断。自动提示该病例的历史病理结果和同次送检的其他标本检查情况,提供"同名检索"功能。提供规范化的诊断模板,支持报告常用词、报告格式的自定义。提供同一病理号(或冰冻号)不限次数的独立冰冻报告,每一份冰冻报告单独记录接收时间、取材医生、取材块数、制片人、报告医生、审核医生、报告时间等项目,每一份冰冻报告可单独进行审核并提供给临床进行查看。可按时间段统计术中冰冻的送检例数、送检次数及取材块数。提供"冰冻—石蜡"诊断对照功能。可进行冰冻诊断符合率统计、冰冻报告发放时间统计,冰冻发放时间可由用户设置及查询,并显示冰冻超时报告的迟发原因。支持将免疫组化结果快速导入到"特殊检查""病理诊断"或"补充报告结果"中,导入时可自定义标记物排序。支持图文混排报告书以及自定义诊断模板。支持申请病理会诊,需选择申请会诊的医院、会诊方式,填写详细的会诊要求和申请人后,系统会自动加入"会诊"列表。

支持多级审核制度,由初诊医生作出初级病理诊断,由经验丰富的复诊医生核对后修改或补充,至发放报告阶段由审核医生审核确认。提供报告应发时间管理,用户可自定义不同标本类型对应的报告应发时间,并能自定义接收标本时间分隔点。并采用特殊颜色来标记"报告超期""报告延期"等报告发放时间状态。

提供病例收藏管理功能,可自定义收藏夹。支持多个条件来组合查询或统计病例、可进行模糊查询或精确查询。查询或统计出的结果可以导出为 excel 文件,用户可自定义导出项目字段。提供病理科工作量统计报表、符合率统计报表、报告时间统计报表。支持报告格式自动扩页功能,以适应内容较多的病理报告或尸检病理报告。可对每日病理报告签收单进行管理,通过扫描病理报告单上的条码,自动排序整理报告签收单进行打印,用于接收病理报告后签字返回病理科进行存档。

(6)归档工作站:包括资料归档、蜡块及玻片的归档及借阅归还管理。支持通过扫描条码签收申请单、蜡块、切片,按照病理号区段,将资料(申请单或底单)、蜡块、玻片分别归档处理,录入具体的归档位置。提供病例信息(蜡块和玻片数量),便于归档人员查看及核对。可以对多个标本进行批量归档,归档时将蜡块、玻片一起进行归档,也支持对单个标本的单个玻片进行归档处理。支持归档状态查询及新增。对于会诊报告结果,提供文字和影像多种方式记录会诊内容,系统主动通知相应报告医生。还片时记录外院会诊意见,并返回给报告工作站供病理医生查看。资料室借还片管理,及时了解和处理"借出""归还""作废"的切片情况。可打印借片凭证,输出大体所见或本院诊断等。

(7)细胞学工作站:细胞学工作站同报告工作站一样,具有相似的流程和功能。细胞学、液基细胞学(TCT)、HPV 库病例独立分库管理,病理号按照预设格式自动升位。使用光学摄像头或带标准接口的数码摄像头,可实时浏览、采集和保存镜下图像,可对图像进行多种处理、测量、标注功能。采用包括 Bethesda 报告系统(TBS)在内的多种分级报告系统,用户点选选项即可快速输出液基细胞学报告。

(8)特检工作站:系统自动提示已发出特检医嘱(免疫组化、特殊染色、分子病理等)要求但尚未执行的病例信息列表。同一病理号开出的特检医嘱,碰到不同蜡块号或不同开单时间时,系统自动变为红色进行提示。可从特检医嘱信息中提取病例信息、标记物名称等内容,来自动生成免疫组化切片等切片条码标签,并打印出来。可按照标记物或病理号分类来打印染色工作表。

四、报告单发布系统

当检验及病理报告完成审核后,系统后台将通过串口通信将该报告单上传到万维网服务器,用户通过回执单上的条形码以及姓名在网络上进行报告查询及报告打印。

(一) 结果报告查询

该功能提供各种查询报告结果的筛选条件,包括条码、送检时间、送检医生、姓名、性别、年龄、项目等。

(二) 结果报告 PDF 下载打印

该功能提供了结果的 PDF 批量下载和批量 PDF 在线打印。具有报告模板编辑功能,针对每个发报告的仪器可设置其报告单格式,同时也可共用一种报告单格式。

(三) 结果报告 PDF 下载接口

该功能提供了能够下载 PDF 报告的万维网接口,通过将 PDF 文件转换为 BASE64 编码的方式进行下载。

五、区域数据交互平台

区域内各医疗机构的信息系统架构差别较大,不同的数据存储格式,不同厂商的信息系统软件及信息的隐私保护往往制约着中心的数据整合。这种数据源异构性的障碍性可体现在多个方面：如从医院端获取数据、中心发布给医院的数据的写入、中心发送给医院的数据查询等，都将面临多种类型的数据源的问题。为保证医院数据的安全，不建议直接访问医院的数据库，可通过搭建一个规范化、标准化的数据交互平台来实现医院的异构数据源的统一接入，还可减少区域内各医疗卫生机构信息化改造投资。

区域检验、病理数据交互平台是由运行于中心服务器上的服务端和运行于各送检单位前置机上的客户端组成的系统，前置机一端接医院内网，一端接医院外网，并通过虚拟专用网络连接到云系统。区域检验、病理数据交互平台是基础数据标准化的数据集成平台，其主要功能是进行数据交换和管理，通过对各类业务数据的访问、过滤、清洗、转换、加载等步骤，最终实现异构业务数据的有机整合。平台提供统一的接口标准和交互标准，具有多协议数据交换的能力，能对各个医院前置机传来的数据进行交换，用户可根据需要灵活配置不同的数据交换通道，并可统一管理维护。通过技术层面和业务层面的数据驱动进行统一管理，建立统一的、规范的、共享的、平台级的基础数据管理，解决各地基础数据混乱的现状，实现各个系统的基础数据的统一，减少数据交互的差异性，便于系统之间有效数据的搜集和对比统计。

（一）申请单数据管理

实现对平台所有的申请单进行查询和筛选，支持查看申请单的具体明细数据，并且在特定权限下能够对申请单内容进行修正。

（二）外检项目管理

该功能主要用于对外送机构客户的特殊项目进行管理和维护，对项目进行自定义的增加、修改、删除，同时可以进行匹配对照操作，将客户的个性化项目与检验中心的项目进行对照。

（三）实验室项目管理

用于维护当前区域中心的收费项目，这些项目将用于外检项目中与客户的个性化项目对照映射。

（四）外送数据统计

统计外送申请单的数据，能够按照时间对外送标本的数量进行汇总，并支持查询单个标本的流转状态。

（五）申请单上传服务接口

该功能主要对外开放 Web service 接口，用于接收送往中心的申请单信息，同时根据项目的映射情况，对客户外送申请单中的项目信息进行自动的转换。

（六）结果报告下载服务接口

该功能主要对外开发 Web service 接口，用于向中心请求检验结果，可以根据不同的查询参数，进行单条或者批量的报告结果下载。

（七）日志记录

主要用于记录系统操作事件的记录文件或者文件集合。数据库中的日志文件主要记录数据的操作，例如对数据传输、加载、查询及增、删、改的情况进行记录。还可以详细地记录各系统之间的接口调用日志。

六、区域决策分析平台

区域临床检验与病理诊断中心数据来源广泛，包括区域内各级医院、基层医疗卫生机构、公共卫生机构等，后期随着移动终端的应用，还会加入个人和家庭来源的数据。中心数据具有类型多样、增长快速、高价值、复杂性、时序性、不完整性的特点，这给对其进行有效分析、提取和利用带来了挑战。随着数据量的积累和业务应用的增加，数据相关性的价值越来越高。通过充分挖掘和有效利用隐含在数据中的信息，可辅助区域卫生管理部门提高卫生服务质量、强化绩效考核、化解疾病风险、提高行业监管职能,为区域卫生管理部门科学管理决策提供有力支撑。

建立统一的数据分析平台,将分散在各业务系统中的数据进行统一存储和管理,支持进行统一的数据分析和数据统计汇总,同时提供统一的标准库,为决策者提供良好的分析平台。除医疗数据外,还能集成财务、销售、区域等其他平台和系统的数据。其主要数据业务流程见图8-16。

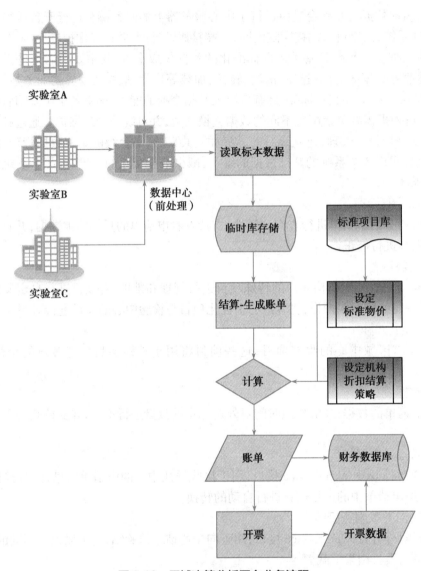

图8-16 区域决策分析平台业务流程

(一) 统一的登录门户

系统用户根据提供的用户名,选定角色、根据提供的账号密码登录平台系统。

(二) 用户权限管理

包括权限设置及人员分组,支持维护系统内所有使用角色以及相应的操作权限,维护操作人员的登录小组信息以及相关人员的角色。

(三) 标准库建设

实现检验、病理涉及的项目、标本类型、客户信息、检验方法、收费项目等基本标准信息库的登记。

(四) 财务数据分析管理

1. 数据读取功能 按照账期读取数据;支持从前处理LIS系统读取录入的标本信息;能够从病

理系统读取病理标本信息;可按周或一定天数自动获取标本信息。

2. 账单计算功能　根据结算策略对标本进行价格计算;按照账期自动生成账单,并能对账单的金额进行一定程度的自定义调整;提供账单的查询以及结账、导出等功能。

3. 账单开票功能　对账单进行开票操作,提供特殊开票操作包括区域开票、部分开票、分组开票等。

4. 结算策略维护功能　支持根据标本送检类型设定折扣,例如体检、职工体检、常规等;也可按项目分组设定折扣;根据项目进行直接定价。

5. 其他基础数据维护功能　包括收费项目维护、标准物价维护、机构基础信息维护。

6. 财务统计汇总功能　提供项目分组及总金额的汇总统计。

(五) 销售数据分析管理

1. 客户信息管理　客户列表查询显示以及客户基本信息登记查询。

2. 发票管理　发票列表查询显示;发票操作,包括发票的确认、签收、重开、交接。

3. 客户合同折扣优惠　折扣优惠列表、折扣申请操作、折扣评审登记操作。

4. 销售业绩绩效管理　业绩列表查询显示、预计业绩设定、完成业绩查询显示。

(六) 决策管理

为区域卫生监管部门提供完备的医疗业务管理指标评价体系,通过渐进式、多维度、细化的医疗业务数据分析、展示,供各级管理者了解区域内医疗业务现状,提升管理水平。明确综合服务管理决策分析范围,确定考核标准体系,有针对性地汇聚和分析数据,辅助卫生管理部门决策,提高监督管理能力。提供疾病智能化预测告警,辅助相关管理部门提升疾病预防、控制的工作效率,有效化解疾病风险。例如,多中心、多地区的检验“大数据”挖掘可以为某一时间段的人群营养状态调查提供有价值的数据,对于部分流行病(心血管疾病、感染性疾病)的分布流行情况提供循证依据。

第四节　连锁化与大数据趋势

在互联网时代,医疗需求是巨大的,且差异化、个性化比较明显。在互联网思维之下,任何一个单一的医疗机构所具备的资源是极其有限的。因此需要在原有的业务基础上打造一个全面参与、互联互通、包容开放的生态平台,除了能汇总检验检测资源并予以合理有效配置和调度,还能增加托管、共建、集约化采购、信息化输出、大数据共享等延伸服务,使其与医院的黏性更好,即未来医院会很难脱离它。这样一个平台,不仅可调动隐藏在平台后面的大量资源,还能及时与前端个性化的大量需求对接,真正做到全面感知、预测趋势、优化决策,实现精确管理。

现阶段,国内的医学检验外包模式正逐步发生改变,小型实验室在未来可能会被大型实验室所并购。随着国家政策进一步放开,国外独立实验室会以多种方式切入国内医疗市场,如日本 BML 已经在上海布局,美国梅奥诊所与康圣达合作等。除了面临国外检验巨头挑战等问题,区域临床检验与病理中心还需顺应互联网思维,打造全新的检验检测服务模式,并通过对检验检测服务产生的大数据分析、寻找规律性,制订差异化检验检测方案,优化资源配置。因此,未来的区域临床检验与病理中心将会呈现连锁化与大数据趋势。这一模式顺应了国内医疗制度改革方向,适应了社会及经济变革趋势,必将对我国医疗管理和临床检验及病理诊断模式带来巨大的变化。

一、区域临床检验与病理中心连锁化建设

连锁化建设是指通过对品牌形象和业务的标准化管理区域临床检验与病理中心,其优势在于收入抢占、成本缩减以及战略上协同布局。随着人们对医疗服务品质需求的提升,希望能在不同的地区

获得同样质量的医疗服务,因此对连锁医疗往往有较好的接受度。且医疗服务行业具有显著的消费特征——强地域黏性,连锁化经营可复制性高,其扩展不受地域限制,能快速向三、四线城市下沉,抢占市场份额。后期可逐步转向专科化,即基于某一种核心技术进行发展,增加核心竞争力。例如华大基因、上海宝藤等,这些公司是向专科化进行发展的。

通过信息化手段实现连锁化管理的目标,为连锁化经营提供强有力的支持,从而达到连锁化管理的综合要求。区域临床检验与病理中心连锁化建设经营具有很强的行业特殊性,尚未形成固定经营模式,导致其信息化建设相对复杂,因此全面的需求分析规划很重要。将信息化规划与中心建设的发展战略紧密结合,充分考虑各区域临床检验与病理中心的规模大小、标准业务流程要求、成本投入收益、长远发展目标等多个因素,以及对各中心标准业务流程的要求、管理要求、管理范围等,同时结合区域临床检验与病理中心的实际情况,进行定制的信息系统建设。建议有条件的机构企业可进行自主开发,如果选择信息化厂商,一定要根据中心自身情况,定制开发。

区域临床检验与病理中心连锁化涉及信息化的实施建设一般有以下三个方面内容:总部信息化系统建设;总部针对各中心的标准化、管理要求的信息化建设;中心自身信息化建设。如果总部信息化系统建设管理混乱,势必会影响整体的连锁化战略发展,另外如果总部针对各中心的标准化、管理要求的信息化建设不到位,势必会导致中心标准化的执行难以达到预期目标。因此,总部信息化系统建设和总部针对各中心的标准化、管理要求的信息化建设是做好连锁化建设以及可持续发展的重要制约因素。

二、区域临床检验与病理中心大数据建设

大数据与区域临床检验、病理服务的深度融合应用,是区域临床检验与病理中心未来服务升级的主要支撑点。有助于充分发挥优质医疗资源的引领作用,将大医院、大医生的知识和能力通过数字化的手段传递到基层、偏远和欠发达地区,有效提升基层医疗机构的服务能力,促进分级诊疗制度的有效落实。运用大数据技术的支撑,为医生提供智能化辅助工具,提升诊断效率,实现检验、病理大数据与技术成果的共享,助力行业升级。

医疗数据本身的特殊性和现实性,使其很难像别的数据一样存储和分析。需要从多个角度(存储格式、存储位置、分类模式等)考量数据的存储安全,在对检验和病理数据进行挖掘时,要先将会体现患者信息的属性删除,保证患者信息不被泄露。存储数据的标准化、数据采集的去隐私化等这些问题给大数据应用带来了困扰,同时国内现阶段仍旧缺少相应的政策法规、伦理研究及安全的数据共享等各方面的设计。因此在规划区域临床检验与病理中心大数据建设时,需要考虑以下几个方面。

1. 首先需要全面考虑数据来源。随着医疗信息化的发展,互联网企业/移动应用平台供应商慢慢渗入到传统的医疗行业中。同时,医疗设备及可穿戴设备的兴起,使医疗器械及医疗硬件厂商在医疗行业中进一步扎根。未来,医院、药企、医保/保险公司、互联网/移动应用平台及医疗器械及医疗硬件厂商、医生、患者都会成为临床检验与病理中心的数据提供者。

2. 在面对如此海量的大数据时,需要思考如何利用现有数据及需要收集哪些数据。数据挖掘技术是现阶段各行各业解决数据问题的出口,使人们对数据有了全新的认知,并帮助人们充分利用数据中隐藏的知识。目前数据挖掘主要分为基于统计学的挖掘方法、基于神经网络和机器学习的数据挖掘方法、数据库方法等。基于统计学的数据挖掘方法建立在统计学知识的基础上,通过统计学的回归分析和判据分析等多种专业知识完成数据挖掘的任务。基于神经网络和机器学习的数据挖掘方法是一种智能化的数据分析技术,通过自适应的数据分析技术,进行训练和学习,满足多种数据挖掘任务的需要。然而,单从数据挖掘的结果来看,其显示的知识还是比较少的,从数据本身不能够看出,这些信息在挖掘的过程中只有相关技术人员知道。当用户想要知道这些数据的关系以及把这些关系显示出来时,图形显示较数字显示更加有效、更加便于理解。因此,以数据可视化

方式来呈现分析的结果,更直观表现数据规律和一些信息,便于医生对病情的决策,也方便患者认清自身病况,理性对待。

三、区域临床检验与病理中心信息化未来趋势

区域内检验及病理信息互联互通形成数据资源共享共用是区域临床检验与病理中心连锁化与大数据趋势发展的先决条件,对区域临床检验与病理中心的发展构建起着举足轻重的作用。因此,需做好区域临床检验与病理中心信息化的建设,实现与各级医疗机构、区域卫生信息平台、区域其他医疗中心等业务系统的数据联合和对接,整合、盘活已经累积的医疗信息资源,实现区域内数据资源共享共用。同时为区域临床检验与病理中心未来的服务升级提供技术平台支撑,并且中心能够基于信息化进行新的探索,发展其核心竞争力,例如麦克奥迪想做远程病理诊断,达安临检做社区的慢病管理。

(一) 用户自助检验申请

互联网的发展促使医检产业模式逐渐升级,目前市面上已经推出的检验服务有上门采血体检服务、亲子鉴定技术、酒精代谢基因检测项目、宫颈癌检测等服务。用户可通过互联网检验平台、手机应用软件(APP)或微信就可以方便快捷地为自己或家人预约检验服务,之后等待合作的检验人员上门取样,或者按照寄到家中的检测套装说明,自己使用工具提取标本,再通过快递直寄到实验室,检验结果可第一时间在平台上查询。用户可在互联网检验平台和客户端随时查看订单状态,还能自由安排预约时间,节约用户时间成本。

区域临床检验与病理中心完全可以尝试借助"互联网"从传统的检验模式转向现代检验商业模式,并逐步扩展到企业对个人的商业(B2C)模式、线下商务的机会与互联网结合(O2O)模式。即不仅仅与用户之间形成业务关系,更像是一个社会交往平台,甚至可以说是一种生活空间。用户可在中心平台上提交检验申请,根据自身情况选择检验方式及时间,检验方式包括检验人员上门取样、邮寄样本以及自行去中心检验。中心可配备医务人员,对检验申请进行初步筛选,并为用户提供医学专业建议,避免不必要的检查。

(二) 用户查询更方便

除了平台查询外,还利用云计算、物联网、面向服务技术等搭建了可实现各类医疗数据动态集成的移动医疗云架构,为用户提供移动终端查询服务。在检验结果完成后,将检验和病理数据同步到网络,通过医院官方网站、区域平台、APP等多种渠道提供给患者查询。患者只需登录医院官方网站、APP或区域平台,点击检验结果查询链接,在检验结果查询界面,输入所要求的信息(如条形码号、就诊卡号等)进行身份验证,验证通过后即可查询相关检验结果信息。

(三) 结果解释更准确

不同地区、不同层级医院的医生水平参差不齐,导致对于检验和病理结果解释可能存在一定差异,尤其是病理诊断对医生的专业水平要求较高,而病理诊断不准确可能导致后续治疗出现偏差。因此从中心积累的检验及病理数据中,挖掘出对临床医生、检验人员、病理医生有价值的参考信息,向临床医生、检验人员、病理医生提供临床决策支持,可有效地解决医生知识的局限性问题,尤其是对于临床中那些错综复杂的疾病,减少人为疏忽,为医疗质量提供了保障。

将检验数据与附加信息相结合,分析后可为各类医疗行为或方式提供客观数据。与临床诊断或预后资料相结合,通过回顾性分析能够评估检验项目的诊断性能或预后价值,协助建立诊断或预后切点;与送检医生信息相结合可对医生开单模式分析,与其他实验室检验结果以及疾病诊断等信息相结合,为临床路径中设立检验项目组合提供线索;检验项目结果与临床病史、其他实验室检验结果等信息相结合,为项目自动审核规则设立提供数据支持。虽然在检验医学领域中出现越来越多的形态学检验,如骨髓细胞学及微生物涂片的图片数据、自身抗体等免疫荧光的图像数据等,但目前未见在检验医学中形态学检验上的应用报道。

基于病理大数据,结合人工智能,为病理医生提供用于数字切片的辅助诊断软件,计算机能够自动检测数字切片中的病变区域并定量评估各项指标,辅助、优化病理诊断。还可通过回顾某一疾病的病理诊断报告及病理图像数据,研究该疾病的病理流行病学特点,评估病理诊断现状和规范化水准,发现目前诊断体系中的问题,为制订新一代病理诊断标准提供科学依据及数据支撑。

（陈 瑜）

第九章

物 流 管 理

第一节 区域医学检验与病理诊断中心物流概述

一、区域医学检验与病理诊断中心物流团队建设

区域医学检验与病理诊断中心物流(简称区域医学实验室物流),伴随着区域医学检验与病理诊断中心的成立而发展,是区域医学实验室运行的重要保障。区域医学实验室物流主要涉及标本运送、仪器设备及试剂耗材的物流管理等。仪器设备及试剂耗材的物流管理见第五章,本章介绍标本运送的物流管理。

由于区域医学实验室物流行业对送检标本的特殊性和信息系统的安全性管理要求,以及区域内各医疗机构个性化的服务需求等,建设具有医学专业素质的物流团队是区域医学实验室物流区别于普通物流的特点之一。物流团队拥有经过专业培训并考核合格的物流人员、辐射整个区域的专业物流系统和信息化管理系统,实行多点联网,具备完善的标本接收及运送、客户咨询、报告单发送和查询体系,所有标本均采用专用标本接收箱、专车运输、GPS定位跟踪,极大地提高了区域医学检验与病理诊断中心的医疗服务质量和医疗管理水平。物流团队还负责审核和研究标本的要求(温度、包装等),并分析运输过程中的相关数据变化情况、成本和时间等,从而更好地协助区域医学实验室建立高效、安全、便捷的一站式物流服务平台。在一定程度上来说,物流服务也代表着区域医学实验室的综合竞争力。

2017年4月26日颁发的《国务院办公厅关于推进医疗联合体建设和发展的指导意见》明确提出医联体的建设,而区域医学检验与病理诊断中心作为医联体的重要组成部分,是文件中大力鼓励和建设的几个中心之一。目前关于区域医学检验与病理诊断中心的建设主要有以下几种模式:依托区域内大型综合医院检验科和病理科建立区域检验与病理诊断中心;第三方实验室与区域内龙头医院或专业组织共建区域检验与病理诊断中心;第三方实验室与区域内龙头医院合作;总院分院模式的区域检验与病理诊断中心;第三方实验室直接加入医联体作为区域检验与病理诊断中心;体外诊断产品(IVD)企业与区域龙头医院共建区域检验与病理诊断中心。以上六种模式的发展宗旨都是为了充分利用和优化资源,以达到市场利益最大化,实现区域医疗资源共享,提高医学检验与病理诊断的服务质量。无论哪种发展模式,物流管理都是资源整合及优化配置的重要环节。标本采集完毕后,送检机构可实时查看外送标本的物流情况以及接收医疗机构的检验进度和相关的审核报告情况,实现整个区域范围内标本高效流转的目的。

二、区域医学检验与病理诊断中心物流体系建设

(一)第三方冷链物流平台

针对以上六种区域医学检验与病理诊断中心模式,物流体系建设主要存在两种方式,其中一种是由第三方冷链物流平台承担物流配送服务(外包服务)或协助建立区域智能物流管理系统。目前国内的区域检验与病理诊断中心成立时间较短,在短期发展内自身尚不具备物流配送能力,而且区域检验与病理诊断中心所辐射的区域往往已经形成垄断,不存在竞争,并伴随区域信息化、标本管理条码化、

检验流程自动化,以及区域内医疗机构人员统一执行规范的操作规程,因此有条件在区域性的局部范围内实现医学实验室物流的外包服务。此外在医学实验室物流的整个环节中,接触客户的部分由专业物流人员完成,送检标本集中包装之后的干线运输部分也可以实行外包服务,但是标本运输必须符合时效要求。部分送检标本如部分基因检测类项目的标本保存条件要求不高,项目相对单一,可以进行外包物流服务,但此类项目标本较少,标本运输的特点为少批量、多频次、时间紧,外包物流的干线能力可能难以达到要求,通常和其他标本一起运输。

受专业性的限制和质量保障的需求,目前企业物流部门承担区域医学冷链物流服务工作已成为主流方式。如第一种依托区域内大型综合医院检验科建立的区域检验中心模式,是国内最早出现的一种区域检验中心,目前在国内已建成多家。以上海市松江区区域临床检验中心为例,该中心依托区域内的中心医院检验科,将区域内的社区卫生机构统一纳入该中心,为完善区域性临床检验中心的建设,做到高度有效整合,各家社区卫生机构统一将采集完的标本(三大常规除外)通过专业化的物流公司,运送至区域检验中心检测,结果通过 LIS 系统传回至各个社区卫生机构。专业物流公司承担了松江区多家社区卫生服务中心、一家二级医院及区域性临床检验中心外送标本的运输服务,依据各医院所处地理位置和检验项目的时限要求,区域性临床检验中心合理设计了 5 条物流路线,配备了 6 部物流车、数名专职物流人员,保证所有标本在每天 11∶30 之前送达检验中心,并在未来还可根据业务量的增加及区域内突发公共事件的需求进行扩容。在车辆和标本监管方面,每部车安装 GPS 定位系统,实时监控车辆运行状态;递送员配备无线射频装置(RFID),对医院标本及标本箱温度进行数据扫描并实时上传,通过监控中心设立的监管设备,实时对标本的收取时间、数量以及运送过程中的保存温度、现状进行监管,保证标本安全、准确、完好地送达检验中心。为规范化管理,区域性临床检验中心针对物流方面制定了生物安全事件应急处置办法、标本转运箱及运输车辆消毒操作规程、标本接收、运送和递交操作规程等制度文件。

(二) 冷链物流体系

区域医学检验与病理诊断中心模式物流体系建设的另一种方式是自建冷链物流体系。建设拥有医学专业素质的物流团队和完善的医疗冷链物流管理平台是区域医学实验室物流行业的特殊性发展需求。江苏常熟市医学检验所是国内首家采用区域内集约化管理模式的公立医学检验所。检验所成立后,建立了自己的物流系统,包括分送渠道和遍布各个网点的专业人员,实现标本接收、检验、发送以及服务等系列程序,采用统一的物流运输标准收集和运送 3 家市立医院及各乡镇卫生院的标本。由于标本来源比较分散,既要保证标本运送准确及时,又要符合检验及生物安全的严格要求,检验所采取以下措施确保物流系统有效运行:

1. 标本条码化管理和结果信息化传送　常熟市区域化检验数字化集成平台采用集中式和分布式混合模式,以医学检验所为数据存储和管理服务中心,市属 3 家医院分别建立数据存储及管理服务分中心,乡镇卫生院等其他医疗机构使用条码信息管理系统与检验所中心数据库进行数据交换服务,对所有检验标本采取条码化管理,有效防止了标本的遗漏和检验项目录入错误,检验结果通过信息网络传回送检单位。

2. 标本运送时间　3 家市立医院每天进行 4 次标本运输,全年无休,乡镇卫生院等其他医疗机构每周 3 次,节假日除外。基本保证了标本的及时送检。

3. 生物安全管理　配送人员均具有较强的生物安全防范意识,在标本接收过程中严格遵守生物安全管理规范。

4. 温度控制　标本统一放置于标本袋,运输过程中每个环节标本储存箱的温度需低于 10℃(特殊标本按要求进行特殊处理)。

5. 分析前质量控制　编写检验标本采集指导手册下发全市医疗卫生单位,实现检验标本采集方法的统一和规范化。

以上措施使常熟市医学检验所获得了高效的物流系统支持。

此外,国内大型的第三方独立实验室如金域、迪安、艾迪康和美康生物等通过自建冷链物流运输网络、专业信息系统管理和专业物流团队,集中各类医疗机构的检验标本,实现规模化检验以降低成本和提高效率。第三方实验室参与建设的区域检验与病理诊断中心模式即可通过其自建的冷链物流体系,根据地域特点,充分利用互联网、物联网、大数据等先进技术,实现公路、铁路、航空、物流平台、医疗机构等各方的全链条无缝对接,建立一套完整的区域冷链物流操作运营体系,发挥多式联运操作优势,大大升级区域医学实验室冷链物流供应链服务,实现区域内各医疗机构的一站式快速物流配送服务。如北京地区以 1 家独立医学实验室(independent clinical laboratory,ICL)和 19 家不同级别的医院(包括 10 家三级医院、7 家二级医院和 2 家一级医院)为合作对象成立的第三方医学检验服务支撑平台,通过对平台内 20 家医疗机构的地理位置和外送检验项目进行综合分析,将 19 家医院分成 4 条运输路线,由医学独立实验室配备 4 名专业标本接收人员、物流接收车,以及具有实时温、湿度监控功能的标本运输箱(每隔 5min 将监测的运输箱温、湿度传回监控中心平台 1 次,以便于对标本运输过程中的质量进行监控),从而实现了检验标本的快速传输,并建立了标本运输过程中的温、湿度监控系统。

以上两种区域医学检验与病理诊断中心模式的物流体系建设方式均可实现强强联合,打造创新型区域医学实验室冷链物流供应链的新模型,实现区域内所有医疗机构标本无障碍流转和检验资源的合理配置。

第二节　区域医学实验室冷链物流的应用

一、区域医学实验室冷链物流国内外发展现状

区域医学实验室冷链物流作为医疗冷链物流的细分领域,是指常温、冷藏、冷冻类、易腐类检验标本在采集、储藏、运输、配送等过程,一直到实验室前处理的各个环节中始终处于特定的温度范围,以保证标本质量,同时降低储运损耗、控制时间、节约成本的一项复杂的系统工程。它是以冷冻工业学和医学为基础,以制冷技术与信息技术为手段,提供冷藏、冷冻、运输、仓储、配送、包装、加工等一系列增值服务并伴随物流运输行业的发展而兴起的。检验标本的储运比较特殊,对温度、湿度、见光度等具有特定要求,供应链的各个环节必须始终处于标本所必需的特定温度环境下,以减少损耗,防止污染和变质,并保证标本安全、生物安全的特殊供应链系统。

随着我国经济的发展、医疗保障水平的提高,对医学标本的冷链物流要求也逐步提高,尤其是第三方医学检验所业务的蓬勃发展,带动与之配套的冷链物流发展迅速,并成为各医学检验所运营的重要部门。2016 年我国第三方医学检验所市场规模约 120 亿元,提供的检验检测服务所占市场份额不到 5%;而美国的第三方医学实验室的市场份额占到 35%;同处东亚的日本,第三方医学实验室的市场份额占到 67%。由此可见我国的医学实验室处于发展初期。区域医学冷链物流随着第三方检验市场所占比例逐步提高,预计 2018—2020 年,每年会以 25% 的增速发展。目前第三方医学实验室行业大部分外包业务来自于二级医院,二级医院对独立医学实验室市场的业务贡献占比大约在 75%,其余 25% 的业务贡献来自于基层医疗机构和高级医疗机构。

二、区域医学实验室冷链物流体系建设

(一) 物流信息化与智能化

区域医学实验室冷链物流体系需要建设集冷藏仓储、冷链运输、冷链信息追溯和订单管理于一体的综合性物流服务平台。物流信息化是区域医学实验室冷链物流的一个特点。信息化在信息获取、质量控制、报告反馈等各个领域发挥着关键的作用,包括在标本接收阶段基础信息的收集(如姓名、年龄、检验项目等),在运输过程中的 GPS 定位与全程温控记录,以及在最终报告阶段的多终端反馈打印等。智能化区域医学冷链物流管理平台融合了订单管理系统(order management system,OMS)、

仓库管理系统(warehouse management system,WMS)、冷链运输管理系统(transportation management system,TMS)和冷链运输追溯系统(cold chain traceability system,CCTS)。

1. OMS 是物流管理链条中不可或缺的部分,通过对订单进行管理及跟踪,动态掌握订单的进展和完成情况,使仓储管理和运输管理有机地结合,能稳定、有效地保证物流管理中各个环节充分发挥作用,使仓储、运输、订单成为一个有机整体,满足物流系统信息化的需求。

2. WMS 的功能包括进货管理、库存管理、订单管理、拣选、复核、配送、RF 终端管理、商品与货位基本信息管理等功能模块;通过网络化和数字化方式,提高库内作业控制水平和任务编排,有效地控制并跟踪仓库业务的物流和成本管理全过程,实现完善的企业仓储信息管理,把配送时间缩短了50%,订单处理能力提高了1倍以上,取得了显著的社会效益,已成为医药物流的一个样板。

3. TMS 主要包括订单管理、配载作业、调度分配、行车管理、GPS 车辆定位系统(图9-1)、车辆管理、人员管理、数据报表、基本信息维护、系统管理等模块,能大大提高运作效率,降低运输成本。

4. CCTS 通过一体化的冷链温湿度监控平台,整合仓库、物流车辆冷链环境监测数据,配备先进的云端数据汇总、分析、处理软件,同时分别提供 PC 端监控软件和移动端监控 APP,实现对整个冷链环境的实时监控,具有安装方便、超温报警、实时数据、全程记录、超低功耗、无线组网、自动启停、断点续传等功能,提高监控效率,保证冷链环境下物品的质量安全。该系统温湿度采集器将采集数据通过无线方式发送到

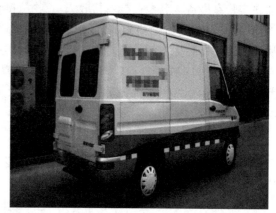

图9-1 GPS 物流运输车

无线管理主机,管理主机对数据进行打包,利用 GPRS、TCP/IP 或者 WIFI 通信的方式将数据传输至服务器,由对应的管理软件进行数据解析、数据存储等操作,在异常情况下,及时发出报警信息。在医学冷链物流运行过程中依托制冷技术、制冷系统、温控系统及干冰、冰块等辅助保冷措施,满足不同标本的温度需求,包括 2~8℃、18~25℃及冷冻状态的多温段冷链运输,依托先进的信息技术,实现全程定位及温控。每一个保温箱都配备温度记录仪,实时记录并上传箱内温度,同时具有蓝牙打印与超温报警等功能,在云平台全程可视化监控每个标本箱的位置与实时的温度,通过现代的信息技术,达到精准的温度控制与时效控制(图9-2)。

总之,依托以上 OMS、WMS、TMS、CCTS 四大系统建立的集冷藏仓储、冷链运输、冷链信息追溯、订单管理于一体的综合性、智能化区域医学冷链物流服务管理平台,利用现代信息化技术和实时控温系统,实现整个物流过程信息的数据对接和共享;对物流过程中产生的全部或部分信息进行采集、分类、传递、汇总、识别、跟踪、查询等一系列处理活动,以确保仓储管理工作的安全性、准确性和时效性;提供订单的在途信息查询、温度的全程实时监控、车辆定位、轨迹追踪、电子签收等服务,实现对标本流动过程的控制,大大提高资源利用率,从而降低物流成本、提高工作效率,提供"安全、快捷、优质、灵活"的高品质冷链物流服务体系。

(二)标本的运送

区域医学实验室冷链物流标本运送包含六个环节:签订协议、上门接收、及时安全运送、及时检测、提供咨询及配送报告,其中有四个环节跟物流直接相关,即上门接收、及时安全运送、提供咨询及配送报告,因此区域医学实验室物流是保障送检标本顺利到达目的地的载体,但又与常规物流不同,不只是起到简单的标本运输作用,而是包含检验标本质量的保障,即送检标本、单据和信息的符合性、运输过程的包装、温度、湿度、见光度、时效、生物安全等的审核,以及提供咨询服务和配送报告等。拥有可依赖的物流管理体系和记录来确保标本的及时运输和检验,对于标本的稳定性、检验数据的准确性和客户的满意度至关重要。

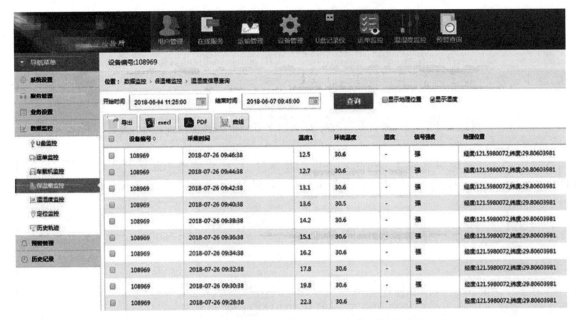

图 9-2 标本运输过程的保温箱位置与实时温度监控

区域医学检验与病理诊断中心的设置对于实现区域医疗资源共享,提升基层医疗机构服务能力,推进分级诊疗具有重要作用。但现实情况是基层医疗机构数量庞大,单个基层医疗机构的体量很小,区域分布又比较分散,所以实验室收集标本的物流成本很高。一个区域医学检验与病理诊断中心可以覆盖约 0.5~6h 车程内的医疗机构,并且有超过 70% 的项目会在 24h 内出报告,这就意味着对各个环节,尤其是物流环节有着较高的要求,需要有合理的线路规划方案,并做好应急预案来应对突发状况。考虑到标本接收的专业性,对标本接收人员的专业知识要求较高,所以一般的省内运输以专业的物流团队专车服务居多,时间控制在 24h 以内;省际运输会根据实际情况利用高铁运输与航空运输配合完成,时效控制在 48h 以内。

（三）相关政策法规

第三方医学实验室物流行业标准目前不明确,所以同时受国家药品监督管理局、国家卫生健康委卫生健康监督中心、国家生态环境部、国家交通运输部多部门监管,需要兼顾多套标准。常用的标准有国家《药品冷链物流运作规范》(GB/T 28842—2012)、《医疗器械冷链(运输、贮存)管理指南》《医疗器械经营质量管理规范(GSP)》,以及 ISO 9001 质量管理体系、ISO 17025 测试和校准实验室能力的通用要求、ISO 15189 医学实验室质量和能力的认可准则、美国病理学家学会(CAP)国际认证、计量认证/审查认可(验收)评审准则。

同时行业标准也在逐步推进,《医药产品冷链物流温控设施设备验证性能确认技术规范》(GB/T 34399—2017)国家标准新闻发布会 2018 年 5 月 3 日在北京举行。该标准由全国物流标准化技术委员会提出,由中国物流与采购联合会医药物流分会等 14 家单位共同起草,并于 2018 年 5 月 1 日正式实施。标准规定了医药产品冷链物流涉及的温控仓库、温控车辆、冷藏箱、保温箱及温度监测系统验证性能确认的内容、要求和操作要点等。2018 年 7 月,第三方医学检验物流工作组成立。工作组将围绕反映第三方医学检验物流细分领域难点、共同制定细分领域相关标准等方面开展工作,进一步规范第三方医学检验物流服务标准及推动我国医学检验冷链物流的标准化工作。标准化的工作是区域医学检验与病理诊断中心建设中的一个重点工作,标准化的简单理解就是把我们做的工作以书面的形式记录下来,然后给其他人学习,使之能依照书面的要求做工作。标准化可以从单证、表格、制度、操作方法、操作步骤、操作规定等方面着手,最终形成标准化手册。标准化手册是在区域医学检验与病理诊断中心运行过程中,对实际的或潜在的问题制定共同的应对方案或重复使用的规则的经验总结。在实际的工作中,按标准对新员工进行培训,使之能按操作规范的要求完成工作,从而保证标本采集、运输工作的可靠有序,保障标本的质量与安全,确保及时到达实验室。遇到新问题后,依照"发现问题—解决问题—找出原因—预防措施—实施—检查—标准化"的步骤,逐步完善。

第三节　区域医学实验室冷链物流质量体系建设

区域医学实验室冷链物流作为分析前阶段的重要环节,其质量体系是依托于医学实验室的质量管理标准而建立的,各环节应参照行业内相关标准制订标准作业程序(standard operation procedure,SOP)。

一、区域医学实验室冷链物流服务工作

(一)服务及定位

区域医学实验室冷链物流提供给区域内其他主体的检验服务,是通过物流沟通其他检验与病理诊断主体,是区域检验与病理诊断中心区别于单纯的医院检验科和病理科的标识之一。通过区域医学实验室冷链物流服务,把区域内不同的医疗主体的标本在保证时效和质量的前提下,集中到区域医学检验与病理诊断中心,进行集中化检验。而区域医学实验室冷链物流就是提供标本的接收及运输服务,同时提供检验耗材以及报告单的配送服务,是区域医学检验与病理诊断中心和区域内各医疗机构联系的纽带。

(二)工作制度

以下为区域医学实验室冷链物流管理中心工作制度 SOP 文件参考。

1. 目的　规范物流管理中心人员日常行为准则,明确日常管理工作要求,提高部门工作质量与工作效率。

2. 范围　物流管理中心全体人员。

3. 服务理念及服务意识　责任为先、用心服务、不断超越。

(1)责任为先:加强责任心是提高执行力的基础和前提;而执行力是责任心的体现和最终落脚点。

(2)用心服务:服务之道在于是否用心,需要在工作中不断积累满意,减少不满;让客户满意,自己才能获得更大的收益。

(3)不断超越:工作中要善于动脑,善于总结经验教训,一个人的工作能力是需要通过不断地努力学习、积极实践才能得到不断地提高;将从新的教育理论和技术学习中所学到的东西应用到实际工作中去,从而不断地完善自我,提升自我,使自己在工作中更加地得心应手。

4. 制度

(1)行政制度:冷链物流服务人员实行轮班工作制,确保区域医学检验与病理诊断中心 365d 全天候标本接收;严格执行上下班打卡制度,上班需提前 5min 到岗,如需请假或调休则需提前至少 1d 以书面形式提交申请。

冷链物流服务人员应统一服务形象,要求身穿工作服,佩戴工作卡,手提标本箱,提供上门服务;标本接收员与区域内各医疗机构交流时应使用礼貌用语,做到"标本接收现场来去有交待",与各医疗机构保持良好的沟通与协作关系。

冷链物流服务人员工作时间需保持电话畅通,特殊原因错过电话及短信的,需及时回电;标本接收员轮休时需执行人员工作交接制度,确保工作岗位所有事项不中断,能够持续和有效的服务;冷链物流服务人员部门例会,没有特殊情况不允许请假和迟到,所有人都应准时参加;本部门组织的各种培训和学习都应积极参加,不得缺席。

所有的费用、发票、消耗品等报销凭证需要部门负责人签字确认后,再交行政部门签字审核,最后转财务部报销;注意物流管理中心办公室的卫生保洁工作,桌面和地面清洁要保持干净整洁,作废的纸张要碎掉,不要随手乱丢。

(2)规范操作制度:所有标本接收员需培训合格后方可上岗,标本接收员在标本接收现场遇到疑问或异常标本情况应主动与各医疗机构沟通交流,以确保标本接收质量和送检标本信息的准确性和完整性;在标本接收过程中遇到各医疗机构需求和问题反馈时,应及时联系相关工作人员及时反馈,不可擅自处理,以免引发不良后果;每天应按照当天工作计划完成标本接收工作,不可擅自更改行车线路和标本接收时间,遇到紧急情况应及时向主管反馈,以免延误公事。

标本交接必须走专用通道,进入专用通道前需穿白大褂及鞋套,在指定窗口与前处理人员实现标本交接,无特殊情况不得进入前处理操作间,专用通道进出需随手关门;标本交接需待前处理人员在每日标本交接清单上签字确认后方可离开。如遇标本渗漏、标本数量不符等情况,应当场进行责任界定;标本交接清单上日期、签名应完整清楚,不允许只签姓氏,前处理人员签名确认后由标本接收员放于固定地点。

每逢公众假期,各医疗机构双休日上班时间调整,相关信息应主动上报主管,以便及时协调安排工作;所有非正常情况下的标本拒收都需要上报主管,需要时应与相关人员确认,必要时可由实验室专业人员给予答复。

各医疗机构的各种需求及时向检验中心相关人员转达,各种消耗品及常规耗材的领用必须通过检验中心负责人员,标本接收员不得自行从仓库领用;领用的各种耗材应及时送达至各医疗机构,不要长时间放在车上,尤其是真空采血管若长时间置于高温环境中将会影响试管质量。

(3)车辆管理制度:标本接收员每周六下班前要清洗车辆,对于机动车的维护和保养需要提前填写《车辆维修保养审批单》交部门主管人员和行政部审批。对于车辆在外发生突发事件需要临时处理而产生费用的,需提前向主管报备和申请,获得批准后才能执行。

机动车驾驶员每日出车前需填写出车单(出车时间及车辆里程为必填项),出车回来后,车辆应固定停放在指定区域,车辆钥匙放置在固定的钥匙盒内,不得随身带走。严禁驾驶员离开车辆后,不关闭发动机。

外围物流结束每日工作后,车辆应定点停放,严禁将车辆开回家或公车私用。机动车驾驶员应养成良好的驾车习惯,对自己使用的车辆要加强日常的维护保养,保持车辆内外部的清洁卫生。对车辆出现的非正常故障将由驾驶人承担相关维修费用。

车辆在外发生事故的,应当立即报警等待处理,同时应尽快向部门主管人员汇报,按主管要求处理事件。如车辆受损严重,影响到当日正常标本接收的,应立即向部门主管反馈,要求协助标本接收事宜的安排与处理。

5. 相关文件和表格

(1)《考勤制度》(文件编号)。

(2)《物流管理中心工作交班记录》(文件编号)。

(3)《异常标本送检确认单》(文件编号)。

二、区域医学实验室冷链物流人员培训与能力评估

(一) 培训要求

所有新入职物流人员必须经过正规系统的上岗培训,通过考核评估获得《物流人员上岗证》方可有权限接收标本。所有老员工需定期进行培训。通过专业的培训,把物流人员培训成专业医学冷链物流人员。

培训实施包括但不局限于以下内容(表9-1)。

表 9-1　培训内容与考核标准

序号	培训内容	考评标准
1	新员工入职培训(物流中心介绍、制度等)	物流中心性质规模等情况
2	业务流程培训(从签订协议到报告发放)	业务流程的步骤
3	物流人员工作职责(岗位职责、人员分工)	各人员分工和职责
4	专业化标本接收知识(接收流程及注意事项)	熟悉流程
5	项目册学习及掌握(项目书写、标本采集事项)	熟悉项目册
6	线路安排及学习(接收线路、接收地点)	对负责线路进行了解
7	操作技能现场培训(医疗机构现场实操培训)	实地操作
8	安全培训(生物安全、车辆行驶安全)	了解各安全常识

（二）培训与考核制度

以下为区域医学实验室冷链物流人员培训与考核制度 SOP 文件参考。

1. 目的　规范冷链物流服务人员培训和考核制度,保证冷链物流服务人员技能满足质量和服务,以及检验中心业务发展的需要。

2. 范围　物流管理中心全体人员。

3. 职责　物流管理中心负责人负责制订部门年度培训计划,负责审议部门培训内容,负责培训效果评估,负责与员工协商并制订员工个人年度培训计划。冷链物流服务人员负责积极参加公司安排的各项培训。质量负责人定期组织质量监督员对标本接收工作流程的符合性、有效性进行监督。

（三）流程说明

1. 制订部门年度培训计划　每年由部门负责人,根据工作需求,制订部门年度培训计划和员工个人年度培训计划。部门年度人员培训计划应纳入部门年度工作计划。

2. 培训计划实施　由部门负责人、医学实验室及物流管理中心带教人员按计划实施培训,并填写《培训 / 考核 / 学习实施登记表》。

3. 培训方法

(1)阅读相关文件:《检测目录》《标本采样送检手册》和各相关的作业指导书。

(2)由带教老师进行示范或演示。

(3)在带教老师监督下执行操作。

(4)其他:包括经验交流、创新方法等。

4. 培训效果评估

(1)培训评估方法:通过笔试、口试、人员比对、实际操作、抽查监督、能力验证、内部质量控制、不符合工作的识别、投诉 / 满意度、人员监督等方法进行对人员的培训评估。

(2)培训效果评估:培训效果分为完全掌握、基本掌握、加强学习,练习、未掌握,重新培训。如果人员培训之后未掌握,应加强学习重新培训。

5. 人员能力评估

(1)能力评估时机:员工接受培训后,应进行考评。新员工入职后 3 个月内需进行考评,半年内进行 2 次能力评估;老员工应至少每年 1 次对其工作能力进行评估;轮岗(或转岗)到新岗位的老员工,在轮岗之后的 3 个月内,应对工作相关的内容进行考评。

(2)考评方法:理论考核对相关知识的理解、解决问题的能力;观察常规操作是否满足作业指导书的要求;评估解决问题的能力,对口头提出的相关问题的反应等;回顾关键要素的记录如区域内各医疗机构的不同需求、标本专用运输箱的温度记录、标本的分类及统计等。由培训或考评人决定最合适的考评方式。

(3)考评结果处理:考评一般先由员工自评,然后由上一级员工对下一级员工进行培训和考评,考评通常在培训之后进行;当员工考评结论为不合格时,应进行相应处理(如:进行再培训,并重新评估;转岗或辞退)。员工的培训与考评记录应定期由行政人事部人员放入员工个人档案中。

6. 相关文件和表格

(1)《检验目录》(文件编号)。

(2)《标本采样送检手册》(文件编号)。

(3)《冷链物流服务人员工作能力评估表》(文件编号)。

(4)《培训记录表》(文件编号)。

(5)《培训/考核/学习实施登记表》(文件编号)。

三、区域医学实验室冷链物流运输

(一) 标本专用运输箱的使用

以下为区域医学实验室冷链物流标本专用运输箱的使用 SOP 文件参考。

1. 目的　加强对标本专用运输箱设备设施的管理,保持标本专用运输箱的整洁,控制标本专用运输箱的温度,以保证标本质量和储存运输的安全。

2. 范围　区域检验与病理诊断中心所有重复使用的标本专用运输箱。

3. 职责

(1)物流管理负责人:根据各线路的标本量对标本专用运输箱进行分配,每条线路的标本专用运输箱都由专人保管。

(2)质量监督员:质量监督员负责监督标本接收员对标本专用运输箱的定期清洁与消毒工作,对标本专用运输箱的清洁与消毒进行不定期抽查,并对标本专用运输箱的破损情况进行检查。

(3)设备管理员:设备管理员负责定期检查物流管理中心使用的温度计的校准有效期,并定期送至计量院校准。

标本专用运输箱由使用人员自行负责日常清洁维护和意外事故的处理。适时监控并记录标本专用运输箱在各个时段的温度,以保证标本分析前质量。

4. 定义

(1)标本专用运输箱:指为满足送检标本的储存、运输而购买的,具有保温、防震功能的硬质储存箱(盒)。

(2)标本专用运输箱的温度:将嵌入式温度计的探头置于专用运输箱内,温度计即可显示运输箱的温度数值。

5. 流程说明

(1)标本专用运输箱的管理

1)标本专用运输箱的采购要求:根据标本运输时间要求,满足保温时间需要;根据地区标本量的多少,选定储存空间的大小;根据配备交通工具的情况,具备防震、耐压性能;根据运输需求加强防盗功能,安装防盗锁扣;综合考虑,确定工作人员的便捷使用。

2)标本专用运输箱的配置:常温和冷藏采用专用冷链运输箱,温控采用冰排和生物冰袋,保存时间 24h。标本专用运输箱与制冷剂或冰袋一起形成制冷效果。在标本专用运输箱的上盖内侧张贴标本专用运输箱的说明书,内容包括标本专用运输箱的编号、配送路线、责任人和制冷剂的数量(图9-3B)。标本专用运输箱需配备 GPS 和校准合格的温度显示器。标本专用运输箱的箱体明确标识生物安全标识(图 9-3A)。

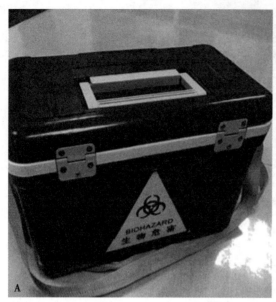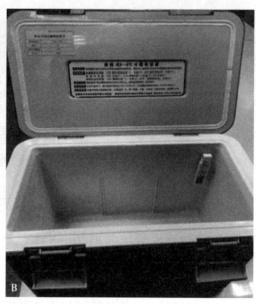

图 9-3　标本专用运输箱

3）标本专用运输箱的使用：根据线路运输时间和标本量的要求，选定标本专用运输箱的类型，该标本专用运输箱的使用、清洁、维护由该线路的标本接收员负责，详见《标本专用运输箱配备使用表》。标本专用运输箱的使用人员在领取使用时检查标本专用运输箱完好性和配备是否齐全，在使用过程中要爱护标本专用运输箱，保持标本专用运输箱的内外整洁。标本专用运输箱责任人需每天检查标本专用运输箱的缺损情况，一经发现标本专用运输箱有破损，即刻上报部门主管，如果评估后确认影响到保温和标本运输质量，申请弃用或与供应商联系更换配件。经过清洁与消毒处理后的标本专用运输箱内不可放置与标本接收无关的物品，标本专用运输箱内外务必保持清洁，损坏的标本专用运输箱须修复后方可使用或更换新的标本专用运输箱。

（2）标本专用运输箱的清洁

1）日常清洁：标本接收员每天与前处理人员交接完标本后，将标本专用运输箱进行整理清洁，用消毒液浸泡过的抹布里外擦拭，保持外观整洁，箱内不得留有杂物及标本残留物，如有标本泄漏须使用 3 000mg/L 的有效氯消毒液进行消毒处理，并记录在《标本专用运输箱清洁记录表》内。

2）定期清洁与消毒：物流管理中心标本专用运输箱责任人于每周四将标本专用运输箱集中到指定的地点进行统一清洁与消毒，所有标本专用运输箱均使用 3 000mg/L 的有效氯消毒液进行消毒处理并用消毒液浸泡过的抹布擦拭干净，并记录在《标本专用运输箱清洁记录表》内。经过消毒的标本专用运输箱由责任人放置在已消毒标本专用运输箱放置处。

3）标本专用运输箱的清洁质量检查：被污染的标本专用运输箱未经消毒处理绝对禁止使用。物流管理负责人应对清洁后的标本专用运输箱进行不定期抽查，并填写《标本专用运输箱清洁抽查记录表》，检查效果评定为不良的需重新清洁。经清洁与消毒处理后的标本专用运输箱须满足标本储存与运输的要求，否则不予使用。

（3）制冷剂的管理：制冷剂与标本专用运输箱结合使用，统一由物流管理中心管理，确保每个制冷剂功能正常。

1）制冷剂的流通：分短途运输和长途运输，短途运输的制冷剂在每次使用消毒后投入冰箱冷冻10h 以上，促成新的制冷效果，标本接收员从冰箱里拿出来就可以投入使用；长途运输的制冷剂在使用消毒后在阴凉处存放，与标本专用运输箱一起投放到较远的地方，当标本接收员开始接收标本的时候，根据工作需求在指定地点更换已经促冷的制冷剂。

2）制冷剂的清洁消毒：使用过的制冷剂与标本专用运输箱一起进行消毒，用消毒液浸泡过的抹布进行擦拭,消毒后放在阴凉处晾干。

(4)标本专用运输箱的温度监控

1)温度计的使用:带有嵌入探头式温度显示器的标本专用运输箱应注意不受挤压损坏,探头摆放位置适中,不要挨着冰袋,避免导致不能读取正确的温度。如发现温度显示器所显示的数据异常,应确认温度显示器是否损坏,将情况及时报告物流管理负责人,并更换完好的、已经校准合格的温度显示器。标本专用运输箱温度计的校准:设备管理员定期检查物流管理中心使用的温度计的校准有效期,并定期送至计量院校准。校准期间使用备用的已校准通过的温度计。

2)温度记录与控制:标本专用运输箱的温度记录与控制按照《标本储存运输标准操作规程》的要求操作。

6. 操作安全 操作过程中,可能接触有潜在生物危害的物品,为保障不受生物危害,确保标本接收员及环境的安全,所有操作均应遵守《实验室安全程序文件》和《实验室安全标准操作规程》。

7. 相关文件和表格

(1)《标本储存运输标准操作规程》(文件编号)。

(2)《标本储存运输标准操作规程》(文件编号)。

(3)《实验室安全管理手册》(文件编号)。

(4)《实验室安全程序文件》(文件编号)。

(5)《实验室安全标准操作规程》(文件编号)。

(6)《标本专用运输箱清洁抽查记录表》(文件编号)。

(7)《标本专用运输箱清洁记录表》(文件编号)。

(8)《标本专用运输箱配置使用表》(文件编号)。

(二) 标本接收及检验报告单派送

以下为区域医学实验室冷链物流标本接收及检验报告单派送 SOP 文件参考。

1. 目的 规范物流管理中心标本接收、与前处理室的标本交接及检验报告单派发的工作,保证标本质量和安全,确保标本交接及检验报告单派送顺利。

2. 范围 物流管理中心相关岗位人员、前处理室人员和其他部门相关人员。

3. 要求 及时、准确、认真、负责。

(1)及时:注重配送服务工作时效性,及时上门接收标本及送达报告,确保新鲜标本在最短的时间内送达实验室及时检验,并第一时间让医生和患者拿到检验结果。

(2)准确:熟练掌握本岗位相关工作技能和专业知识,了解各种检验项目对标本的各种要求,能够准确判断标本质量,使每一份合格标本得到有效和准确的检验结果,做到无差错,无投诉。

(3)认真:认真做人、做事,以严谨的工作态度完成好标本接收工作。

(4)负责:对工作负责,对标本负责,对患者负责,建立责任意识,明白每一个标本及每一份报告对患者的重要性,培养高度工作责任。

4. 职责

(1)标本接收员:负责标本的接收、检查、拒收、标本及时安全运输至区域检验与病理诊断中心;负责与前处理室人员进行标本交接;负责将报告单安全准确、及时送到各医疗机构。

(2)前处理室人员:负责对标本的验收和初始鉴别。

(3)实验室技术人员:负责对标本质量的检查,并对标本进行检验。

(4)技术负责人:负责对经常出现标本质量问题的医疗机构进行沟通与培训。

5. 流程说明

(1)各医疗机构端标本交接:各医疗机构端标本采集后,应依据检验项目要求及时、准确地予以分类、处理,采血管封口、管口向上,保持垂直立位依次放置于试管架上,并按保存条件要求存放于专用冰箱中,专人管理。标本接收员在获得各医疗机构端许可后,由各医疗机构负责人取出委托检验标本在指定地点与标本接收员当面逐个交接标本,双方在《标本签收单》上确认签名。

(2)检查标本包装:标本包装应完好,查看试管是否破裂,容器是否完好,塞紧试管塞或器皿盖,以防渗漏。

(3)标本相关信息核对

1)核对标本标识:需确保标本、申请单及标本签收单上条码一致。申请单与标本上患者姓名要完全相同,有同音字、形近字的要请医疗机构负责人核对确认并更正;标本与申请单上的患者姓名相同、联号或自编号不同,请医疗机构负责人确认相符后在《标本签收单》上签字确认。标本需要提供正确的采样日期与采样时间。

2)检验项目:检验项目必须清晰明确。出现检验项目模糊,套餐不清,以最新《检测目录》和《标本采样送检手册》为准,及时向医疗机构科室负责人确定;申请的检验项目或检验方法不在《检测目录》和《标本采样送检手册》范围内,打电话跟检验中心相关人员咨询,及时与医疗机构(检验科或开单医生)确定;凡由医疗机构负责人确定的,请医疗机构负责人确认或由标本接收员在申请单上代为修正,并让医疗机构负责人进行签字确认;当时无法与医疗机构负责人确定的,按不合格标本处理,请其代为与开单医生联系确定,待下一工作日再接收送检,如个别项目需当天及时送检,缺少专用申请单的,可将标本先带回处理,第二天补申请单。

3)申请单的内容:送检医院名称要完整,医院名称有2个或多个,要以合同公章的名称为标准,否则纠正过来,医院有分院或分门诊的要注明清楚。申请单的信息满足该项目的要求:①条码或《普通申请单》上内容应包括:送检医院名称、姓名、性别、年龄、送检医生、送检日期、标本类型(标本来源)、送检项目、临床诊断(适用时)、用药情况(适用时)、标本采集日期和时间(适用时)。②《病理标本送检单》的内容必须有:送检医院名称、姓名、性别、年龄、送检医生、送检日期、标本类型(标本来源)、切取部位、送检标本名称、临床所见、手术所见和临床诊断。③骨髓涂片检查:病例摘要应填写全面,尤其是肝、脾、淋巴结、出血状况等与血液病相关的症状应填写清楚。化验结果中血常规结果一定不能缺,采取的骨髓部位也应填上,写上主治医生联系电话,如科室、手机等(密切与临床相结合)。④药物浓度检验项目:要求填写患者的用药时间和用药量。⑤尿醛固酮、尿17-羟、尿17-酮、尿儿茶酚胺和24h尿蛋白要求有24h总尿量。⑥ACTH、皮质醇、糖耐量检验、胰岛素释放试验、C肽释放试验、生长激素释放试验等要求标注采样时间点。⑦血黏度项目要求标注血细胞比容值。⑧血醛固酮、高血压三项要求标注采血体位。⑨抗ABO需丈夫血型。⑩其他参见《检测目录》和《标本采样送检手册》。

(4)标本的质量:送检标本必须满足检验项目的要求,以《检测目录》和《标本采样送检手册》为准。采样容器:①正确使用特殊取样器或专用采样管,详见《检测目录》和《标本采样送检手册》中标本采集与抗凝剂选择要求。②检查送检标本保存温度及送检量:标本采样时间是否在标本稳定性范围内,标本保存温度是否符合要求。标本送检物及标本的取样量要能满足项目的检验需求,详见《检测目录》和《标本采样送检手册》。③检查血液标本的性状:检查标本的初始状态,如抗凝不充分出现凝固、脂血和溶血等情况,则立即告知医疗机构负责人。血清/血浆检验项目要求客户离心后分离送检,按标本保存的条件储存。

对于一些轻度的不合格标本,如果医疗机构坚持要求检验的,可以与医学实验室技术负责人沟通是否可以让步检验,如果实验室同意让步检验,须在申请单或标本签收单上注明不合格情况,与前处理室人员进行情况说明。

(5)标本拒收:标本接收员在对标本进行初始鉴别时发现的不合格标本,应及时与医疗机构负责人确认,当场对不合格标本进行拒收,并做好退单记录工作;对有疑义的标本与医疗机构协商后处理,及时与临床沟通。若原始标本识别方式不确定或原始标本中的被分析物不稳定(如脑脊液、活检标本等),以及原始标本不可替代,标本接收员可先接收并处理标本,待医院申请医师或采集原始标本者识别并接受标本的责任或提供适当的信息后,再发布结果。医疗机构负责识别原始标本的人员应在申请表上签字或标本接收员应将识别人员的姓名备注在《标本签收单》上。有下列情况时可考虑样本拒收。

1)容器破损、标本量过少、标本属性不清、标记错误或无标记,以及标本标识与申请单标识不符,或检验项目与标本类型不符。

2)标本采集管使用错误:凝血功能、D-二聚体应使用枸橼酸钠(蓝色)抗凝管;血醛固酮、血黏度、结核感染 T 细胞试验、血细胞染色体技术及核型分析应使用肝素(绿色)抗凝管;K^+、Na^+、Ca^{2+}可用非抗凝血,绝对不能使用草酸钾、草酸钠、EDTA-K_2抗凝管;ACTH、HLA-B27、血儿茶酚胺、环孢素药物浓度测定、他克莫司药物浓度测定必须用 EDTA(紫色)抗凝管;做 PCR 检验的血标本不能使用肝素抗凝管;高血压三项检验需用专用抗凝管。特殊标本抗凝管选择及保存条件详见《检验项目特殊要求明细表》。

3)有凝血现象的抗凝血标本,严重溶血或脂血的血标本。例如:溶血的标本对 NSE、K、Glu、CK、CK-MB、LDH、AST、GGT、AFU、微量元素、高血压三项、血细胞染色体技术及核型分析等项目的结果影响较大,建议重新送检。

4)输液时在同侧血管采集的血标本,送检时放置时间过久的标本。例如:HLA-B27、血细胞染色体技术及核型分析、封闭抗体、淋巴细胞亚群、结核感染 T 细胞检验样本需当天送检。

5)微生物室培养标本拒收标准:未正确使用防腐剂的尿液标本,储存、运送不当(该冷藏而未冷藏的标本);痰、便标本已干,尿标本未用无菌瓶留取;厌氧培养标本未按要求取材及送检;其他无菌部位取材及送检时已被污染的标本;涂片染色镜检发现标本不符合要求的痰培养标本等。

6)病理实验室拒收标本标准:①送检标本与病理申请单上条码不符;②有标本而无相应病理申请单;③有病理申请单而无相应标本或取材瓶内无标本;④送检标本上无标识,或病理申请单与标本患者信息不符合;⑤标本容器内无固定液、固定不佳导致标本自溶、腐败、干涸;⑥拒绝接收不完整的手术标本(部分标本),以防漏诊;⑦病理申请单填写不规范者(如用处方、便条等填写),病理申请单重要项目(如病史、手术所见等)不填写、填写不全或字迹潦草难以辨认者;⑧标本名称或数量与病理申请单中所提供的不一致者,或标本其他特点(如体积、形态等)与送检单中的明显不符者;⑨未开展的特殊病理项目;⑩其他各种未按标准留取、送检的标本。

(6)未拒收标本的量及性状异常时的处理:当标本量少,无法按要求完成所有项目的检测,实验室人员与医疗机构进行沟通,优先检验 24h 报告的项目,报告发出后再次通知医疗机构。

如发现标本量不足、标本性状不符、标本类型不符、采样时间不符现象,标本接收员要求医疗机构重新采集样本而遭拒绝,并坚持要求送检,必须在标本签收单上的"标本状态"栏进行标注,或填写《异常标本送检确认单》,由医疗机构负责人签字确认后带回,按让步检验标本处理,由检验人员填写《让步检验记录》,并在报告单的备注栏上标注说明。

(7)不合格标本跟踪:物流管理中心人员每日统计与整理不合格标本退单情况,定期将统计的数据与检验中心技术负责人沟通,由相应的检验中心人员上门指导,由技术负责人加强与医疗机构的沟通与技术指导。

对经常出现标本质量问题的医疗机构的处理:对经常出现标本达不到检验质量要求的送检医疗机构,由技术负责人制订相应的培训计划,协助对医疗机构进行教育与培训,以改善其标本的质量。

(8)标本的接收与登记

1)标本的登记:标本接收员在《标本签收单》上登记送检的标本,如标本存在溶血、脂血、凝固、黄疸、或玻片有裂痕等情况,在备注栏中进行说明,并让医疗机构负责人签字确认;标本登记要求清晰、工整、真实,与原始申请单内容相符;特殊情况须在《标本签收单》备注栏上说明,如一张申请单两份标本或两张申请单一份标本等;如果同一张申请单上有多个送检项目或多个送检项目只有一份标本,且各项目送检标本对储存温度的要求不同,标本接收员需要现场进行拆分申请单或分样,按分单后的标本数量进行接收登记并按要求储存;同一例病理标本有多个部位组织应分别装容器或有对组织的识别标识,必须在申请单和《标本签收单》上记录标本份数(瓶数);标本接收员使用二联《标本签收单》

登记后,将第二联(红色联)给医疗机构留底,第一联(白色联)送回检验中心前处理室存档;如经初步鉴定的标本状态有异常的,必须在《检验申请单》和《标本签收单》中注明异常情况(如溶血、脂血、凝固、黄疸或玻片有裂痕等)。

2)条形码的使用:标本接收员收回的所有标本必须有统一粘贴的唯一条形码,分别在送检申请单、《标本签收单》及送检标本上各粘贴一联。出现多张申请单一个标本或一张申请单多个标本时需要现场拆分申请单或分样后再进行标本接收;条形码的使用必须由小到大,逐一按顺序在登记本上粘贴;已退单的标本,若医疗机构用原申请单重新送检,必须将原有条形码用笔划去,使用新条形码并将原条形码覆盖,按新标本登记接收;因送样量不足的标本按实际情况确定是否使用新条码;加做项目的标本按原条形码接收,只需在医疗机构送检申请单上手写注明原条形码即可(如加做生化等);条形码上禁止涂改。如发现条形码不符,用新条形码将原条码逐一覆盖。

3)标本包装:已接收的所有标本统一使用印有生物危害标识的、可以密封的塑料标本袋进行包装,标本袋根据标本对储存温度要求的不同分为常温、冷藏、冷冻三种;符合"标本独立隔离、标本与申请单分开"的原则,每例标本独立使用标本袋包装;标本贴上条形码、密封后放入有密封口的一层;申请单根据大小的不同折叠成标本袋的大小放入折叠层中,折叠申请单过程中要求尽量将送检医院或患者名字一端呈现在外面;出现多个标本一张申请单或一个标本多张申请单的,除需要现场拆分外按一例标本操作,储存于同一个标本袋中;包装好的所有标本按标本储存的要求分类存放于标本专用运输箱内,标本专用运输箱体表面必须粘贴生物危害标识,以显示被运物质的性质。

4)标本的统计:每接收一家医疗机构的标本后按要求统计清点各类标本的数量,将汇总数据记录在《标本签收单》统计栏,由标本接收员签收,并要求医疗机构负责人签字确认;同时将接收完标本的时间(即标本发送时间)和各类标本数量记入《物流每日标本交接清单》;根据清点和统计的数据确认标本数量无误后方可将标本专用运输箱封存运输。

(9)与前处理室标本的交接:运达的所有标本由标本接收员负责与前处理室人员当场核对交接。交接时由标本接收员现场打开密封的标本专用运输箱,取出标本放在指定区域内,由前处理室人员进行验收。在进行标本交接期间,其他人员不得参与交接和进入交接场地。

前处理室人员要与标本接收员将运回的标本专用运输箱面对面打开并清点标本数量,再次验收标本的符合性,填写《物流每日标本交接清单》中数量核对后签字。按照《标本签收单》登记的数据按条形码扫描录入电脑系统。在标本粘贴条码时,逐一将标本上的条码扫入系统,并与系统录入的条码和信息进行核对,确认标本信息的正确并查看是否有遗漏的标本。如果标本数量不符或确认为遗漏的标本则由标本接收员进行核查,确定标本的去向,确保实验室能收到所有标本。

(10)检验报告查询

1)网上发布系统:实验室技术人员完成检验报告审核后,报告立即传送到区域内各级医院及社区健康服务中心 HIS 医生工作站、自助报告打印系统,通过 LIS 到各服务单位终端,同时系统后台通过数据迁移服务将该报告单上传到万维网服务器,区域内各医疗机构也可通过检验回执单上的条形码号码以及姓名在检验中心网站进行报告查询。

2)报告单的打印和派送:部分需要手工打印的报告单由标本接收员每天早上进入信息系统,按医疗机构需求打印当天所有需要打印的报告单,核对报告单数量,要保证所送报告单无遗漏、页面清晰、字迹清楚。每天打印报告单后由相关人员抽查报告单,抽查后记录在《报告单抽查记录表》中,质量负责人协助并监督,有缺陷的报告单需及时销毁并记录在《报告单销毁登记表》,且重新打印;发现检验报告单未及时发放的,根据提供的姓名或条形码在检验系统里查找相关信息,查看该标本的流程或留言提示,必要时与实验室技术人员进行沟通;发现检验报告单出现问题,如送检医院名称错误、姓名错误、检验项目错误或漏检等及时与医疗机构负责人联系核查,情况属实立即更正补单;保持报告单的平直,严禁乱折,按医疗机构需要分装到各送检科室信封,并装订密封。将报告单送至医疗机构,且保证报告单不受污染;标本接收员将分发的报告单同《标本签收单》的记录逐一核对并做相应标记后,确保每一份报告单都正确送到各医疗机构;按各医疗机构的要求将报告单送到各科室指定存放地点或相关医生手中,并经医疗机构相关人员确认后方为交接完成;对报告迟发或因其他原因报告未能按时送达,及时告知医疗机构,说明原因并告知预计发单时间。

6. 操作安全　操作过程中,可能接触有潜在生物危害的物品,为保障不受生物危害,确保标本接收员及环境的安全,所有操作均应遵守《实验室安全程序文件》和《实验室安全标准操作规程》进行。所有操作人员在上岗前必须经过相关培训通过考核并进行授权。

7. 相关文件与表格

(1)《检测目录》(文件编号)。

(2)《标本采样送检手册》(文件编号)。

(3)《实验室安全管理手册》(文件编号)。

(4)《实验室安全程序文件》(文件编号)。

(5)《实验室安全标准操作规程》(文件编号)。

(6)《标本签收单》(文件编号)。

(7)《物流每日标本交接清单》(文件编号)。

(8)《异常标本送检确认单》(文件编号)。

(9)《报告单销毁登记表》(文件编号)。

(10)《报告单抽查记录表》(文件编号)。

(11)《让步检验记录》(文件编号)。

(三) 标本储存与运输

以下为区域医学实验室冷链物流标本储存与运输 SOP 文件参考。

1. 目的　规范人员标本储存运输操作,保证标本运输过程中的质量和安全。

2. 范围　按服务协议约定方式由标本接收员上门收取样标。

3. 职责

(1)标本接收员:负责按标本的要求储存以及在运输过程中保持标本的合格状态,保证检验所需的要求。

(2)前处理室标本接收人员:负责确认标本接收员收回的标本数量、标本性状与时效性、记录的准确性。

(3)质量监督员:对标本的储存运输过程和质量进行监督。

4. 定义

(1)标本专用运输箱:密封性能好、用于专门存放标本的一种保温储物箱。

(2)标本袋:将标本和申请单分开存放的一种双层的、防止交叉感染的塑料袋。

(3)温度表:用来测量标本专用运输箱即时温度的一种计量工具。

(4)A 类标本:是指当健康人或动物一旦接触后,可能引起永久性伤害或威胁生命或致命疾病的标本。主要包括有机生物,如布鲁氏菌(仅用于培养)、埃博拉病毒或结核分枝杆菌(仅用于培养)等。

(5)B 类标本:当健康人或动物一旦接触后,一般不会引起永久性伤害或威胁生命或致命疾病的样本,即除 A 类标本外的检验标本等。

5. 流程说明

(1)标本的包装:B 类标本的包装参照《标本收取标准操作规程》标本包装要求操作。

(2)标本的贮存

1)标本的贮存工具:标本接收员根据线路使用的交通工具、标本量的多少等条件配备合适的标本专用运输箱;标本专用运输箱按温度要求配备制冷剂;使用完毕后,标本接收员对标本专用运输箱进行清洁消毒和检查,并按要求将标本专用运输箱和制冷剂消毒后分别存放到相应的区域。

2)标本储存温度分类:标本专用运输箱根据标本储存的温度要求分为常温区、冷冻区、冷藏区。

常温标本存放于常温区(15~25℃);冷冻标本存放于冷冻区(–20℃干冰保存);常见冷藏标本存放于冷藏区(2~8℃)。标本的储存条件详情参见《检测目录》和《标本采样送检手册》中标本保存条件。

3)标本的固定:接收的标本存放于标本专用运输箱,根据统计数据清点标本的数量及确保所有标本根据储存的要求,固定于相对温区的标本专用运输箱内;标本专用运输箱内标本之间应避免污染,并防止挤压破损,同时竖直存放,防止泄漏;全血标本避免太靠近冰袋,以免发生溶血,影响检验质量;标本放入标本专用运输箱后,密封锁上锁扣,防止标本丢失。

(3)标本的运输

1)B类标本运输:标本专用运输箱要轻提轻放,不可倾斜、颠倒和抛接;物流管理中心标本运输车要求平稳行驶,标本专用运输箱在车箱中要固定,尽可能避免因路途颠簸导致液体标本溢出;运输标本应有标本接收时间、标本交接时间与状态等运输相关信息;标本的运输应严格遵循国家和地方法律法规相关要求。

标本的运输应保证标本在不影响检验结果质量的时间和环境条件下送至本区域检验与病理诊断中心。标本采集必须用有盖容器,采集后应及时送检,避光保存,避免标本管的振荡,防止溶血,严格控制温度。运输时,标本的包装符合B类标本的包装要求并且防渗漏、耐受性好,所有标本放置在标本专用运输箱内,密封运输,运输箱表面标识醒目的生物安全标识。标本运输途中尽量减少颠簸,以防止标本外溢、溶血、碰碎和污染。

2)运输过程中感染性溢出物清除程序:发生标本泄漏后,应戴好手套,保持标本在不被污染的情况下转移标本至合适的容器;如确因量太少或被污染而不能检验,则应立即通知部门经理进行处理;用布或纸巾覆盖并吸收溢出物,向布或纸巾上倾倒消毒剂进行消毒,包括其周围区(通常用3 000~5 000mg/L 含氯消毒剂);使用消毒剂时,从溢出区域的外围开始,朝向中心进行处理;经约30min 后,清除这些物质,如果现场有碎玻璃或其他锐器,则用簸箕或硬质纸板收集并将其存放于防刺穿容器内以待处理;对溢出区进行清洁和消毒;经有效的消毒后,向生物安全主管通报溢出事件,并说明已经完成现场清除污染工作。

根据各检验项目中标本保存稳定性要求及运输中所用时间情况,将标本贮存在不同温区的运输箱中(如室温、冷藏、冷冻)并记录温度。当发现温度即将失控时,则采取更换新冰袋、转移标本到合适的标本专用运输箱等措施,确保分析前标本贮存温度满足检验质量的要求。

(4)标本的温度控制:在标本运输过程中,密切注意标本专用运输箱的温度,按线路的要求在既定的医疗机构更换制冷剂,每次间隔时间不超过 4h,冷藏区的温度应控制在 2~8℃范围内,冷冻区的温度控制在 –20℃以下,常温区的温度控制在 15~25℃范围内。确保温度的准确性,以便能有效反映标本专用运输箱内标本的温度。

标本接收员将冰块放入标本专用运输箱,将标本放入标本专用运输箱中时进行第一次温度记录,收取标本中途进行第二次温度记录,前处理室标本接收人员从标本箱中取出标本时进行第三次温度记录,如发现温度失控,会将情况反馈给相关部门责任人,并及时采取纠正措施。

当发现温度即将失控时,则采取更换新冰袋,转移标本到合适的标本专用运输箱等措施,确保分析前标本贮存温度满足检验质量的要求。如果在运输过程中发现温度控制超出允许范围,应立即采取措施(如更换新冰袋、转移标本到合适的标本专用运输箱等),记录相关信息,并将出控的时间和温度范围等信息立即通知技术负责人,由技术负责人根据记录的数据对标本专用运输箱温度出控的事件查明原因,提出合理的纠正预防措施,并将处理措施和跟进改善的结果反馈给当事人,同时做好如实的记录,每月进行统计分析,提交物流管理中心部门月度总结会议处理,必要时书面通知医疗机构重新采样。

质量监督员不定期现场抽查标本专用运输箱内的温度。对于温度出控的情况,物流管理中心须将详细情况填写在《出控标本记录表》中,通知技术负责人进行评估并将情况反映给前处理室,前处理室人员在录入该批样本信息时在系统中注明该批次标本的具体出控信息,《出控标本记录表》保留在物流管理中心,对该批次的出控标本由技术负责人负责作出相应处理。

标本专用运输箱+制冷剂的使用方法:15L(中号)运输箱4块制冷剂,保温8h,25L(大号)运输箱8块制冷剂,保温8h。注意随时跟踪温度,及时更换冰块。

(5)标本的时间控制:结合线路工作时间,当天接收的标本,按规定时间到达检验所前处理室进行标本交接。对于标本储存时间有特殊要求的项目,在接收标本时必须根据标本采样时间,结合运输时间的要求,确认标本是否能按时送回,若明显不能满足要求,则作退单处理。

对于因意外原因,未能在当日返回的标本,在标本回到检验中心后,标本接收员必须将详细情况填写在《出控标本记录表》中,向技术负责人汇报并由技术负责人进行对该批次的出控标本评估并作出相应处理,《出控标本记录表》保留在物流管理中心。前处理室标本接收人员在接收标本时,发现标本已明显超出实验项目检验要求的保存时间,物流管理中心必须及时作出反馈和记录。

6. 生物安全 操作过程中,可能接触有潜在生物危害的物品,为保障不受生物危害,确保标本接收员及环境的安全,所有操作均应遵守《实验室生物安全程序文件》和《实验室生物安全标准操作规程》进行。

7. 相关文件和表格
(1)《检测目录》(文件编号)。
(2)《标本采样送检手册》(文件编号)。
(3)《标本收取标准操作规程》(文件编号)。
(4)《实验室生物安全管理手册》(文件编号)。
(5)《实验室生物安全程序文件》(文件编号)。
(6)《实验室生物安全标准操作规程》(文件编号)。
(7)《标本专用运输箱温度记录表》(文件编号)。
(8)《出控标本记录表》(文件编号)。

8. 参考国家标准及文件
(1)《病原微生物实验室生物安全管理条例》摘录。
(2)《可感染人类的高致病性病原微生物菌(毒)种或样本运输管理规定》。

(四) 生物安全
以下为区域医学实验室冷链物流生物安全SOP文件参考。
1. 目的 规范区域医学实验室冷链物流人员生物安全操作。
2. 范围 物流管理中心全体工作人员。
3. 流程说明
(1)收取标本和交接标本时的安全操作:收取标本时所有标本一律按《感染性物质运输规范指导》中规定的B类感染性物质的要求来收取标本。接收标本或交接清点标本时,要求戴一次性乳胶手套进行操作,必要时戴口罩、眼罩甚至穿着防护衣等。尤其要注意如:HIV、肝炎类、结核类(胸腔积液、腹腔积液、尿、痰液等)感染性标本。

遇到有标本容器破损的,在确保标本不被污染的情况下,把标本转移到另一容器;遇到标本容器密封不好的应重新进行密封,确保标本不会发生外溢和泄漏。在接收标本或标本交接的过程中如果因手套破裂而使手部皮肤受到污染,应立即用清水和消毒洗手液冲洗污染部位,并用适当的消毒剂浸泡,如75%乙醇或其他皮肤消毒剂,并用清水进行彻底的冲洗。

在发生有危险性液体(如乙醇、甲醛溶液等)溅到身体上时,应该立即用大量清水冲洗,情节严重的,还要马上前往医院治疗。接收或交接完标本后,必须用消毒洗手液按《实验室安全操作规程:手卫生操作规程》来进行洗手消毒。

(2)运输标本时的安全操作:血液标本要求采用专用真空采血管,确保运输过程中不会发生外溢和泄漏。其他体液标本采用专用的无菌管来取样,分泌物采用专用的耗材来取样。在运输途中,除特殊要求外,通常把标本分为血液体液标本、细胞涂片和TCT以及病理标本三大类,血液体液标本必须保持竖直向上,保证标本不会在运输途中出现外溢和破损。

在运输途中如果发生标本的外溢或破损,应戴好手套立即转移不受污染的其他标本,防止交叉污染,然后用布或纸巾覆盖并吸收溢出物,向布或纸巾上倾倒消毒剂,包括其周围区(通常可用含氯消毒剂);用消毒剂时,从溢出区域的外围开始,朝向中心进行处理;经约 30min 后,清除这些物质,如果现场有碎玻璃或其他锐器,则用簸箕或硬质纸板收集并将其存放于防刺穿容器内以待处理;对溢出区进行清洁和消毒(如有必要,重复以上步骤),将受污染的材料置于防漏、防刺穿的废弃物处理容器内;经有效的消毒后,向主管机构通报溢出事件,并说明已经完成现场清除污染工作。

(3)运输标本车辆的安全操作:每一辆运输车内均应配备生物标本溢出的处理工具,以便及时处理可能存在的污染,防止污染环境及工作人员受感染。

运输的车辆每日工作结束后,车身内部须用 75% 乙醇等消毒剂作清洁消毒,车身外部须每周用水枪冲洗干净,记录在《车辆清洁消毒记录表》里。

(4)患者标本处理的安全操作:所有的生物标本(包括血液、体液、组织等)均应被视为具有感染性物质,并应进行妥善处理。工作时工作人员应戴上一次性乳胶手套以避免手直接接触生物标本。在工作完成后应将手套放入医疗废物垃圾袋内并立即洗手消毒。在处理感染性物质或生物标本时,应按照正确的洗手程序进行洗手,详见《手卫生操作规程》。工作时身体的任何部位受到污染均应立即进行清洁消毒。

在标本贮存或处理前,均应进行明确的标识。所有的溢出物均应彻底清洁消毒及去污,如果标本容器的外部被污染,应进行去污处理。工作场所工作结束后应进行彻底清洁去污,将需丢弃的、装有体液的标本容器放入带有生物安全标识的黄色医疗废物垃圾袋中,并做好防漏工作。

所有的生物标本及污染的物质在处理前均应进行密封,受污染的或已用的吸头及吸管均应放入消毒桶中浸泡至少 2h 后方能处理。微生物室检验后的标本都必须经高温高压消毒后才能交特种废弃物处理公司处理。

(5)发生安全事故时的处理:戴好手套,如有需要戴上口罩、帽子等防护用品。标本泄漏时,保持样本在不被污染的情况下,转移标本至合适的容器;如确因量太少或被污染而不能检验,则应立即通知部门主管进行处理。用布或纸巾覆盖并吸收溢出物,向布或纸巾上倾倒消毒剂进行消毒,包括其周围区(通常可用 3 000~5 000mg/L 含氯消毒剂);使用消毒剂时;从溢出区域的外围开始,朝向中心进行处理;经约 30min 后,清除这些物质,如果现场有碎玻璃或其他锐器,则用簸箕或硬质纸板收集并将其存放于防刺穿容器内以待处理;对溢出区进行清洁和消毒;将受污染的材料置于防漏、防刺穿的废弃物处理容器内;成功消毒后,向主管机构通报溢出事件,并说明已经完成现场清除污染工作。在所有上述处理过程中均应戴一次性乳胶手套,若存在高传染性物质,在处理时应戴防护面罩。

根据各检验项目中标本保存稳定性要求及运输中所用时间情况,将标本贮存在运输箱中相应的区域,如室温、冷藏、冷冻区域,并记录温度。当发现温度即将失控时,则采取更换新冰袋或转移标本到合适温度的标本专用运输箱等措施,确保分析前标本贮存温度满足检验质量的要求。

对于确认为高度传染性的标本,应按照 A 类标本的包装及运输要求进行相关的工作;如发生划伤,即刻用清水冲洗并到医院进行专业的伤口处理,防止感染,根据具体情况确定能否独立完成剩下的工作,如不能,则立即通知部门的负责人,听候安排。一旦发生事故,应立即采取正确的护理措施,联系部门负责人和生物安全主管,将事故情况汇报,由生物安全主管详细地填写《人身安全事故调查及处理表》,并上报生物安全委员会主任。

4. 操作安全　操作过程中,可能接触有潜在生物危害的物品,为保障不受生物危害,确保标本接收员及环境的安全,所有操作均应遵守《实验室安全程序文件》和《实验室安全标准操作规程》进行。

5. 相关文件和表格

(1)《实验室安全管理手册》(文件编号)。

(2)《实验室安全程序文件》(文件编号)。

(3)《实验室安全标准操作规程》(文件编号)。

(4)《手卫生操作规程》(文件编号)。

(5)《车辆清洁消毒记录表》(文件编号)。

(6)《人身安全事故调查及处理表》(文件编号)。

四、区域医学实验室冷链物流应急事务及处理

(一)应急事务

应急事务是指因不可预见的意外原因引起的影响物流服务工作顺利完成,从而直接威胁到标本或人员安全的突发事件或其他紧急情况。

(二)应急事务处理

以下为区域医学实验室冷链物流应急事务处理SOP文件参考。

1. 目的　指导冷链物流服务人员迅速处理应急情况,规范应急事务处理流程,确保冷链物流服务人员与标本的安全及物流服务工作的顺利完成,保证标本按时运输到区域医学检验与病理诊断中心。

2. 范围　物流管理中心全体人员及其他相关部门。

3. 职责

(1)标本接收员:标本接收员在面对突发的紧急情况时应沉着处理,根据实际情况做好相应的记录或将情况向上级汇报,第一时间采取改善措施,将损失降到最低。

(2)物流管理中心负责人:在接到标本接收员的情况汇报时,应及时采取措施,指导标本接收员或亲临现场处理问题,根据事件影响将情况反馈本所相关职能部门跟进处理。

(3)相关职能部门:对有可能影响标本质量的情况由医学实验室根据标本接收员反馈的情况进行处理;对有可能影响医疗机构关系及其他需要协助的情况由相关职能部门协助进行沟通处理。

4. 流程说明

(1)车辆事故的处理

1)车辆故障:标本接收人员出发前须按照车辆管理制度的要求进行出车前的例行检查,发现故障立即上报部门负责人,排除故障或更换车辆;在运输途中出现车辆故障,及时将车辆停靠在安全地方,通知部门负责人安排现场救援处理;因车辆故障可能影响标本质量的,配送服务支持部人员须将情况如实地反馈给医学实验室各相关科室处理;如导致标本不能检验需要医疗机构重新取材的,将情况如实地反馈给医学实验室,情况特别严重的,将情况反馈给医学实验室负责人,多个部门共同协作,向医疗机构解释原因,寻求解决办法,重新采集标本。

2)交通事故:出现交通事故时要及时报警,同时通知部门负责人处理,并注意保护自身安全,避免与他人发生冲突;及时检查标本的安全情况,必要时将标本转移到安全的地方,如果发生标本损坏的,需要如实在《出控标本记录表》中做好记录,导致标本泄露和污染的,按照《冷链物流安全操作标准操作规程》的要求进行消毒处理;因此影响标本质量的,冷链物流服务部须将情况如实地反馈给医学实验室各相关科室处理;对于损坏的标本,冷链物流服务部将情况如实反映给医学实验室,情况特别严重的,将情况反馈给医学实验室负责人,多个部门共同协作,及时同医疗机构沟通、解释,寻求解决办法,获得医疗机构的理解,重新采集标本。

(2)人员事故处理

1)人身伤害:冷链物流服务人员在接收标本的过程中,应严格按照《冷链物流服务部安全操作标准操作规程》的要求进行操作;如在操作过程中发生割伤等人身伤害事故,应立即按《冷链物流服务安全操作标准操作规程》的要求进行消毒处理,情况严重的马上就医;不能继续正常工作的,立即将情况报告部门负责人,由部门负责人协调安排,部门负责人不能安排的,报告上级领导安排处理;生物安全主管及时了解情况,填写《人身安全事故调查及处理表》交本所备案。

2)伤病假:冷链物流服务人员如果因突然受伤或生病等突发情况而不能上班的,应及时将情况报告部门负责人,由部门负责人协调安排,另外安排人员及车辆完成该线路的工作。

(3)标本事故处理

1)标本泄漏:发生标本泄漏,按照《冷链物流服务部安全操作标准操作规程》的要求进行消毒处理;不能检验需要医疗机构重新取材的,将情况如实反映给医学实验室,情况特别严重的,将情况反馈给医学实验室负责人,多个部门共同协作,向医疗机构解释原因,寻求解决办法,重新采集标本。

2)标本丢失:经核实因冷链物流服务人员原因造成的标本丢失,冷链物流服务部将情况记录在《出控标本记录表》中并反馈部门负责人,由部门负责人负责跟进调查,采取适当的纠正处理措施;冷链物流服务部将情况如实反映给医学实验室,情况特别严重的,将情况反馈给医学实验室负责人,多个部门共同协作,向医疗机构解释原因,寻求解决办法,重新采集标本。

3)温度失控:冷链物流服务人员在标本运输过程中必须按照《冷链物流服务部标本储存运输标准操作规程》的要求对标本进行温度控制;如果在运输过程中发现标本专用运输箱的温度出控时,须立即采取措施,检查冰袋和标本专用运输箱的情况有无异常、温度计是否损坏;温度失控若是由于标本专用运输箱的原因,应及时转移标本,更换合格的标本专用运输箱;由于冰袋的制冷问题,应及时更换冰袋;温度计损坏的立即通知质量员进行更换;将出控的时间、地点、温度等信息如实地记录在《出控标本记录表》中;标本接收人员须将情况如实地反馈给医学实验室各相关科室处理;导致标本不能检验需要客户重新采样的,将情况如实地反映给医学实验室,情况特别严重的,将情况反馈给医学实验室负责人,多个部门共同协作,向医疗机构解释原因,寻求解决办法,重新采集标本。

4)运输超时:冷链物流服务人员务必按照预定的周期和上门时间为各医疗机构提供服务,确保标本能按照预定的时间运输到检验中心;对于不能按时收回的标本,冷链物流服务部标本接收人员要将其作为异常情况记录在《出控标本记录表》中,并反馈给相关负责人跟进调查,采取适当的纠正处理措施;对于没有按时收回并且已经超出标本正常保存时间的标本,标本接收人员要将相关信息反馈给医学实验室各相关科室处理;导致标本不能检验而需要客户重新采样的,将情况如实地反馈给医学实验室,情况特别严重的,将情况反馈给医学实验室负责人,多个部门共同协作,向医疗机构解释原因,寻求解决办法,重新采集标本;对于不能及时收取的标本,应第一时间反馈给管理人员,由管理人员协调安排收取。

5)标本专用运输箱损坏:冷链物流服务部人员必须严格按照《标本专用运输箱的使用标准操作规程》的要求使用标本专用运输箱;如果在使用过程中发现标本专用运输箱损坏,应立即将情况反馈给部门负责人,无法使用的需立即转移标本,并确保标本安全,由部门负责人安排使用备用箱;导致标本不能检验需要客户重新取材的,将情况如实地反馈给医学实验室,情况特别严重的,将情况反馈给医学实验室负责人,多个部门共同协作,向医疗机构解释原因,寻求解决办法,重新采集标本。

5. 操作安全　操作过程中,可能接触有潜在生物危害的物品,为保障不受生物危害,确保冷链物流服务部人员及环境的安全,所有操作均应遵守《实验室生物安全程序文件》和《实验室生物安全标准操作规程》进行。所有操作人员在上岗前必须经过相关培训并通过考核。

6. 相关文件和表格

(1)《检测目录》(文件编号)。

(2)《标本采样送检手册》(文件编号)。

(3)《实验室生物安全管理手册》(文件编号)。

(4)《实验室生物安全程序文件》(文件编号)。

(5)《实验室生物安全标准操作规程》(文件编号)。

(6)《标本专用运输箱的使用标准操作规程》(文件编号)。

(7)《安全操作标准操作规程》(文件编号)。

(8)《标本储存运输标准操作规程》(文件编号)。

(9)《出控标本记录表》(文件编号)。

(10)《人身安全事故调查及处理表》(文件编号)。

(张秀明 胡 敏)

第十章

市场营销

市场营销(marketing)又称市场学、市场行销或行销学,工商管理硕士(master of business administration,MBA)、高级管理人员工商管理硕士(executive master of business administration,EMBA)等经典商管课程,均将市场营销作为对管理者进行管理和教育的重要模块。

美国市场营销协会(American Marketing Association,AMA)对市场营销的定义是:在创造、沟通、传播和交换产品中,为顾客、客户、合作伙伴以及整个社会带来经济价值的活动、过程和体系。"市场营销"的英文是"marketing",若把 marketing 这个字拆成 market(市场)与 ing(英文的现在进行时表示方法)这两个部分,那市场营销可以用"市场的现在进行时"理解。主要是指营销人员针对市场开展经营活动、销售行为的过程。但是,市场营销的概念和定义并非如数学公式样具有标准形式,通常是基于观点人自己的理解和体会,即使是营销管理学大家,通常也会不断更新自己对市场营销的定义。

第一节 学术型营销模式

广义的学术营销是指企业在营销过程中注重学术含量与价值,帮助客户增加相关知识并提高消费素质,从而引导消费,提高企业营销效果和产品市场占有率的一种营销方式。在临床检验与病理服务领域的学术型营销,即一种以检验项目特点与临床价值为核心,以规范化诊疗为前提,通过多种渠道与目标客户沟通,提升临床诊疗水平与检验项目价值最大化,最终实现检验项目的临床应用与临床诊疗水平共同提高的营销模式。

一、学术型营销的内容

学术型销售的内容包括媒体性、会议性和临床性学术活动等。

(一) 媒体性学术活动

媒体性学术活动是指独立医疗检验检查机构,利用学术期刊、互联网等媒体进行学术信息传播的一种学术活动形式。比如可以在发行量、终端覆盖面、影响力都较广的《健康报》《中国医学论坛报》《中国医药报》等期刊上发表相关的论文、综述,以此进行学术信息的传播;考虑到独立医疗检验检查机构的区域性质,还可以通过微信等自媒体渠道建立自己的媒体终端,以实现学术信息的传播。另外,独立医疗检验检查机构还可以编写科普性手册及临床专业解读手册,以加强医生与患者对检验项目的了解与应用。

(二) 会议性学术活动

会议性学术活动是独立医疗检验检查机构自行组织召开的所辖医院专业人员的学术会议。比如医院科室会议、医院院级会议、市级会议、区域会、专家巡回演讲会等学术活动。即通过会议形式向不同范围的客户介绍检验检查项目相关知识,推荐独立医疗检验检查机构新开展项目的临床价值。会议讲解的内容应从医生的实际临床需要出发,而不单单地只介绍检验项目,这样医生主观性收获更大,信息接受度也高。

（三）临床性学术活动

临床性学术活动是帮助医生补充和提升知识结构与业务能力的各种增值性的服务手段。独立医疗检验检查机构组织内部专业人员与医护人员加强临床经验的交流,比如定期回顾检验项目的检验结果与临床最终诊断、治疗监测和预后判断之间的关系,用检验项目的实际临床效果来帮助医生对检验项目的最新临床应用再教育、再提高。临床性学术活动可以增强独立医疗检验检查机构的检验人员与临床医生的互动性,实现双向沟通。

二、学术型营销的作用

专业性的学术型销售是推广独立医疗检验检查机构开展开发新项目营销的必然选择。其主要作用有如下三点。

1. 有利于创造独立医疗检验检查机构的良好品牌形象,增强独立医疗检验检查机构的影响力和可信度。

2. 有利于本地化开展更多的高新项目,提升检验项目的销售额。

3. 有利于保障独立医疗检验检查机构的可持续发展。

临床检验与病理服务领域的学术营销,其核心理念是"规范化诊疗",是依靠独立医疗检验检查机构的品牌影响力,而非某个业务人员的感情维系,所以,产品的可持续性较高。虽然这种营销方式前期产品的销售额增长较慢,但是从长远角度看,以该种营销方式所形成的销售根基是稳固的。

第二节　外送标本的营销模式

一、独立医疗检验检查机构外送标本的发展概况

（一）市场份额

在国外独立医疗检验检查机构已是一个较为成熟的行业。从市场格局来看,在美国有近40%的检验检查在独立实验室完成,60%在医院的附属实验室、高校实验室和其他实验室完成;在德国的市场份额达到60%;在日本已达到67%;在中国,目前仅达到5%,具有较大的发展空间。

（二）检验项目

国外独立医疗检验检查机构的检验项目可以达到4 000项左右,中外医学检验项目为临床服务是有非常大的差距的。在美国这个行业起步很早,20世纪30年代就有行业的运作,检验科开始承接检验的外包服务;在20世纪50~60年代时,这个行业开始诞生。美国的两大巨头Quest诞生于1967年,LabCorp诞生于1969年。Quest前期的发展非常迅速,近10年达到60亿美金的收入,2015年达到80亿美金。LabCorp的增速非常快,已经快接近Quest。在中国这个行业起步较晚,仅是近10年的事,检验项目大多在1 000个左右。

（三）发展因素

国外独立医疗检验检查机构发展到如此大的规模,主要有几个方面的因素:①商业保险的发展;②私人诊所和基本医疗的普及和覆盖;③冷链物流高速、发达;④专业化的社会分工获得认可;⑤医院管理和现代化成本核算;⑥社会医疗支出增加和医保控费导致独立医疗检验检查机构的快速发展;⑦资本市场的发展促进了行业的整合和快速增长。以上这些要素对国内该行业的发展具有一定的借鉴意义。

二、国内外送标本营销模式

国内外送标本市场主要分为特检市场和基层市场两个市场,其中特检是增量市场,基层是存量市场。两者的市场营销模式也不同。

（一）特检市场

绝大部分都是表外项目，医院一般无法提供检验服务，比如提供高通量测序、液态活检等医学检验服务。所以独立医疗检验检查机构的市场推广不面向检验科，需要直接面向检验项目的开单者，即临床医生。通过专业的学术推广，使临床医生接受特检项目的临床意义，才能开出特检项目的医嘱。对学术要求比较高的项目，由于要说服医生给患者开一个原来没有的检验项目，需要向医生充分说明该项目检验的临床意义、对于治疗的指导作用等，所以需要比较强的学术营销能力，而价格是次要的考虑因素。

（二）基层市场

服务的是传统普检检验项目。提供传统普检业务的独立医疗检验检查机构，服务项目通常是检验科项目目录中的项目，直接面向检验科，同质化竞争，营销模式比拼的是服务、价格、效率和成本。

三、传统独立医疗检验检查机构服务模式

传统独立医疗检验检查机构的服务模式主要有：面向三甲医院互助协同服务模式；面向市县乡服务一体化检验模式；面向社区主动快速服务模式三种。其服务对象不同，但工作流程大体相似（图 10-1）。

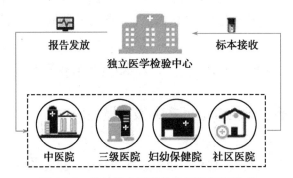

图 10-1　传统独立医学检验机构服务模式

（一）互助协同服务模式

服务对象主要是面向三级医院。服务模式是独立医疗检验检查机构和三级医院进行合作，优势互补，三级医院将一些标本量少、成本高、检验周期较长的特殊检验项目外包给独立医疗检验检查机构，同时独立医疗检验检查机构可充分利用三级医院医疗服务和实验室等资源弥补自身不足。充分优化本地区医疗资源配置，减少重复投资造成的浪费。

（二）一体化服务模式

服务对象主要是面向市、县、乡的医学检验。服务模式是面向市、县、乡检验服务一体化，带动市、县、乡医疗机构在检验资源方面的相互支持、相互调配，从而带动区域整体检验水平的提升，降低国家投入，起到"医改强基层"的作用。其优势在于以下四点。

1. 实施业务一体化管理　根据县级和乡级医院的辐射范围，建立相应的检验中心，进一步发挥市级检验中心的技术、设备、管理优势，将县乡区域独立医疗检验检查机构纳入市级医院的统一管理中，并且不同的独立医疗检验检查机构发挥着不同的功能。

2. 建立一体化信息系统　利用信息化技术，将市、县、乡各级检验中心置于统一的信息系统下面，做到数据的互联互通，将以前的"患者围绕医院"，变成"医院围绕患者"。

3. 实施人事一体化管理　在现行人事政策条件下，由独立医疗检验检查机构根据岗位职责要求、功能和检验人员特点对人员进行统一的培训、考评以及统筹管理，实行人员柔性流动。

4. 实行采购一体化管理　对市、县、乡各级独立医疗检验检查机构的试剂和耗材进行统一采购

和管理,降低成本,保证质量。

(三) 主动快速检验服务模式

服务对象主要是面向社区医院。服务模式是在一定区域内设立专门服务于社区卫生站、社区医院等社区医疗卫生机构的独立快速反应医学检验实验室,通过社会化、集约化、标准化、信息化的服务,对社区医疗提供资源和技术支持,及时解决常规医疗中需完成的检查检验项目,在整合医疗资源、节省经费开支、提高技术水平、规范质量管理、提升社区医疗水平等方面发挥重要作用,为社区卫生服务提供足够的保障和支持。我国现存的三种先进服务模式能够有效地优化社会资源,弥补医院检验科的不足,促进医学检验行业健康发展。

(四) 未来发展趋势

行业的未来发展会从以下四个方面进行。

1. 向"四化"发展 ①规模化:通过连锁规模化的方式进行渠道拓展;②专科化:即基于某一种核心技术进行发展;③平台化:在规模化的基础上建立平台化优势;④信息化:是基于信息化进行新的探索,有的想做远程病理诊断,有的想做社区的慢病管理,当然信息化在每家公司都会应用,均基于自身发展其核心竞争力。所以这个行业未来会通过规模化、专科化、平台化和信息化的竞争力来拓展企业的发展。

2. 向多中心实验室并存发展 省级中心化实验室向地市级实验室下沉,之前发展的所有连锁集团的业务,基本上都以省级中心实验室为主进行,在每个省的布局都是在省会建立中心实验室。但从2016年开始,行业已经向区域化实验室、地级城市进行下沉。连锁集团的实验室会和某一区域的实验室并存,现在连锁实验室会对全国区域或某一省进行覆盖,但在某一省、一市,甚至一县,还会有区域实验室的存在,例如江苏省有许多这样的区域实验室,如常熟、张家港、太仓等区域实验室。综合大型中心实验室会和单一专业技术小型实验室并存。大型民营实验室和区域中心实验室并存,例如宁波病理诊断中心就是典型的医联体模式。资本的推动会促进行业的并购、整合,更多地整合其业务模式和平台,例如美康目前建立的"检验服务产品销售"生态圈。

3. 向互联网+促进产业模式升级 互联网的发展促进了传统医检产业模式的升级。从现在的B2B(business to business,B2B/BTB)走向B2C(business to customer,B to C/B2C)、O2O(online to offline,O2O)的模式。B2B是指企业与企业之间通过专用网络或Internet,进行数据信息的交换、传递,开展交易活动的商业模式;它将企业内部网,通过B2B网站与客户紧密结合起来,通过网络的快速反应,为客户提供更好的服务,从而促进企业的业务发展。B2C即B to C,B2C的"B"是"business",意思是企业,"2"则是"to"的谐音,"C"是"customer",意思是消费者,是电子商务按交易对象分类中的一种,即表示企业对消费者的电子商务形式。O2O即在线离线或线上到线下,是将线下的商务机会与互联网结合,让互联网成为线下交易的平台,这个概念最早来源于美国。O2O的概念非常广泛,既可涉及线上,又可涉及线下,可以通称为O2O。主流商业管理课程均对O2O这种新型的商业模式有所介绍及关注。

2013年O2O进入高速发展阶段,开始了本地化及移动设备的整合和完善,于是O2O商业模式横空出世,成为O2O模式的本地化分支。现在大家已可以通过B2B网络进行自检,即自己取材;像酒精耐量测试等,在网上可以买到相应产品。随着国家政策的进一步放开,国外独立实验室会以多种方式切入国内医疗市场,如日本BML已经在上海布局,美国梅奥诊所和康圣达合作等。传统的单一医学检验外包模式发展为"检验"模式,即在传统检验服务外包基础上,打造更大的生态平台,增加了托管、共建、集约化采购、信息化输出、大数据共享的延伸服务,使医院的黏性更好,即未来医院与好的实验室合作后会很难脱离它,所以现在许多小型实验室在未来都会与国外一样被大型实验室所并购。

4. 向冷链物流发展 独立实验室的一个问题是要及时把标本拿回来,所以冷链物流的发展会催生整个行业的高速发展。国外独立实验室70%的标本是通过第三方物流进行运输的,但目前国内的实验室标本还是需要自己来运输。

第三节　连锁化营销市场的矩阵式管理

一、矩阵式管理的概念

（一）矩阵式管理的架构

矩阵式管理相对于直线式管理,是以其灵活、有效的特点而被大多数组织机构所接受。如果这种专门机构有若干个的话,就会形成一个为完成专门任务而出现的横向系统。这个横向系统与原来的垂直领导系统就组成了一个矩阵,因此称为矩阵式管理模型。也就是说,在矩阵式管理中的员工是双线汇报的模式。其上司有两个,一个是流程上司,一个是专业上司。流程上司负责员工的日常考核,专业上司负责员工的晋升和任免。

（二）矩阵式管理的实践

矩阵式管理的最早实践是瑞典的一家 ASEA 公司,1979 年巴纳维克出任 ASEA 公司总经理时,着手对公司的组织结构进行改革。他先把公司扁平化,并在公司拓展国际业务时将公司重组为全球矩阵组织。ABB 集团(阿西布朗勃法瑞)是 1988 年由瑞典 ASEA 公司和瑞士 BBC Brown Boveri 公司合并而成,是一个业务遍及全球的电气工程集团,其电力和自动化技术领域全球领先,致力于为工业和电力行业客户提供解决方案,以帮助客户提高业绩,同时降低对环境的不良影响。ABB 集团成功之处在于其全球性矩阵组织结构的战略与执行,这种组织结构方式,不仅可以使公司提高效率而且可以降低成本,同时,也因其良好的创新与顾客回应,使其经营具有差异化特征。这种组织结构除了具有高度的弹性外,而且能够使各地区的全球主管接触到有关各地的大量资讯。它为全球主管提供了许多面对面沟通的机会,有助于公司的规范与价值转移,因而可以促进全球企业文化的建设。

（三）矩阵式管理的流行

矩阵式管理结构在全球普遍流行,如诺基亚对整个集团进行组织的拆分与重组,就是为了使其企业管理逐渐走向矩阵式管理,其目的正是为了更好地适应 3G 时代可能出现的变化以及公司为此制定的"完全移动生活"战略。在国内,著名企业春兰空调集团也成功地运用了该模式。它将产业集团及其下属的工厂构成纵向部门,属于运营体系;而法律部门、人力资源部门、信息资源部则划入到职能单位中构成横向部门;规定横向部门制定规则,纵向部门在规则中运行。这样就克服了矩阵式管理容易造成的权力交叉现象,有效地实行了班组长对车间主任负责、车间主任对厂长负责、厂长又对产业公司经理负责、经理对集团总部负责的制度规则。

二、连锁化营销市场的管理

连锁化独立实验室下辖总部及众多子公司,因此参与人员较多,在工作上互相制约、互相依赖,能否有效地进行工作的组织协调,是一项非常具有挑战性的工作。

（一）注重沟通管理

良好的沟通对于工作的有序进行是非常重要的,只有注重沟通管理,不断建立并改善相互间的人际关系,才能去营造一个良好的内部和外部环境,使得整个团队充满凝聚力和向心力。

图 10-2 是一个简化的组织结构图,为了突出一个特点,即销售团队成员来自于子公司 M,销售经理需要对这些"没有管辖权力"的人员进行管理。在大型复杂的项目中,经常会遇到这种跨部门协调的问题:如何协调长期性组织(即职能部门)与项目组织之间的关系,销售经理在遇到这类问题时普遍感到比较困惑。例如,销售经理 X 在对子公司 M 的销售人员进行管理时,出现了不能按时完成任务、不及时向 X 汇报工作,让 X 感到很难与子公司 M 的销售人员进行沟通。销售人员虽然所在部门为销售部,但是对其有"权威管理权力"的却是他所在子公司 M 的总经理,当项目工作与子公司工作发

生冲突时,销售人员肯定要优先完成子公司工作。

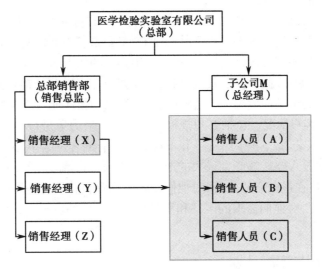

图 10-2　矩阵式管理结构图

(二) 沟通方式

如果在沟通过程采用纵向沟通方式,沟通环节太多,沟通效率低,效果也差。在这种需要多方参与、反复交换意见、提供反馈的情况下,应采取横向沟通方式,把需要沟通的多方聚到一起,当面讨论解决问题。不可否认,职位所赋予的权力是非常有力的,但是很多时候,管理者对被管理对象并不具备这种权力,这就要求管理者通过自身的专业能力、优秀素质和品德建立个人威信,从而对被管理对象产生影响力。销售经理与其他部门的部门经理以及员工应在项目工作中逐步建立良好的个人关系,有问题多与员工横向水平沟通,在跨部门沟通时要注意态度诚恳、举止礼貌,但要意志坚定,目的明确,问题一定要解决。

在大型复杂的项目中,各部门都可以根据实际需要不定期地召开专题讨论会议,建立起正式的、横向沟通的渠道,便于就特定专题进行广泛地研讨。同时,还应建立良好的项目文化,鼓励销售经理建立跨单位、跨部门横向沟通的意识,在项目需要时主动发起、组织多个销售团队成员参与会议,加强不同团队之间的沟通、协作,提高工作效率。

第四节　营销工作规范标准流程

一、市场调研与分析

(一) 市场调研与分析的目的

简单来说就是要解决这个市场的问题,如市场痛点是否真的存在,潜在的市场规模有多大,现有的竞争对手状况怎样等。客户需求、竞争环境政策和市场规模等内容都是和企业未来盈利状况息息相关的,审时度势是企业发展最好的指南针。

市场规模大,意味着竞争也比较激烈,留给后来者的生存空间反而小了;市场规模小,但是若你有信心做到该细分领域的龙头,成功的机会或许更大。但归根结底还是看产品和服务能不能切实解决客户的痛点,小众需求如果能做到高黏性就已经成功了一半。

市场规模的调研可以从目标市场和现有市场着手,判断市场规模大小首先要定义市场的发展阶段,判断早期目标市场的竞争对手状况如何,然后根据现有产品和服务的整体市场来预估行业实际的市场份额,用整体行业总额减去现有市场巨头份额,得到行业整体剩余的市场规模。

（二）市场调研与分析的常用方法

主要从以下几个方面进行市场调研。

1. 搜集区域内客户信息　包括外送标本业务市场容量、目标客户外送标本业务情况、外送业务项目构成、临床检验需求等。这就要求根据整体行业在该区域内的市场总额进行分析，从中挑选出我们的目标客户，对目标客户的信息进行调研与分析，找出客户的痛点。

2. 搜集区域内竞争对手信息　包括人员分布、合作客户、业务情况、销售策略等。无论从事哪个行业，都必须对自己所处的市场环境有一个清晰的认知，知己知彼才能百战不殆。

3. 收集整理区域内客户情况　包括客户规模、业务范围、潜力等进行分级管理，筛选出有效目标客户。客户分级管理的定义"以客户为中心"并不代表以所有的客户为中心。企业的人力、物力资源总是有限的，有限的资源投入要能够产生最大的产出，就必须把资源投入到最能够产生价值的客户身上。具有最大价值的客户在最核心的位置，对他们需求的了解和满足也是最重要的；具有次要价值的客户则处于次核心的位置，对他们需求的了解和满足也是次重要的位置。这就是所谓"客户分级"的概念。

二、制订营销计划与实施计划

（一）制订区域客户的营销计划

根据客户分级管理信息，将客户分为 A 级（重点客户）、B 级（一般客户）、C 级（潜在客户），根据客户的分级不同，制订不同的销售计划、不同的拜访频率。

（二）制订目标客户个性化营销计划

遵循 SMART 原则：①目标必须是具体（specific）的：指要切中特定的工作指标，不能笼统；②目标必须是可以衡量（measurable）的：指是数量化或者行为化的，验证这些数据或者信息是可以获得的；③目标必须是可以达到（attainable）的：指在付出努力的情况下可以实现，避免设立过高或过低的目标；④目标必须和其他目标具有相关性（relevant）：指实实在在的，可以证明和观察的；⑤目标必须具有明确的截止期限（time-based）：指注重完成的特定期限。

（三）逐步实施执行营销计划

按照之前制订的销售计划，逐步推进，遇到问题解决问题，不断深挖客户痛点，解决客户需求，才能与客户建立信任感，有助于尽快完成销售计划。

（四）签订业务合同，完成客户销售

通常签订一份合同，要注意以下几项问题。

1. 在签字前一定要审核对方（包括法人和签约人）是不是具备民事权利能力和民事行为能力，以防被骗。

2. 在签字前要审核合同的要素是否都具备　当事人的名称或者姓名；折扣；回款期限及方式；违约责任（违约责任约定详细，一旦出现纠纷可以依据合同或自行协商解决）；解决争议的方法。审查时一定要针对合同标的的特性严格要求，力求约定明确。

3. 签字后加盖印章时要注意的事项　有的授权签约人以为必须要加盖公司印章合同才会产生法律效力，对于自己的签字性质认识不正确，签字行为比较随意。而合同法规定签字或者盖章时合同就会成立。因此合同中一般要约定：本合同自双方签字并盖章之日起生效；一般来说公司公章、财务专用章和合同专用章是公司的公章，均有对外的法律效力，其他章是公司的内部章，不具有对外的法律效力。实际操作中有的不具有法人资格的分支机构订立合同时加盖自己的印章；有的订立合同时加盖的是公司内部部门章。

（五）按阶段回顾总结制订改进措施

阶段性的回顾总结非常有必要，主要落实以下几方面事项。

1. 对自己的客户进行四项定位　①准确了解客户的实际需求；②准确了解客户的能力；③准确

了解客户有无决策权;④准确了解客户的信用状况。

2. 对自己要有五点要求　①熟练掌握自己产品的专业知识才能更好地向客户介绍自己的产品;②充分了解自己的产品才能更好地回答客户的问题,消除客户心中的疑问;③充分了解产品的相关知识才能赢得客户的满意与尊敬;④让客户充分了解你的产品利益和企业利益,了解产品的差别利益;⑤准确分析客户存在疑惑的原因,并且做好解答和消除客户的疑惑,必要的时候巧妙利用名人及权威专家解惑。

三、专业化拜访

(一)拜访流程

专业化拜访通常分陌生拜访、常规拜访、VIP客户协访和阶段性回访四个阶段。拜访流程通常有以下几步。

1. 拜访目标设定　专业化拜访最重要的一点就是设立目标,这样可以便于设计目的性开场白。

2. 拜访前准备　如名片、产品资料、品牌宣传物品、公司资质、相关文献、客户信息等,如此可以做到有的放矢。

3. 拜访中　应注重商务礼仪、专注聆听、适当探询、产品优势展示、处理异议、缔结成交等。

(二)开场步骤

首先敲门,询问是否可以坐下(寒暄);然后做开场白。开场白应该做到:明确对话者、致意和问候、自我介绍、公司介绍、说明拜访目的、唤起兴趣、展开对话等。

(三)探寻与聆听

"说"要说到别人想听,"听"要听到别人想说。探寻的目的是识别客户需要,询问的技巧是开放式问题和限制式问题。此时应注意:不断地询问直至了解清楚客户的需要为止;注意客户潜在的需要。做到产品特征向客户利益的转化,其中,产品特征是产品的品质及特性;产品的优势是产品的特征所带来的价值;产品的利益是产品的特征所带来的价值、对客户的意义。

(四)处理异议

异议等于机会,处理好异议是既能达到目的,又不伤害彼此。异议处理的步骤是缓冲→探寻→聆听→答复。缓冲的作用在于放松客户当时感到的压力,让其平静下来。在放松客户心情后,应用探寻的技巧来发现:澄清异议的缘由;找出异议背后的理由;发现真正的异议;迅速反应但应避免过早下结论。下一个步骤就是聆听,此时正是发挥聆听技巧的最佳时机,因为异议常是一种误会或曲解。答复异议时,需要真诚地用产品的品质及特性,通过满足客户的利益来说服客户,如果异议是假的,也不要以一种批评的姿态否定客户。

(五)缔结成交

缔结成交是专业化拜访的最终目的,如销售代表只交谈不成交,等于只播种不收获,前期的努力将化为泡影。

四、举办学术会议

学术营销的重要特点在于它不是仅以物质产品为商品,而是以知识的传播、增值、使用作为商品。所以,举办学术会议,利用临床专家之间的影响力推广项目,就显得十分重要。学术会议的主要运作模式分以下几步完成。

(一)会议目的与会议类型和参会对象

①目的:产品推广及上量;②类型:科室会、院内会及区域性学术推广会议;③对象:与会议主题相关的医护人员。

(二)会议步骤

①会议策划:确定会议主题、会议内容、时间、地点、参会对象、讲师等;②会议邀请:书面通知、当

面邀约、电话预约等;③会前准备:会场布置、资料准备、电子设备调试、讲师行程安排等;④会中实施:会议签到、现场服务、会议记录、控制会议秩序等;⑤会后跟进:会后进行现场整理,并在后期对参会人员进行回访。

五、合同签订后的后续工作与回访

达成合作意向后应及时签订业务合同。合同签订后的后续工作与回访工作主要有以下几点。

（一）后续工作

1. 确定医院送检项目、标本接收时间、报告单结果发送方式、危急值联系人、对账流程等。

2. 配合公司 IT 部门,与医院信息科和检验科做好 LIS 系统对接工作的相关事宜,实现报告单网络传输。

3. 首次接收标本,销售人员需协助物流接收人员完成标本接收工作,做好与院方的沟通对接工作,确保标本接收环节没有问题。

4. 销售人员须在合同规定时间内完成与医院应收账款的核对,并及时收回客户应收账款。

5. 销售人员在日常工作中应及时向公司反馈客户的问题和需求,以便公司及时作出反馈和解决,提高客户满意度。

（二）客户回访

1. 回访目的与价值　目的是让客户更好地熟悉项目,关注新开展项目业务增长情况,更多地开展项目;价值是了解项目的开展情况及新的需求,收集使用过程中遇到的问题,及时处理问题,保证业务顺利开展。

2. 回访对象与方式　对象主要是院长、财务科长、检验科主任、临床专家等。可以视情况采用当面拜访或电话回访等方式。

第五节　市场推广工作规范标准流程

市场推广是指企业为扩大其产品的市场份额,提高产品的知名度和销量,将有关产品或者服务的信息传递给目标消费者,激发并强化其购买动机,并促使这种购买动机转化为实际购买行为的一种营销或销售的方式。市场推广的核心是将新检验项目的临床意义和价值传达给临床医生,并取得较好的临床应用效果。

一、市场推广的目的

市场推广的目的主要是:①提高目标医生对检验项目的认知;②影响目标医生对检验的态度;③促使临床医生开单;④提高独立医疗检验检查机构与检验项目的知名度。

二、市场推广的工作流程

（一）市场环境分析

市场环境可分为外部环境与内部环境,两者必须相互协作,才能发挥系统效应。

1. 外部环境　可由全国医疗改革环境、医疗诊断环境,区域中心的行业环境、竞争环境与经营环境等组成。为顺应医疗改革,同时满足临床对于检验结果日益增高的需求,医学检验中心在一些地区相继出现。区域医学检验目前有:总院/分院模式、第三方实验室模式、分包模式,以及以县级医院为中心的模式。近年来,医联体成为政府倡导的方向,国办发〔2017〕32 号《国务院办公厅关于推进医疗联合体建设和发展的指导意见》全面启动了多种形式的医疗联合体建设试点,不少地方早已行动起来,积极引进了更多优质的医疗资源,共同搭建"医联体""医共体",促进基层医疗卫生事业的快速发展。而"区域医学检验中心"是医联体的重要组成部分,这无疑给区域医学检验的发展带来了机遇。

区域医学检验中心凭借其规模化、市场化的运作,以及完善的咨询答疑服务,深受广大客户的喜爱。目前,大多数独立实验室依托企业集团强大的集约化医学检验供应能力,不断开拓进取,现已在全国多地建立了连锁化经营的区域医学检验中心,并大力助推分级诊疗的快速落地,加快各级医疗机构信息化改革的步伐,全面提升区域内医学检验(病理)的专业技术能力、管理水平与服务品质,积极打造具有国际一流水平的医学检验生态圈。

随着各地区域医学检验中心的建立,企业之间固然存在着竞争。当前金域、美康、迪安、兰卫等医学检验中心在国内的市场中体现出规模优势,市场逐步向龙头企业集中,行业集中度也在不断提高。因此,要想在当前的市场环境中站稳脚跟,区域医学检验检查中心必须以全新的意识创造全新的竞争条件来适应外部的竞争环境,才能在竞争中获得持续发展。

2. 内部环境 区域性医学检验检查中心是一个专业提供医学检验服务的医疗机构,其汇集了检验医学领域的专业人才,可通过有效的质量控制体系的建立、专业的规模化运作模式,确保检验结果的可靠性。区域医学检验检查中心内部的科室设置、医学专业人才资源、专业设备以及其成立模式,是区域医学检验检查中心持续发展的关键因素。另外,优秀的科研团队参与国家创新基金项目、国家火炬计划项目、国家重点新产品项目的研究工作,检验人员丰富的检验经验、高端的检验技术手段、优良的科研设备是检验服务质量的决定性因素,也是影响公信力、市场推广的决定性因素。

(二) 产品定位

产品定位包括目标市场定位、产品需求定位和产品测试定位三个方面,相互之间关联密切(图 10-3)。

1. 明确目标市场定位 目标市场定位是一个关乎市场细分与目标市场选择的问题,即明白为谁服务。对于区域医学检验与病理中心而言,其目标客户是全国的各级医疗机构,大部分区域医学检验与病理中心采用的是"诊断产品 + 诊断服务"的商业模式,向各级医疗机构提供体外诊断试剂、体外诊断仪器以及第三方医学诊断服务。

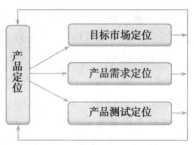

图 10-3 市场推广产品定位示意图

2. 明确产品需求定位 产品需求定位是了解需求的过程,即满足谁的什么需要。当前国内很多仪器设备只能普及大型的综合医院,而无法普及基层医院,且大部分医院因检验标本数量巨大而造成医院资源紧缺。区域医学检验与病理中心可通过大批量标本处理建立的规模效应与由大批量试剂采购带来的议价能力,形成单独医疗机构无法匹敌的优势,向各级中小型医疗机构提供各种优质的检验服务,既满足了普通人群的需求,也在很大程度上解决了医院资源紧缺的问题。

3. 明确产品测试定位 产品测试定位即对企业进行产品创意或产品测试。确定区域医学检验与病理中心提供何种检验项目或提供的检验项目是否满足需求。主要从以下这几个方面进行考虑:检验项目的适用性分析;检验项目的市场开发度分析;对目标医院或医生的选择购买意向分析。

(三) 确定产品推广信息

1. 产品的推广信息 主要包括以下 5 部分:①信息主体:对消费者要传递的是产品信息、品牌信息,还是相关政策消息;②信息结构:如何逻辑性地说明;③信息格式:如何逻辑性地说清楚;④信息内容:解决要"说什么"的问题;⑤信息来源:由谁来说明。在此基础上,首先应该了解竞争对手的信息,避免同质化竞争,找出企业自身的核心竞争力元素,这样企业的产品才不会淹没在市场的其他新品中而不被消费者认知。

2. 提炼产品卖点 可以从以下几方面考虑:①消费者最为关心和关注的特点;②自身产品实实在在具有的特点;③竞争对手没有或没有提到过的特点。

区域医学检验与病理中心主要向各级医疗机构提供各种检验项目,提高目标医生对检验项目的认知并促使医生开单。因此,在确定检验项目的市场推广信息时,应提炼出检验项目中区别于竞争对手的亮点,挖掘自身产品的核心竞争元素,促使目标医生有购买的欲望。

（四）确定产品推广渠道

确定产品的推广信息后,应确定产品的市场推广方式。目前,市场推广的方式有许多种,比如:①线上推广:可通过微信公众号、公司官网、互联网新闻媒体推送产品的相关文章;②学术会议:自身可组织内部专业人员开展相关的学术会议,向各大医疗机构的医师讲解与产品有关的知识;③媒体推广:通过电视、报纸、杂志等媒体进行推广;④创建创新主体多元化模式,可积极参与各级政府组织的各种检验项目,与药品企业就检验项目开展合作,与国际医疗企业就领先技术达成战略合作等形式推广自身的检验项目信息。

（五）制订具体的推广方案

一份完整的市场推广方案包括方案的目标、策略、进程、细节、制作与评估。

1. 方案目标　在制订策划方案时必须优先考虑主推检验项目的内容,要制定出可衡量的、清晰的目标,需符合 SMART 原则,同时制定目标达成与否的衡量方法。SMART 原则（S=specific、M=measurable、A=attainable、R=relevant、T=time-bound）即绩效指标必须是具体的（specific）;绩效指标必须是可以衡量的（measurable）;绩效指标必须是可以达到的（attainable）;绩效指标是要与其他目标具有一定的相关性（relevant）;绩效指标必须具有明确的截止期限（time-bound）。无论是制定团队的工作目标还是员工的绩效目标都必须符合上述原则,五个原则缺一不可（图 10-4）。

制定的过程也是自身能力不断增长的过程,经理必须和员工一起在不断制定高绩效目标的过程中共同提高绩效能力。

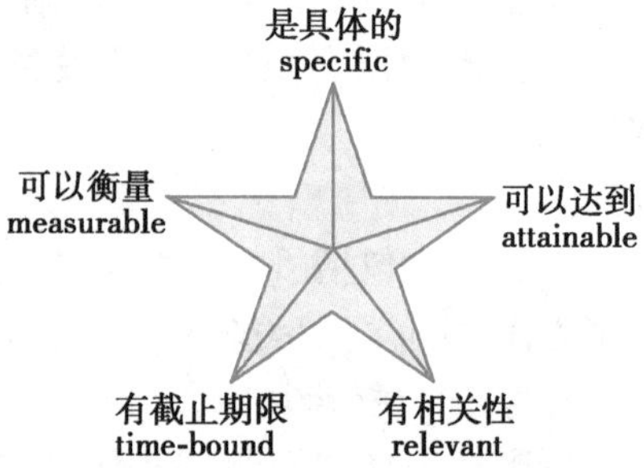

图 10-4　SMART 原则构成图

2. 竞争因素分析　包括竞争环境分析、行业环境分析、目标客户群（各级医疗机构）分析、卖点分析、品牌现状分析、优劣势分析等。

3. 推广策略　包括价格策略、渠道策略、宣传策略等。也包括检验项目的亮点分析、成功关键因素等。

4. 支撑与保障措施　包括检验项目的宣传物料设计、制作,以及相关部门的配合等。

5. 风险管控　包括为保证方案成功的管控要点和风险控制要点等。

6. 费用预算　详细的费用预算分解表（包括产品定位、推广宣传等方面的周期费用）。

7. 方案执行计划表的制定　①工作内容执行计划表;②按时间或流程运作的执行表。

8. 检验项目的市场推广效果预测。

9. 过程监控、反馈与调整。

10. 总结、存档。

（六）区域中心相关部门人员职责

1. 市场部医学实验室管理中心、市场部、销售部、客服管理中心共同协商推广的目标（推广目标、产品销售目标等）。

2. 医学实验室管理中心、市场部、销售管理中心负责产品定位、特性分析与总结。

3. 销售管理中心、市场部负责目标客户群分析、行业环境分析、产品卖点分析与总结。

4. 市场部负责准备线上推广、线下活动的资料,并进行推广。

5. 物资采购中心负责市场推广所需项目资料等的采购,以及采购后跟踪。

6. 客服管理中心负责联系客户,维护客户资源,并及时反映客户的需求情况。

7. 财务结算中心负责推广费用的预算。

8. 市场部负责市场推广后的效果预测分析。

第六节 品牌宣传建设标准流程

一、品牌诊断和定位

（一）以品牌识别统帅一切营销传播

1. 进行全面科学的品牌调研与诊断，充分研究市场环境、目标消费群与竞争者，为品牌战略决策提供翔实、准确的信息导向。

2. 在品牌调研与诊断的基础上，提炼高度差异化、清晰明确、易感知、有包容性和能触动感染消费者内心世界的品牌核心价值。

3. 规划以核心价值为中心的品牌识别系统，基本识别与扩展识别是核心价值的具体化、生动化，使品牌识别与企业营销传播活动的对接具有可操作性。

（二）对品牌进行诊断定位

这是决定品牌战略规划成功与否的第一步，并且品牌诊断和定位也是一项非常严谨细致的工作。品牌诊断调研的内容包括：品牌所在市场环境、品牌与消费者的关系、品牌与竞争品牌的关系、品牌的资产情况以及品牌的战略目标、品牌架构、品牌组织等。

区域医学检验与病理中心专注于医学检验服务，以显著的规模效应、规模化的经营、专业化的分工，将原属于医院检验科、病理科等的检验业务外包进行集中检验，提升了医疗诊断的检验效率及检验水平。

二、品牌的建设

（一）建立品牌愿景和目标

建立品牌愿景和目标，就是告诉消费者、股东及员工：品牌未来的发展方向和品牌未来的目标。

在医改分级诊疗、健康服务产业发展的黄金时期，区域医学检验与病理中心的建立将是一个极为重要的环节，它们将是满足中小城市和基层医院的检验需求、降低检验成本、提高检验质量的主力军。区域医学检验与病理中心以检验检查为切入点，正与中国的"医疗政策"相合拍，是"健康中国"战略落地的具体体现。

（二）品牌核心价值

品牌核心价值是品牌的灵魂和精髓，是企业一切营销传播活动所围绕的中心。

区域医学检验中心以医院检验项目外包需求为核心，做公立医院不想做或不能做的检验项目，为民众和医院提供便利，其核心是规模化、集约化、品质化，从而降低整个医学检验的投入，提高质量水平，节约医疗资源，减少医保支出。

另外，区域中心的检验质量也是一个核心要素，专业的实验室、优秀的科研团队、娴熟的检验技术手段是高效、准确的检验结果的前提。具体的说就是，专业临床实验室应齐全，可提供区域医学检验信息平台（区域 LIS 系统）、专业的冷链物流体系和强大的特检实验室。医学检验机构还应创造条件通过 ISO 15189 认可和 CMA 认证，引入国际先进的实验室全面质量管理体系，确保每一份标本都能得到全过程质量控制，第一时间进行快速、准确地检测分析，以最短的时间将审核后的检验结果通过区域 LIS 系统、报告单远程打印系统、网络数据对接系统等多种形式提供给客户。提炼品牌应遵循原则如下。

1. 品牌核心价值应有鲜明的个性 当今社会需求多元化，没有一个品牌能成为通吃的"万精油"，只有高度差异化、个性鲜明的品牌核心价值才能"万绿丛中一点红"，以低成本吸引消费者眼球。

2. 品牌核心价值要能拨动消费者心弦 提炼品牌核心价值，一定要揣摩透消费者的价值观、审美观、喜好和渴望等，打动他们的内心。

品牌核心价值要有包容性,为今后品牌延伸预埋管线。如果随着企业发展,品牌需要延伸,若发现原来的品牌核心价值不能包容新产品,再去伤筋动骨地改造,则将造成巨大的浪费。

(三) 制定品牌中长期战略

品牌核心价值确定后,应该围绕品牌核心价值制定品牌战略,并尽最大可能使其具有操作性。品牌战略是统帅企业一切营销传播活动的大法,它使企业一切营销传播活动有法可依、有章可循。品牌战略由品牌战略架构和品牌识别系统构成。

1. 品牌战略架构主要确定的问题　企业是采取单一品牌战略,还是多品牌战略、担保品牌战略等;企业品牌与产品品牌的关系如何处理;企业发展新产品是用新品牌,还是用老品牌来延伸,还是采用副品牌来彰显新产品的个性;新品牌、副品牌的数量多少合适;如何发挥副品牌反作用于主品牌的作用。

对于每个区域医学检验中心而言,除了思考以上问题,还应谨慎地考虑如何通过自身的专业化和产业链优势突破医学检验竞争的瓶颈,打造属于自己的品牌,迅速占领黄金细分市场。比如,以免疫诊断为主流方向的领域、分子诊断领域、具有巨大潜力的即时检验(POCT)领域等,这些都是具有高成长潜力的细分领域。公司布局下游领域第三方医学诊断服务具有一定的协同效应。首先,公司是体外诊断产品的供应商,可使公司开展第三方医学诊断服务取得一定的成本优势;其次,医学诊断服务业务可以提高对体外诊断产品性能的熟悉程度与临床应用的能力水平,使公司在从事体外诊断产品的研发、生产及销售时能获得技术支持;再次,体外诊断产品销售所积累的市场需求和行业发展趋势信息,可以引导公司第三方医学诊断服务业务更好地开展;最后,第三方医学诊断服务业务与体外诊断产品销售业务之间可以共享营销渠道资源,降低运营费用。

2. 品牌识别系统　品牌识别系统包括:品牌的产品识别、理念识别、视觉识别、气质识别、行为识别、责任识别等。在这些识别系统中,具体界定规范了一个品牌的企业理念文化,价值观和使命,品牌的产品品质、特色、用途、档次、品牌的产品包装、视觉识别(VI)系统、影视广告、海报、品牌的气质特点、品牌在同行业中的地位、品牌的企业社会责任感、品牌的企业行为制度、员工行为制度等。这些品牌识别系统具体界定了企业营销传播活动的标准和方向,使品牌核心价值这个抽象的概念能和企业日常活动有效对接具有可操作性。把品牌战略的文字性东西,分解到产品的研发、生产、品质、特色、渠道、广告、促销、服务等方面,甚至每个员工的行为上。

(四) 品牌机构人才

我国许多企业非常重视品牌管理,但品牌管理的组织机构设置并不科学。许多企业品牌经理设置在市场部中,等同于一般意义的广告经理,他们的作用也只是广告宣传、视觉设计等,还没有在品牌战略管理层面发挥作用。

对于已有的、多数以品牌为核心竞争力的企业,可以成立一个由精通品牌的公司副总挂帅、市场部或公关企划部主要负责、其他部门参与的品牌管理组织,从而有效地组织调动公司各部门资源,为品牌建设服务。品牌管理组织应拥有产品开发制造权、市场费用支配权、产品价格制定权等,从而把握品牌发展的大方向。

(五) 品牌传播推广

品牌战略一旦确定,就应该进行全方位、多角度的品牌传播与推广,使品牌深入人心。品牌传播与推广没有一成不变的模式,企业应该结合自身情况制定相应的传播与推广策略。品牌传播与推广应把握的原则有以下几个方面。

1. 合理布局运用广告、公关赞助、新闻炒作、市场生动化、关系营销、销售促进等多种手段。

2. 根据目标消费群的触媒习惯选择合适的媒体,确定媒体沟通策略。媒体不一定非得是中央电视台或各级卫视,但一定是适合产品阶段与市场阶段的。

3. 品牌传播要遵守聚焦原则。千万不可将有限的资源"撒胡椒面"似的盲目乱投,而应进行合理的规划与聚焦,在某一区域市场"集中兵力打歼灭战"。

4. 品牌传播要持久、持续。品牌的提升是一项系统工程,需要长期投入与坚持,"一曝十寒"的结果只能是前功尽弃、半途而废。

医学检验市场可通过举办、参加学术会议,外聘权威人士做长期顾问,运营微信公众号分享产品信息优势,通过主流媒体宣传等方式进行品牌传播与推广。

(六) 维护品牌

一个强大的品牌不是由创意打造的,而是由"持之以恒"打造的。品牌核心价值一旦确定,企业的一切营销传播活动都应该以"水滴石穿"的定力,持之以恒地坚持维护它,这已成为国际一流品牌创建百年金字招牌的秘诀。

1. 横向坚持　同一时期内,产品的包装、广告、公关、市场生动化等都应围绕同一主题和形象。

2. 纵向坚持　1年、2年、10年……品牌不同时期的不同表达主题都应围绕同一品牌核心价值。

叱咤风云的强势品牌,无一不是几十年如一日地坚守品牌对消费者的承诺。而国内许多品牌(甚至知名品牌),品牌核心价值定位不清、广告诉求主题朝令夕改,"换个领导人,换个 logo""换个广告公司,换个品牌定位",尽管品牌建设投入巨大,但品牌资产却未得到有效提升。

(七) 策划品牌延伸

一个品牌发展到一定阶段推出新产品,是用原有品牌还是推出新品牌,这时就应打好品牌延伸这张牌。

在竞争日趋激烈的市场上,要完全打造一个新品牌将耗费巨大的人力、物力、财力。据统计,新品牌的失败率高达 80%,在美国开发一个新品牌需要 3 500 万 ~5 000 万美元,而品牌延伸只需 50 万美元,不失为一条快速占领市场的"绿色通道"。

但是,品牌延伸是把"双刃剑",它可以是企业发展的加速器,也可以是企业发展的滑铁卢。所以品牌延伸应该谨慎决策,一定应遵循品牌延伸的原则:延伸的新产品应与原产品符合同一品牌核心价值;新老产品的产品属性应具有相关性;延伸的新产品必须具有较好的市场前景。

第七节　新项目开展流程

一、新项目开展的目的和适用范围

(一) 新项目开展的目的

进行新项目评审,确保有能力开展新项目并提供必要的资源。

(二) 新项目开展的适用范围

需投入经费的新项目;利用现有设备新开展的项目;现已开展但技术依据发生较大变化的项目。

二、新项目开展的职责与程序

(一) 新项目开展的职责

1. 销售管理中心、客服管理中心、市场中心、医学实验室管理中心负责新项目的提报。

2. 市场中心负责新项目的立项启动工作,协调新项目立项小组评审会议的召开。

3. 医学实验室管理中心负责组织开展新增检验项目的准备、试运行和对试运行情况的评审。

4. 物资采购中心负责新检验项目所需设备、试剂、耗材的选择、采购及采购后跟踪。

5. 财务结算中心负责成本估算等。

6. 技术负责人负责组织新项目的性能验证 / 确认工作。

7. 质量负责人负责组织人员核查并改进管理体系活动中与新增项目对应的各项工作开展情况,推动新项目各项工作正常开展。

8. 运营中心、销售管理中心、医学实验室管理中心、市场中心、财务结算中心部门负责人成立新项目评审委员会,其中运营中心、销售管理中心、医学实验室管理中心、市场中心部门负责人参与第一次评审和第二次评审,财务部负责人参与第二次评审。

9. 执行总经理负责新项目的立项批准,确定新项目试运行、新项目委托或实验室自行开展。

（二）新项目开展的程序

一般应在当年度的管理评审中,根据下年度机构的运行方向和目的,识别是否有需要增加的新项目,并作为管理评审的输出之一,将新开展的项目要求分解到相关计划中。通常新项目评审流程如下。

1. 新项目的提报（含第一次评审） 销售管理中心、市场中心、医学实验室管理中心、客服管理中心等根据客户要求、市场情况等对新项目的需求进行提报。新项目提报需收集的相关信息包括新项目名称、申请人、申请部门、期望开展时间、检验方法、编码及收费、临床意义及应用、市场前景等。由运营总监、销售总监、市场中心经理成立的新项目立项小组对提报的新项目进行第一次评审,评审通过,新项目进入立项评估阶段。

2. 新项目立项评估

（1）医学实验室管理中心立项评估内容:识别出检验所现有条件与新项目能正式形成检验能力的差距,提出技术人员资格要求、场地要求、环境要求（温度、湿度、电压、电量）要求、检验仪器设备新增或更新、辅助设备要求、检测软件要求、试剂与消耗品要求;对上述检验要求进行确认,由确认人员填写《新项目技术可行性评价表》(表 10-1)。

表 10-1　新项目技术可行性评价表

检验项目 组套名称	
检验方法	
检验要求	符合性确认
技术人员资格要求:	□满足 □不满足
场地、环境要求（温度、湿度、电压、电量）要求:	□满足 □不满足
设施设备、配件、辅助设备、检测软件要求:	□满足 □不满足
试剂与消耗品要求:	□满足 □不满足
检验要求确认签名:	
技术总监意见: □建议产品名称及厂家: □委托检验	

（2）采购中心立项评估内容:依据医学实验室管理中心提出的仪器设备、试剂耗材等需求,做好仪器设备和试剂耗材的订购工作,负责新检验项目所需设备、试剂、耗材订购后的跟踪;负责仪器设备装机、调试等协调工作;负责收集供应商相关资质证书、试剂三证等,用于供应商评估。

（3）财务结算中心立项评估内容:财务结算中心负责项目收费及相关成本核算。

3. 新项目评审（第二次评审） 由市场中心组织执行总经理、运营总监、技术总监、采购中心经理、财务结算中心经理、市场中心经理、销售管理中心经理组成新项目评审小组对新项目进行评审;通过评审,确定新项目开展可行性,并确定新项目开展的具体形式（委托或实验室自行操作）。

三、新项目开展与应用

(一) 新项目开展

一般是自行开展试运行,有以下几个步骤。

1. 技术负责人应熟悉新项目依据的标准、检验方法等技术资料,组织专业实验室负责人做好技术准备工作。

2. 对新项目的分析系统性能进行确认/验证,提交分析系统性能确认/验证报告,由实验室经理、技术副总监、技术总监签字确认。

3. 分析系统性能确认/验证通过后,由医学实验室管理中心提出拟开展新项目的周期,待新项目评审小组确认;提出拟开展新项目的内部能力验证、外部能力验证或比对活动需求,并完成实施。

4. 分析系统性能确认/验证不通过,需由医学实验室管理中心查找出可能的原因,进行排查处理。

5. 涉及更换分析系统时,将分析系统确认/验证不通过的报告提交采购中心,由采购中心更换供应商。医学实验室管理中心再次确认/验证。

(二) 新项目的应用

1. 培训　由厂家安排有资质的人员对本检验所技术人员进行检验项目及仪器的使用培训,对市场中心进行临床意义等培训,再由市场中心安排人员进行对其他部门及客户的培训(适用时)。

2. 信息系统设置　信息管理中心人员将新项目相关信息设置进信息系统,由实验室人员确认信息的正确性。

3. 根据检验方法和其他有关技术资料编制作业指导书。

4. 为保证检验结果开展室内质量控制,进行能力验证/室间质评、实验室间比对。

(三) 新项目委托检验

按照《受委托实验室控制程序》进行。

(四) 新项目资料处理

应将新项目的所有资料复印一份与新项目的申请和评审资料一起交文件管理员归档保存。

(五) 新项目的监督

新项目开展的全过程应由质量负责人指定人员监督开展落实情况。

(郑　楠)

第十一章

客 户 服 务

客户服务（customer service）作为一种以客户满意为导向的理念,源于企业"以客户为中心"的客户关系管理模式,是一种旨在改善企业与客户之间关系的管理机制,任何能提高客户满意度的内容都属于客户服务范畴。客户服务理念十分契合区域医学检验机构"以患者为中心"的思想,建立客户服务部门（客服中心）是区域临床检验与病理诊断机构建设的重要一环。客服中心是区域检验中心对外服务的窗口、沟通的桥梁,为传递客户需求和相关信息提供服务。在区域检验中心建立客服部门具有不可缺少的作用,其体系建设包括建立部门组织架构、明确部门工作职责;建立管理考核制度、部门人员培训制度;针对报告查询服务、咨询服务、投诉处理、多方沟通等各种客户服务内容建立相应标准操作程序以规范部门服务行为,确保服务质量。客户服务部门充分利用各种媒体平台,如呼叫中心平台、微信公众号或机构网站,方便各类客户进行有效沟通,确保区域检验机构的服务质量及客户问题的解决。

第一节 客服体系建设的必要性

随着我国经济社会逐步进入一个高质量发展的新时期,人们生活水平不断提高,健康观念日益增强,人们对医疗健康服务的要求也越来越高。近年国内许多公立医疗机构成立了客户服务中心,树立"以患者为中心"的服务理念,进一步提高服务管理质量,提高医疗机构管理水平,以促进医患关系的改善。建设一个完善的客户服务体系是人们对医疗健康服务的需求,是区域医疗机构建设的需要,也是我国社会发展、医疗机构改革的必然要求。

建设客户服务体系是构建和谐医患关系的关键内容。医疗机构与企业一样,"患者"作为其客户是其中最重要的因素,医疗机构引入客户服务是十分必要的。客户服务体系建设旨在通过医疗机构内各相关部门及人员与患者进行良好的沟通,并根据所掌握的信息进行患者关系管理与评价;医疗机构的管理层与决策部门则利用患者关系管理的评价结果,制定各种措施与对策,达到改善医患关系的目的。客服中心作为区域临床检验与病理诊断机构中的重要部门之一,是区域检验中心对外服务的窗口、沟通的桥梁,及时传递需求和信息。

第二节 组织架构与工作职责

一、部门组织架构

(一) 人员架构

从人员管理角度,客服中心建立以客服负责人、客服主管、客服专员三级组织架构。通过高效的管理与体系建设,实现最佳客户满意度。人员架构见图 11-1。

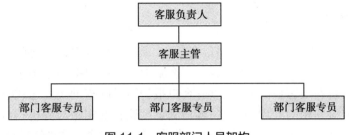

图 11-1 客服部门人员架构

（二）岗位架构

根据客服中心的职责与运行,建立细化的次级部门或岗位,明确各岗位的工作范围、职责,有利于对客服岗位人员进行部门职责的专业培训,也有利于客服中心高效的管理。客服中心岗位架构建议见图 11-2,但岗位的建立不限于咨询服务、报告服务、服务质量控制、健康管理、对外联络。

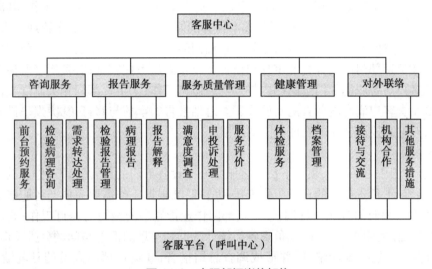

图 11-2 客服部门岗位架构

客服中心可设立前台提供一站式人性化服务,使客户从一开始就得到诊前、诊中、诊后全程导诊服务。诊前提供咨询指引、诊中提供分诊导医、诊后提供引导陪检等服务。设立检验服务中心,为客户提供检验项目咨询、领取耗材容器、检验注意事项、采血或标本留取指引、报告打印或补发、检验报告结果解释、报告单邮寄等服务。设立质量管理部门,负责客户满意度调查汇总分析、投诉管理以及客户服务评价,以提交管理层制定或改进服务决策。设立体检中心和健康档案管理部门,针对客户不同需求提供个性化体检服务,并做好健康档案管理。设置对外联络部门,与医疗机构、企业、社区或政府部门建立良好的沟通联络机制,了解需求,收集各种意见或建议以提交管理层,同时举办各种活动,做好健康咨询与宣传,创造良好社会服务氛围,提升机构品牌影响力。

（三）客服平台

客服中心可架构电话客服平台(呼叫中心)为客户提供多渠道服务。呼叫中心作为一种利用最新通信工具和现代计算机技术,采用人性化服务方式,帮助医疗机构追踪客户服务过程和优化服务工作流程,有效改善客户服务质量,为客户开辟各种增值服务,提高客户满意度,增强客户的忠诚度。

通过服务电话、PC 端网络、微信等方式建立与客户的联系和沟通。客服人员在呼叫中心可以受理报告查询、项目咨询、项目更改、信息确认、标本接收、耗材配送、客户投诉等各种客户需求,确保服务及时有效。同时可以对呼叫中心的各种客户来电进一步进行统计与分析,以了解客户的需求信息及存在的问题,为区域检验机构的内部管理改进提供思路和方向。

二、部门工作职责

部门工作应明确岗位职责范围,加强岗位责任心,提高工作效率,保证部门各项工作按照体系要求正常运行,及时、准确地为客户提供各种服务。客服中心工作包括但不限于如下内容:负责客服专线电话的接听、客服平台在线客户的咨询受理;客户报告结果的查询及发送;执行及转达各类客户其他需求;实验室工作交接问题的处理和答复;客户满意度调查的实施与分析;客户投诉受理与调查处理;参与合同评审工作;客户咨询的解答及建议的收集;客户编码规则的制定与条码管理;呼叫中心的电话记录及整理归档;呼叫中心相关的各种数据和信息的汇总与反馈;内外部需求的沟通与协调。

按照客服部门人员组织架构,各级岗位职责可参考以上内容,将岗位职责文件化,依据工作实际细化岗位职责。通常每年应对岗位职责文件进行一次评审,以调整或更新岗位职责,使之更具合理性,确保高效工作。

(一)客服负责人

客服中心负责人在机构领导层的管理下全面负责实施开展客服中心各项工作,其岗位职责包括但不限于以下内容:①负责部门年度费用及成本预算的制订;②负责部门工作管理与人员分工安排;③负责部门年度工作计划和目标的制订,绩效考核细则的制订与修改,以及本部门组织框架的制订及人员储备安排;④负责部门培训计划的审核与监督实施及人员考核实施;⑤负责客服体系的建设和服务支持;⑥负责客户与各职能部门之间的内外部沟通协调工作;⑦负责部门相关制度文件的拟定与工作流程设计;⑧负责客户满意度调查的实施及调查总结报告的审核与修订;⑨突发事件的应急处理与工作协调安排,对重大投诉事件的处理与协调反馈。

(二)客服主管

客服主管在客服中心负责人领导下负责客服中心下设各部门的日常管理工作。其岗位职责包括但不限于以下内容:①负责部门的日常工作安排和管理;②根据工作需要完成与各职能部门之间的沟通协作;③负责客户编码的分配与管理;④负责部门作业指导书的编写与修订工作;⑤负责部门新员工的培训和带教工作的组织与实施;⑥负责各类统计数据和信息的汇总与问题分析反馈;⑦负责客户满意度调查的实施与数据统计整理,并形成调查总结报告;⑧负责部门人员的月度绩效考核管理;⑨负责部门相关需求物资的申购及安排;⑩负责客户告知书的拟定与发布,以及完成领导交办的其他工作任务。

(三)客服专员

客服专员在部门客服主管的领导下工作,负责客服部门各项日常工作的具体实施。其岗位职责包括但不限于以下内容:①客服电话的接听、需求受理及问题记录,PC端、微信端客户咨询的受理与回复;②实验室报告及时性的监督和反馈,实验室交接班问题的处理与答复,客户报告单的查询与补发;③客户耗材需求的受理、安排与耗材回收管理;④客户需求的执行、转达与落实;⑤客户服务相关的内外部工作沟通与协调;⑥客户投诉事件受理与调查回复;⑦客户端网上报告系统的应用指导与问题反馈;⑧客户咨询的解答与建议收集反馈;⑨客服电话相关的各种信息与数据的汇总与统计;⑩对工作中的各种问题总结、归纳、分析,并提出合理化建议,以及客服主管交办的其他任务。

第三节 客户服务管理制度

客服中心可依据行业指南文件,如《检验检测机构资质认定能力评价 检验检测机构通用要求》(RB/T 214—2017)和 ISO 15189《医学实验室 质量和能力认可准则》等文件以及机构运行的要求,建立一套与机构服务相适应的客户服务管理制度。本节介绍客户服务相关制度的具体内容,包括客服管理制度、客户服务制度、绩效考核制度、人员培训制度等。

一、客服管理制度

（一）作息制度

客服中心实行 24h 不间断服务,制定排班表使部门所有员工严格执行,建立值班制度确保班外时间客服电话的接听。

（二）规范用语

客服人员接听电话应规范用语,服务热情、语言专业规范、礼貌谦卑;PC 端及微信端在线服务时按规范操作,接受客户的监督和指导。

（三）交接班制度

客服中心建立交接班制度,规定客服人员每日到岗后应做好交接班,以便做好客户之间的及时沟通与回复;规定交接内容,确保各环节的正常运行,例如应查看信息系统是否工作正常,出现问题或故障时立即报告计算机部门人员处理。

（四）规范操作制度

客服人员要恪守医疗服务职业道德,努力钻研业务,全心全意为客户、患者和临床服务,要严格按照部门质量程序文件、标准操作规程文件要求完成各项工作;所有人员应具备相关专业知识,熟悉岗位职责,工作不敷衍、不拖沓,确保客户服务工作及时有效;客服人员接听客户咨询电话时,遇到复杂专业问题应及时联系相关实验室专业技术人员予以解答,不得随意答复,避免不良后果;需要进行部门沟通与反馈的客户问题应及时与相关人员联系,在紧急事件或异常情况时应首先向部门主管或负责人反馈,确保事件得到及时有效的处理与解决;认真受理客户和临床的投诉并及时处理,加强与临床科室和临床医生的联系,不断提高服务质量。

（五）保密制度

客服部门应将客服部的管理体系文件、实验室相关检验方法与步骤、患者检验结果、使用试剂厂家、仪器型号等相关信息纳入保密制度管理。任何个人不得私自把部门内的管理体系文件外传,不得私自泄露医学实验室的技术信息,不得在非工作场合讨论患者的检验结果。一切“以患者为中心”,保护患者隐私,维护患者的合法权益,确保涉及患者隐私信息保护工作实施的有效性和规范性。

（六）信息系统管理

信息系统管理制度的制定可参见信息管理相关章节。每台电脑都应设有屏保进入密码,为保证 LIS 信息系统的安全,所有电脑禁止插入 U 盘、移动硬盘、手机数据线等。

二、客户服务制度

1. 处理咨询问题时,按照知识库内容统一答复,避免分歧,必要时可请求实验室专业技术人员的帮助。

2. 处理报告查询时,应及时回复,快速反应,重在落实;有疑问报告、延发报告、病理会诊报告等要及时通知客户,并落实好后续工作。

3. 转达各种客户需求时应内容清楚、目标明确,并及时跟踪相关人员的执行效果;处理投诉/抱怨时按标准操作流程来执行,避免引起纠纷。

4. 当本检验中心工作内容、项目内容、服务内容发生变化时,应通过各种渠道及时告知客户,必要时需做好前期沟通和衔接工作。

5. 客服人员应熟悉、清楚所有客户情况,对客户的个性化需求能做到持续服务。客服人员在服务过程中应对所有的客户需求做到快速反应、及时应答、有效解决。对不能马上答复的问题也应明确最终答复时间,避免客户长时间等待。

6. 客服部门应建立主动沟通的机制,应做到主动询问、主动沟通所有客户(尤其新客户)。及时了解关于标本接收、报告送达、项目开展、结果质量、耗材配送等方面的客户服务感受,尽可能地解决和满足客户提出的各种需求,及时理顺双方磨合期内的各种问题。主动帮助客户解决问题,以防止问题发生后须进行被动服务。

三、绩效考核制度

绩效考核制度在机构人员绩效考核相关章节有详细内容,这里仅就客服中心做简单介绍。

(一) 考核原则

考核需遵循一个原则:考核以鼓励员工为目标,所有的考核细则基于员工能够做到的事项予以考核,做不到、实现不了的内容不建议纳入考核,以防止考核流于形式。

(二) 考核内容

客服中心绩效考核可包含以下几方面内容:劳动纪律、工作技能、工作表现、工作差错、责任心和主动性、工作执行力、处罚与奖励。根据以上几方面内容在工作中的侧重点不同,确定各方面考核内容比例权重。针对考核内容制订具体考核细则,考核以百分制计算,每一类内容,每一条细则应明确所占比分,考核时效可按月度、季度、年度进行。处罚与奖励是指在考核细则之外,员工工作好或差的方面单独计分的情况,应包含明确的细则内容和加 / 减分数的比重。

(三) 考核评分与确认

考核由员工先自评,再由主管评分,然后经客服中心负责人审核得分。每一个扣分项应明确标注,让员工知道自己工作中存在哪些不足;考核成绩评定后应交由被考评的员工本人签字确认,如员工对考评成绩有疑义的可向主管提出,最终评分由部门负责人确定;所有参与评分人员都需签字确认,考核方为有效。

四、人员培训制度

人员培训要求在人力资源管理相关章节有详细的介绍,本节所述人员培训仅指客服中心内部的培训学习活动。

(一) 新员工培训

新员工入职后需经过系统化培训,经考试合格后方可上岗。新员工培训主要内容包含理论培训和实际操作两部分内容。理论培训内容包括服务意识和服务理念、部门管理制度、标本专业知识、常见耗材识别、检验目录学习、标本采集手册学习、客服中心质量程序文件及标准操作规程、沟通与服务技巧、客服常见问题解答、生物安全培训、患者隐私保护等知识点的学习。实际操作培训内容包括各种客户需求的处理与转达、LIS 信息系统软件的操作与应用、客服信息系统的操作与应用、客服部标准操作规程文件的规范化执行、危急值结果的处理、条形码编码规则与打印管理、各种办公设备的使用维护与简单排故、标本前处理现场观摩学习、物流标本接收现场观摩学习、实验室各专业组分组设置、常用检验仪器初步了解等内容。新员工入职培训学习期 3 个月,到岗后由主管制订培训计划,安排指定人员按计划实施培训和带教工作,确保培训效果。培训结束后需进行理论和实际操作考试,考试合格后填写人员能力评估表,经部门负责人批准后方可申请转正上岗。成为正式员工后可申请信息系统工作账号或者信息系统坐席号,正式上岗提供客户服务。

(二) 部门内部培训

部门内训按年度、月度制订培训计划,有专人负责培训的组织和实施。对客服人员专业知识的培训应持续不间断,学习内容包含但不限于医学专业知识,也可以是服务、沟通、公文书写、人员素质教育等多方面的知识,旨在提高客服人员的全面综合素质。部门内训的课件安排可以根据日常工作的具体情况有针对性地组织培训学习,如新增项目、特检项目、客户咨询、报告解读、体检工作注意事项、工作差错或不足等。每一版新的检验目录出版后应组织客服人员系统性学习,确保所有客服人员熟悉掌握检验目录中修改和更新的内容,能够正确指导临床及提供咨询服务。所有专业知识的培训应在必要时组织理论考核、实际操作考核、日常应对及处理能力的考核,确认培训效果。

第四节 客户服务标准操作流程

客户服务部门是区域检验机构面向客户的窗口,代表机构的形象,其日常运行和服务内容离不开质量体系文件的规范指导。在机构质量体系文件框架下,应针对服务用语技巧、诊前预约咨询服务、诊中多方沟通协调服务、诊后报告查询服务、投诉处理等各种客户服务内容建立相应的标准操作程序,这些程序内容应文件化,以规范部门服务行为,同时用于部门员工培训、考核或评估,确保服务质量,促进区域检验机构综合服务水平,提升品牌形象。

一、客户服务的技巧和注意事项

(一) 用语要求

服务全程应使用礼貌用语,咬字清晰,音量恰当,音色甜美,语调柔和,语速适中,用语规范。

(二) 用语规范

1. 应答 首先问候客户,然后进入服务状态(请问有什么可以帮您)。

2. 沟通开始 首先询问客户身份,例如是哪家医院、哪个临床科室或是个人(患者 / 家属)(请)。

3. 沟通过程 适时询问有效信息,便于查询,但尽量不要打断客户(请)。

4. 遇到问题 沟通过程中遇到不清楚或是不确定的内容,可将电话转入专业人员分机,或调查确认后在承诺时间内回电(对不起,让您久等)。

5. 结束语 尽量询问是否还有其他咨询或是需要提供服务的要求,避免给客户留下急于挂机的印象(再见、感谢来电)。

6. 服务禁语 禁用"什么、不知道、应该、好像、不可能";禁止使用习惯用语,如啊、呀、喽、的呀。

7. 致歉意识 作为客服人员要有致歉意识,当客户表达不满时,首先要致歉安抚客户情绪再着手处理问题。

(三) 去电

1. 电话前 客服人员拨打客户电话前,要先斟酌通话内容,如:电话打给谁,打电话的目的是什么,沟通中需要特别强调和关注的内容是什么等。例如:标本量不足或是项目信息不清楚,需要跟医院临床科室联系等情况,预先可在信息系统查询到标本送检信息,包括姓名、送检项目、住院还是门诊患者、何时送检等信息,便于及时反馈给专业人员,避免在通话过程中还需查询让客户等待,造成客户心理落差。

2. 结束语 尽量是请求的语气,如麻烦您转告或者通知,感谢您的接听等。

3. 沟通技巧与注意事项

(1)掌握时间和规律

1)通常情况下,早上上班后的 2h 内是医院各科室业务繁忙的时段,尤其是大型三甲医院,一些非重要、非紧急的事件应避开繁忙时段,以免引起客户的反感,不利于客服工作的开展。

2)夏季医院午休时间较长,应尽量避免这个时间段电话打扰对方。同时应注意冬夏季医院上班时间的差异,尽量在工作时间联系相关专业人员。

(2)沟通技巧

1)语气和语调要掌握好,能让对方感受到亲切和好感。

2)客服来电系统可记录和维护来电人身份信息,非首次接入的电话接通后应主动称呼对方、向对方问好;对于重要客户或长期客户,客服人员应能分辨对方声音特征。

3)当投诉发生时,要有致歉意识,不要急于分辨是谁的责任。正确的做法应是请求客户说明样本的实际情况,征询对方的意见,寻求解决问题的办法。语速不要太快、太急,不要让客户有一种急于推卸责任的感觉,对客服出现的差错和责任不推卸不逃避,勇于认错,表明态度,以期得到客户的谅解,争取尽快找到解决问题的方式和方法。

4)对于客户方面原因导致的问题,应以帮助对方解决问题,为客户着想的心态去与客户沟通和反馈,用谦逊的语气让客户感受到客户服务的诚意和态度,利于工作的长期开展。

(3)熟悉专业知识

1)与临床医生就临床表现和临床诊断方面的问题进行沟通时,一定要做好对标本情况、检验结果等内容的调查了解工作,切忌在沟通过程中对标本送检及检验信息了解不详尽,需要多次与实验室人员联系确认,才能将临床医生的对话进行下去。

2)与临床医生的沟通联系是需要在工作中勤学勤问,不断积累经验才能真正做好的,如果没有把握可向上级或实验室专业人员寻求帮助。了解沟通的原因和目的再联系客户,用简捷的话语、准确专业的术语,完美展现客服人员的专业服务形象。

二、咨询服务

建立预约与咨询服务管理程序,确保以主动咨询服务为主,同时有章可循地提供被动咨询服务。通过向临床医护人员和患者提供全方位的分析前或分析后的咨询服务,并主动与客户对象进行定期的交流和沟通,获取提高机构实验室服务质量的建议或意见,全面提高综合服务水平,充分发挥区域检验与病理机构在区域医疗中的作用。

因地制宜设立前台咨询与预约服务,例如设立导诊服务总台或检验服务中心,主动为客户提供诊前、诊中、诊后全程导诊服务,使其一开始就能够得到贴心的服务,提升客户满意度。

(一)咨询检验项目

1. 咨询项目的检验方法、标本取材、收费标准、报告周期、报告送达时间以及有无开展某个检验项目等,客户人员答复标准参见相关检验目录与采样送检手册。

2. 咨询检验项目的具体操作步骤,客服人员无法解答的,则记录客户联系方式,由技术负责人与客户沟通进行答复。

3. 如果客户需要检验仪器的名称、型号及试剂厂商的相关信息,则需在经得实验室负责人同意的情况下由实验室提供相关资料,在客户要求的时间内送达客户。

(二)咨询检验项目的临床意义

1. 客服人员可查询并依照客服平台知识库的内容立即解答,如果查询不到或客户对答复不满意的,则可以通过向实验室相关人员咨询、查阅参考书或网上查询等方式获取较详细的信息,然后回答客户。对于某些检验项目专业性较强,客服人员无法解答的,则由实验室相关人员在规定时间内直接与客户沟通,客服人员跟踪落实情况。如果通过以上方式均无法解答客户的疑问,则向客户表示抱歉,并可建议向上级医院或权威机构咨询。

2. 如果客户需要各种检验项目临床意义的资料,应咨询实验室负责人,由其决定是否提供给客户,并安排物流人员执行送达。

(三)其他咨询

1. 咨询某些本中心暂未开展的检验项目,客服可帮助向其他医院或检验检测机构咨询,给予答复,如果其他医院或检测机构均未开展,则向客户表示抱歉。

2. 如接到要求对账或开发票的需求,转给销售内勤或财务人员处理。

3. 客户咨询报告自助查询打印系统,指导客户进入网站,点击报告单查询模块,输入用户名及密码,登录后按照报告单类型选择相应模块,输入查询条件后筛选所需报告,根据页面提示选择报告打印即可。

4. 咨询记录　制订记录表格,客户咨询内容均应在记录表中进行详细的记录。

三、报告查询

客服部门提供报告查询服务,部门人员应熟悉报告查询的操作与流程;注意特殊情况下的查询规定,做好客户隐私保护;做好查询记录;提供报告补发服务。根据区域检验机构的实际情况,可提供电话查询、微信平台查询、网络查询以及报告邮寄等服务,以多种方式赢得客户最佳满意度。

(一) 常规报告查询

1. 登录信息系统,进入报告查询界面。

2. 输入查询条件,按客户提供的标本信息查询相应报告;通常主要是依据送检日期/客户名称/患者姓名/条形码/送检项目等主要信息来查询。

3. 系统支持模糊查询,根据客户提供的信息查到相关检验结果后,需向客户核实送检日期、送检医院及送检人姓名、ID等信息后(至少核对两项基本资料),方可告知查询结果。

4. 所有客户查询的报告结果,报发结果前一定要先在 LIS 系统中查看其报告状态。"已审核"或者"已打印"状态的报告可即时报发,"未审核"状态的结果不允许报发。

5. 所有口头报告的结果,必须要求对方复述结果数据,以核实客户所听到的结果是正确无误的。

6. 如客户提供的标本信息无法在信息系统中查到所需报告结果,则让客户先与医院联系确认标本是否送检,或者协助查询标本送检的具体情况。

(二) 特殊查询规定

某些特殊情况下,不应直接将检验结果电话报告给客户。

1. 临床医生或客户要求不能将结果报给他人的,则请查询者向医院检验科或临床医生询问。

2. 属于保密级别的检验报告,如感染性疾病检测等报告则告知此属于患者隐私保密级别检验,不能通过电话查询,如确有需要应补单至送检机构或部门。

3. 涉及特殊标本检测,如 HIV 抗体待确证的标本,实验室通知需送往疾病预防控制中心确证的,客服人员需及时电话通知医院相关负责人,并记录对方姓名电话,做好后续跟踪处理。同时填写复查客户通知记录单。

(三) 查询记录

客户来电受理结束后,应及时在来电平台中记录查询者的姓名、联系方式及被查询的标本信息(患者姓名、送检医院、送检时间、送检项目等),做好电话记录。

(四) 报告补发

如客户所查报告需要补发报告单的,可将所查报告打印后安排快递送达。若因患者信息有误需重新修改后补发报告单到医院的,由客服部人员先查询该报告,填写"更改信息申请单"交由实验室负责人员批准,然后在 LIS 系统中修改并注明修改的原因,确认完成后刷新并重新打印报告单。所有补发报告单均需要在报告单右上角盖上补发章。

四、沟通与协调

沟通与协调是客服中心做好客户服务工作的重要方式。客户服务工作内容涵盖就诊客户接待及回访、客户满意度调查、客户开拓、体检及保健服务等,是连接多方(包括患者、医疗机构临床科室、企业以及政府部门等)的桥梁,也是各机构部门之间的协调器,不论区域临床检验与病理诊断机构以哪种形式建立,客服中心都应充分发挥沟通与协调的职能作用。本部分内容主要述及针对常见患者需求的沟通与协调。

(一) 标本收取

详见物流管理相关章节。

(二) 耗材供应

详见物流管理相关章节。

（三）信息更改

1. 客户明确反馈患者送检信息有误的，由客服人员通知具备 LIS 系统信息修改权限的人员按客户要求及时修改，并通知相关物流人员补发报告，客服人员对于更改原因及来电者信息及时记录存档。

2. 若客户要求修改患者全名的，原则上须要求医院必须提供由医院盖单、开单医生或检验科医生签名的，要求修改患者相关信息的书面证明方可执行更改，更改证明由客服部保存。

3. 如果是送检医院接收错误，需更改医院名称的，应先与物流人员和客户核实信息的真实性，确认为我方接收错误或其他合理原因导致的医院名称不符的，则通知相关人员修改医院名称，并通知配送服务支持部人员重新补发报告。如确认为我方标本接收错误或物流人员登记错误，导致客户投诉抱怨的，则可按客户投诉处理标准操作规程处理。

4. 若是客户质疑结果要求更改，则需遵照复查需求的规定执行。

5. 上述所有信息均需要在客服部更改信息申请单中做详细记录保存，并由质量负责人签字批准。

（四）检验项目更改

1. 若标本还未送到实验室需要项目更改（包括追加检验项目）　制定《加做／更改项目记录表》，详细记录医院名称、患者姓名、条形码（如能提供）、送检日期、原来的检验项目、需要更改的检验项目、联系人、联系电话及确认客户需求的可满足性（标本类型、标本时效等是否满足待更改项目的要求）。客服人员需和来电医生重复以上信息，确认记录准确无误后及时通知相关专业人员，由专业人员做修改，若不可以修改则向客户说明原因并致歉。

2. 若标本已送至实验室需要项目更改　则先在 LIS 系统中查到相关标本，电话通知实验室确认客户需求的可满足性（如：标本量、标本类型、标本稳定性等）及加做申请人信息，并在《加做／更改项目记录表》中详细记录联系人、联系方式及需要更改的内容；如果标本不能满足，则客服人员直接电话通知客户。

3. 填写《加做／更改项目申请单》并在《加做／更改项目记录表》中作详细记录。

4. 所有外来电话要求加做项目或修改项目的，客服人员一定要在电话中确定申请人的身份（应是原开单医生），同时做好详细的电话记录；如果加做或者修改的项目为病理项目，则需要在电话中要求申请医生在 3 天内重新开一张病理申请单，交给物流人员或传真到客服部。

（五）复查需求

1. 当客户对报告结果有疑义时，应先问明客户提出疑义的原因，如仅因为不理解结果而造成的疑义，则先就客户不理解之处做明确解释（专业性较强的问题由实验室专业人员协助答复），如客户坚持一定要复查，则需质量负责人批准同意后，方可答应客户并通知实验室安排复查。

2. 按照客户留下的联系方式及时将复查结果反馈给客户并在《复查标本记录表》中就复查一致性作出判断，若遇特殊情况如标本量不足等也须及时在该表中做说明。

3. 客服人员需做好详细的电话记录备查，若客户对报告结果质疑，并提出其他要求，则事件升级为投诉，客服人员须填写《客户投诉受理单》并存档。

（六）其他服务

1. 除以上所述外的其他需求，均应详细记录联系人、联系方式及需求内容，能够即时完成则当时完成，如需其他部门协助完成的，则及时通知相关部门并跟进需求完成情况。

2. 详细记录客户建议并及时将相关建议以内部邮件的形式发送到相关部门的负责人，并及时跟进客户建议的采纳情况。

五、投诉处理

投诉是指客户对实验室服务不满意时所做的各种形式的表达。为满足客户（临床医生、患者或其他方)的需求,及时、正确地处理客户投诉,找出工作差距,根据实验室服务对象反馈的意见改进机构工作质量,提高综合服务水平。投诉处理流程包括了投诉受理、投诉调查、投诉处理和投诉记录等步骤,具体参考投诉处理流程图(图 11-3)。

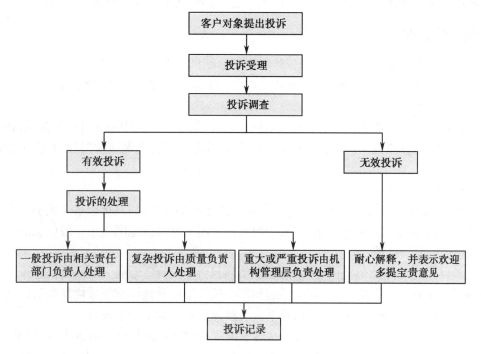

图 11-3　投诉处理流程图

(一) 投诉的受理

1. 客服人员负责接待客户及客户来电,尽可能详细问明情况并做好记录。

2. 客户服务部应将受理的有关材料进行登记、汇总,并向质量负责人汇报,相关部门予以配合解决。

(二) 调查与确认

1. 投诉工作是反映服务质量的重要信息之一,质量负责人受理后应及时和相关责任部门联系,通过调查核实,分析研究,在确认事实的基础上作出判断。

2. 必要时由质量负责人组成专项调查组进行调研、分析、评判,客户服务部参与调查。

3. 经确认不属于本机构的问题,则属于无效投诉,应进一步与投诉者沟通解决。

(三) 投诉的处理

1. 属下列情况之一的,按《实施纠正和预防措施程序》制定和实施纠正措施。

(1)检验报告、检验工作质量方面的问题。

(2)配送服务、客户服务、销售经理等方面的服务工作问题。

(3)耗材配送方面的问题。

(4)投诉工作涉及管理体系的重要修改及属重大质量事故时,质量负责人可决定进行附加审核,或建议机构管理层进行管理评审。

2. 质量负责人或客户服务部向投诉方通报处理结果并征求意见。

3. 实验室资料管理员将投诉处理全过程记录归档保存。

(四) 投诉记录

1. 质量负责人或客户服务部主动征求客户的意见和建议时应有记录。

2. 对客户的意见和建议、投诉,客服服务部对调查过程应详细记录。

3. 对客户投诉处理、纠正措施及反馈意见应详细记录。

(五) 投诉记录归档

客服人员将客户意见、建议、投诉内容进行记录,将投诉处理要求和调查处理结果进行记录,将质量负责人意见记录(处理结果记录)、客户反馈意见记录整理,定期交文件管理员归档保存。

六、危急值处理

危急值涉及患者生命安全,区域临床检验与病理诊断机构以第三方实验室形式建立时,有必要在客服中心建立完善的危急值处理机制,以充分保障患者生命安全和降低机构医疗安全风险。

(一) 危急值的建立与报告

医学实验室专业组建立好危急值后通过审核并通过,在 LIS 系统中设立危急值范围,在检验过程中如果超出设置的危急值范围,系统会自动提醒,专业组再次核实无误后发报告,并交班给客服人员通知客户。

(二) 危急值报告分类

分为两类:一般危急值报告和紧急危急值报告。指定的某些项目(具体以各个实验室自行设置为准)超出危急值范围属于紧急危急值报告,其余项目结果超出危急值范围属于一般危急值报告。

(三) 危急值的报告处理

1. 若检验结果超出危急值范围(除紧急危急值项目外),实验室专业人员通过信息系统交班给客服人员,在正常上班时间,客服人员立即电话通知客户报告结果并建议重新采样复查确认,记录《危急值通知客户记录表》,并将通知结果通过信息系统交接回复给实验室专业人员。

2. 在非工作时间,则由实验室专业人员通过短信或其他方式进行危急值报告,并记录《危急值通知客户记录表》,并通过信息系统交班给客服人员,客服人员上班后第一时间电话向客户再次确认。

3. 需要注意的是,电话通知危急值后应要求客户口头复述结果,确保正确,应记录客户受理人的全名。如果是传真方式通知危急值报告的,客服人员应在传真后电话确认对方确实有收到传真的报告,并将电话通知情况记录在《危急值报告记录表》,传真不需要客户对结果进行复述。

4. 若电话无人接听,应确认医院电话是否已更换或尝试得到更加有效的联络途径;也可以由客服人员通知销售代表,采取多种方式尽可能地联系到客户。

(四) 危急值处理记录

客服人员联系上客户并通知后,填写《危急值通知记录表》并回复专业组,由实验室专业人员填写《危急值报告记录表》,详细记录报告失败的原因及采取的措施。

第五节　客户满意度调查

客户满意度(customer satisfaction)也称客户满意指数,是指客户期望值与客户体验的相符程度,是客户通过对某种产品体验效果与其期望值相比较后得出的指数。在区域临床检验与病理诊断机构,客户满意度至少包括患者满意度、临床医生对检验服务的满意度、区域检验机构人员满意度等。

为满足客户对象(临床医生、患者或其他方)的需求,及时组织与实施各种形式的客户对象对区域检验机构服务满意程度的调查,分析原因并实施整改,以提高服务水平,改进服务质量。客户满意度调查一般由实验室发起,客服部组织并实施;客户满意度调查可按年度或半年度频次组织实施,每次实施前应对调查表的内容进行合理的修订与整理。

客户满意度调查表的内容可分为一级指标和二级指标两大类,一级指标是总体满意度指数得分;二级指标是指结果质量、服务质量、其他方面服务与合理性、反馈 / 投诉的处理能力、经营情况、管理水平评价等几大方面的综合评分。每个二级指标下可包含多个调查明细的内容,诸如项目开展能力、一线专业人员的服务态度、报告及时性、问题处理的及时性和处理能力、项目培训和推广力度、对临床的帮助与支持力度等多项内容,可多方面调查了解客户对检验服务的真实需求和感知度。

客户满意度调查表内容确定好之后客服部负责打印及准备,按管理评审的计划确定调查问卷的发放和回收时间,并交由相关部门负责执行;满意度调查表发放的范围是:检验科、病理科、临床各科室、医务科、院办等部门的医务人员,应确保问卷所有内容填写真实、有效。将回收的调查表返回客服部,客服部对回收的调查表进行数据整理统计及汇总分析,并最终形成《客户满意度调查分析报告》,提交机构管理层进行管理评审。

第六节 客服工作整改与预防措施

部门负责人定期召开部门沟通会议,了解问题所在,对存在的问题提出有效的整改和预防措施;接受客户及其他部门的监督与反馈,对存在的问题进行整改,对相关人员进行培训和教育。对工作流程方面存在的问题,客服部负责人与相关部门及人员进行沟通,对存在不合理的地方进行改进,对相关流程进行优化。对人员造成的差错问题,部门负责人对相关人员进行批评教育,加强考核管理;属于服务技能方面存在的问题,如业务技能不够熟练、与客户沟通不畅等,部门负责人应对相关人员进行培训教育,实操示范性演练等,培训后进行相关考核并在日常工作中观察培训效果;属于专业知识方面存在的问题,应组织对检验目录及采样手册、项目临床意义等相关专业知识的学习,每次专业知识学习结束后都应组织笔试或现场抽查等方式确认培训效果,直至所有人员都已完全掌握;部门负责人不定期组织业务学习,对本部门工作中存在的问题进行分析、归纳和总结,帮助本部门人员梳理工作思路、提升服务技巧、加强专业知识学习、强化工作责任落实,全力做好服务工作。

(洪国犇)

第十二章

成 本 核 算

区域临床检验和病理中心作为一种新型医学检验模式,在优化医疗资源配置的同时,促进了临床医学检验和病理区域协同医疗平台的优势互补,在一定程度上减轻了大型综合医院区域医学检验和病理中心的压力。基于各项优点,该检验模式在国外被广泛应用,其具体表现为日常的医学检验任务由各种独立的实验室承担。与之相反,该模式在我国的发展尚未成熟,其功能建设和运行管理仍处于摸索阶段,我国仅在部分地区进行了这一区域性医学检验模式的实践。但随着新一轮医疗改革的深入,该模式的建立与实施被正式提上日程。2015 年 9 月公布的《国务院办公厅关于推进分级诊疗制度建设的指导意见》(国办发〔2015〕70 号)中明确提出:"整合推进区域医疗资源共享。""探索设置独立的区域医学检验机构、病理诊断机构"。为贯彻落实这一指导意见,各部门需协同配合,其中财务部门应切实履行其财务管理的职能。对有关资金的筹集、运用和分配进行有效的计划、组织、协调、控制和考核,调整与财务活动并存的相关利益方的冲突。科学的财务管理为各项工作的开展奠定了物质基础,是保障区域临床检验与病理中心模式健康运行的关键。在这一章节,关于如何对区域临床检验与病理中心(以下简称中心)进行科学的财务管理将从成本特性、数据采集、核算模式、成本分析、成本控制和相关业务会计分录六个方面被阐明。

第一节 成 本 特 性

中心与传统行业在产品上有明显的区别。传统制造业生产的是产品,通过制造产品、销售产品给客户以完成经营,传统服务业通过直接向客户提供服务完成经营;而中心主要是从医院收取标本,对标本进行检测,向医生提供检验结果,医生根据检验结果对患者的健康状况进行判断。由此可知中心的成本对象是检验服务,产品是检验结果,而直接使用检验结果的是医生,最终受益人是患者,这就体现了中心服务的"间接性"(图 12-1)。

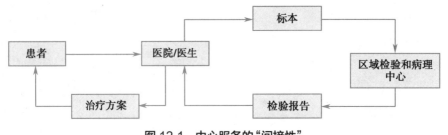

图 12-1 中心服务的"间接性"

医院送检的每一份标本,根据医嘱的要求在中心拆解一个或者多个检验小项目(图 12-2),最终一并出具检验结果,这就体现了中心服务的"可拆分、可合并"的特性。

中心对医院送的标本进行检测,发现异常检验结果时为了保证检验结果的准确,需要对检验标本复检,这就体现了中心服务具有"重复性"。

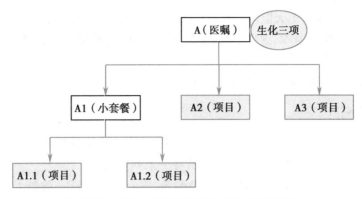

图 12-2　中心服务的"可拆分、可合并"的特性

中心成立的目标之一是达到对医院送检的标本检验结果在区域内共享和互通,所以中心服务具有"共享性"。

第二节　数 据 采 集

极其准确的数据采集是对区域临床检验与病理中心进行财务核算的前提。在我国,由于医疗收费系统应用较早,其管理正规,数据质量较高,使得医疗收入数据的采集相对容易。而医疗收费系统在医疗单位使用,成本数据由于其特殊性,中心直接进行数据采集的难度较大,以下主要讲中心如何根据所开展业务及相关费用情况进行成本数据收集。区域医学检验和病理中心与医院间常规业务的流程图见图 12-3。

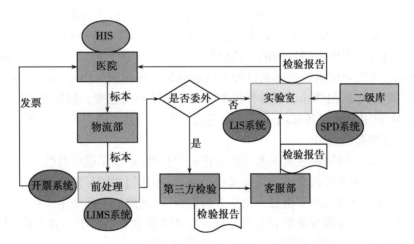

图 12-3　区域医学检验和病理中心与医院间常规业务的流程图

一、耗材领料数据统计

1. 中心一般都配备企业资源管理(ERP)系统,中心的领料都在系统中准确地登记,通过 ERP 系统统计每个月每个部门每个班组领料的明细数据。

2. 耗材领料出库数量需要各领料部门负责人确认并签字留底,作为成本核算依据。

3. 每月对仓库进行盘点,注意耗材的有效期,接近效期(具体标准各中心根据自己的消耗情况单独制定)的耗材单独标注,防止过期浪费。盘点存在数量差异的,对差异原因进行分析,将库存调整到实际盘点数量。

4. 每月月末对中心现场进行盘点,包含车间内未开封试剂、机器设备上的残留试剂。每月盘点一次,盘点期间不停工,工作量 1 天以内。盘点结果需要各材料领用部门负责人和班组长确认。

5. 月末最后一天做虚拟退库、虚拟出库,实物不退回仓库,根据盘点表做领料退回,次月 1 日做虚拟领料出库。

6. 存货计价方式为采购的月末一次性加权平均方法。

二、人工费用统计

员工工资包括:基本工资、加班工资、绩效工资、奖金、中心承担的社会保险和公积金、餐费补贴、住宿补贴、高温费、节假日福利、中心承担的体检费等一系列费用。

中心人员工资数据主要来源于财务的科目余额表,中心人员工资一般属于计时工资或计时加绩效工资,财务按中心、班组分别归集工资。

辅助中心人员工资是指间接服务于中心的人员工资,该部分人员包括仓库管理和物流人员等。

管理人员工资是指非直接或者间接参与中心的人员工资,该部分人员主要行使管理经营职权,包括:总经办、财务部、销售部、人事部等人员。

三、其他费用统计

其他费用数据主要来源于财务的科目余额表,由于费用的综合性难以区分归属,故可以参考以下标准划分。

1. 水电费　月末最后一天登记区域医学检验和病理中心水电表度数,根据上月抄表度数与本月抄表度数计算本月耗用情况,水电费标准单价参照上月水电费平均单价,次月缴纳水电费时单价如果波动不大不做费用调整,差额部分计入管理部门费用。差异较大时寻找差异原因,按实际应承担水电费成本进行分摊。

$$本月水电耗费量=本月抄表度数-上月抄表度数$$
$$本月水电费成本=本月水电耗费量 \times 参考水电费平均单价$$

2. 房租费　目前,由于房租费每间隔一段时间就提高一定的百分比,所以每年摊销的房租费按房租合同约定分摊。无约定或者约定不明的按直线法分摊。房租费分摊时先统计各部门实际使用面积,不计算公摊面积,当年房租费除以租赁月数等于每月摊销的房租费。根据汇总的使用面积计算单位面积租金,单位面积租金乘以各部门的实际使用面积为摊销到该部门的房租费。在中心业务未开展前房租费统一归管理部门承担。

$$每月摊销房租费=本年应承担的房租费 \div 本年租赁月数$$
$$每平方房租费=每月摊销房租费 \div 各部门使用面积之和$$
$$部门分摊到的房租费=每平方房租费 \times 该部门实际使用面积$$

3. 装修费　摊销成本按租赁期限和预计装修可使用年限孰低法计算摊销年限,采用直线平均法方式摊销。在中心业务未开展前,房租费统一归管理部门承担。

例如:A 中心租赁期限是 5 年,预计装修可使用 10 年,则装修费按 5 年摊销;如果 A 中心租赁期限是 10 年,预计装修费可使用 6 年,则装修费按 6 年摊销。

办公室和车间分开装修、分开核算,则实验室与办公室分开核算摊销,实验室按各中心实际使用面积、未使用面积的百分比分配至实验室,未使用面积费用划归管理部门。

$$总面积=各中心使用面积+未使用面积$$
$$月摊销装修费=总装修金额 \div 摊销年限 \div 12个月$$
$$平均单位摊销成本=月摊销装修费 \div 总面积$$
$$各中心应承担的摊销费=实际使用面积 \times 中心实际使用面积$$

办公室和车间一并装修,不能单独核算的按办公室实际使用面积、中心实际使用面积、未使用面积之合按比例进行分配。

4. 办公费　包含办公用品费、电脑耗材费、花卉租赁费、证件和执照办理费、卫生清洁费、出国手续费、IT 服务费、IT 软硬件费用等。一般按费用发生部门归总。

5. 折旧　根据固定资产清单,按固定资产受益部门进行折旧。

6. 通信费　主要包含固话通信费、网络通信费、手机通信费等,按使用部门归集,网络通信费无法分配到部门的归管理部门承担。

7. 物流费　主要包含快递费、托运费等运输费用、汽油费、过路过桥费、汽车保险费等。

8. 维护维修费　维护维修费主要包含设备维护费、软件维护费、固定资产维修费、其他维修费等。

9. 差旅费　主要是指因为中心业务需要出差期间产生的费用。主要包含交通费、住宿费、伙食费、差旅补贴等。

10. 其他费用　属于中心费用在以上未单独说明的。

四、中心收入统计

目前中心的收入主要是在省物价局收费标准的基础上采用固定折扣方式计算,此数据可以通过医院的 LIS 系统中提取。

第三节　核　算　模　式

针对中心成本,常用的核算模式主要有系数成本法(也称定额成本法)、产品成本法(也称品种法)、作业成本法三种。其中系数成本法的核算简单,计算结果比较粗放;作业成本法需要的基础信息过于烦琐,但核算准确度最高。目前使用最多的是产品成本法,是以产品品种为对象计算每个品种产品生产成本的方法,主要运用于大量、大批、单步骤生产的企业。

一、产品成本法的特点

中心运用产品法的核算具有以下特点。

1. 成本计算的对象一般只是中心里已经检测完的检验项目。

2. 成本计算期与每月的会计报告期相同。由于中心一般全天 24h 服务,大量的标本源源不断地进入中心,这就造成不可能做到分批、间断的检测,所以只能人为划分,造成了成本计算期与每月的会计报告期相同。

3. 检验费用完全由已经检测完成的检验项目承担

二、单一检测项目的产品法

中心最终检测项目是单一检测项目时,只需根据第二节汇总的费用编制成本计算表就可以计算出单一检测项目的总成本和单位成本。

成本计算程序为费用凭证汇总→登记成本明细账→编制成本计算表。

例 12-1 : × × 中心 2018 年 3 月检测完 A 项目 10 000 例,使用材料 100 000 元,工资 20 000 元,其他费用 15 000 元(表 12-1)。

表 12-1　× × 中心成本汇总表

月份	材料 / 元	工资 / 元	其他费用 / 元	合计 / 元
3 月	100 000	20 000	15 000	135 000

根据单据汇总计算单品成本(表 12-2)。

表 12-2　××中心成本计算表

成本项目	总成本 / 元	检验标本数 / 例	单位成本 / 元·例$^{-1}$
材料	100 000	10 000	10.00
工资	20 000	10 000	2.00
其他费用	15 000	10 000	1.50
合计	135 000	10 000	13.50

三、多检测项目下的品种法

中心不可能只检测一个单一的项目,那么就要尽可能根据原始凭证分清某检验项目的耗用,以便直接记入该产品生产成本明细账,对间接费用则要选择适合的标准分配后计入。

例 12-2:××中心 2018 年 3 月成本信息如下:

(1)发生材料费 500 000 元,工资 150 000 元,折旧费 10 000 元,房租费 10 000 元,装修费 10 000 元,其他费用 50 000 元。

(2)本月 A 检验项目有 2 000 例标本,B 检验项目 1 000 例标本,C 检验项目 2 000 例标本,D 检验项目 3 000 例标本。

(3)A 项目检验材料费 100 000 元,B 项目检验材料费 200 000 元,C 项目检验材料费 120 000 元,D 项目检验材料费 50 000 元,共用材料 30 000 元。

(4)第一组人员工资 40 000 元,第二组人员工资 50 000 元,第三组人员工资 60 000 元。

(5)第一组设备折旧费 5 000 元,第二组设备折旧费 2 000 元,第三组设备折旧费 3 000 元。

(6)第一、二、三组使用面积无法测量。

(7)其中 A、B 两个检验项目属于第一组人员和设备检测,C 检验项目属于第二组人员和设备检测,D 检验项目属于第三组人员和设备检测。

(一)对中心的费用进行汇总

首先应将所有中心费用进行汇总,了解中心当月费用组成(表 12-3)。

表 12-3　××中心费用汇总表

×月份	材料 / 元	工资 / 元	折旧费 / 元	房租费 / 元	装修费 / 元	其他费用 / 元	合计 / 元
第一组	300 000	40 000	5 000				345 000
第二组	120 000	50 000	2 000				172 000
第三组	50 000	60 000	3 000				113 000
未区分费用	30 000			10 000	10 000	50 000	100 000
合计	500 000	150 000	10 000	10 000	10 000	50 000	730 000

(二)材料费分摊

虽然中心的材料 80%~90% 都可以归属到具体的检验项目,但是有些材料属于多个或全部项目都在使用,在日常工作中应在保证成本效益的原则下尽量区分。如果确实不能区分,应按照合理的比例进行分摊,常见的分摊方式有按检验数分摊、按已确定到每个项目的材料费分摊,以及按照每例标本理论耗用材料系数分摊(表 12-4)。

表 12-4　×× 中心材料费分摊表

检验项目	检验标本数 / 例	分配前材料费 / 元	待分配材料费 / 元	分配百分比 /%	分配到的共用材料费 / 元	分配后的材料费 / 元
A 项目	20 000	100 000	30 000	25.00	7 500	107 500
B 项目	10 000	200 000		12.50	3 750	203 750
C 项目	20 000	120 000		25.00	7 500	127 500
D 项目	30 000	50 000		37.50	11 250	61 250
合计	80 000	470 000	30 000	100.00	30 000	500 000

（三）工资薪金分摊

中心中同一组人检测多个项目，每个项目使用的时间难以划分。通常按照每个检验项目单独检测操作时间作为系数进行分摊，假设本例中 A 检验项目单独检测时间是 B 项目单独检测时间的 1.5 倍，以此为基础分配（表 12-5）。

表 12-5　×× 中心工资分配表

组别	检验项目	检验标本数 / 例	待分配金额 / 元	分配系数	分配百分比 /%	分配到工资 / 元
第一组人员	A 项目	20 000	40 000	1.5	60.00	24 000
	B 项目	10 000		1.0	40.00	16 000
第二组人员	C 项目	20 000	50 000		100.00	50 000
第三组人员	D 项目	30 000	60 000		100.00	60 000
合计		80 000	150 000			150 000

（四）分配折旧费

中心的折旧费主要来源于仪器设备，所以常见的分配依据各检验项目分摊，假设本例中 A 检验项目单独检测时间是 B 项目单独检测时间的 1.5 倍，以此为基础分配（表 12-6）。

表 12-6　×× 中心折旧费分摊表

组别	检验项目	检验标本数 / 例	待分配金额 / 元	分配系数	分配百分比 /%	分配到折旧费 / 元
第一组人员	A 项目	20 000	5 000	1.5	60.00	3 000
	B 项目	10 000		1	40.00	2 000
第二组人员	C 项目	20 000	2 000		100.00	2 000
第三组人员	D 项目	30 000	3 000		100.00	3 000
合计		80 000	10 000			10 000

（五）房租费摊销

中心的房租费按标本数分摊（表 12-7）。

表 12-7   ××中心房租费分摊表

组别	检验项目	检验标本数/例	待分配金额/元	分配百分比/%	分配到房租费/元
第一组人员	A 项目	20 000	10 000	25.00	2 500
	B 项目	10 000		12.50	1 250
第二组人员	C 项目	20 000		25.00	2 500
第三组人员	D 项目	30 000		37.50	3 750
合计		80 000	10 000	100.00	10 000

(六)装修费摊销

中心的装修费按标本数分摊(表 12-8)。

表 12-8   ××中心装修费分摊表

组别	检验项目	检验标本数/例	待分配金额/元	分配百分比/%	分配到装修费/元
第一组人员	A 项目	20 000	10 000	25.00	2 500
	B 项目	10 000		12.50	1 250
第二组人员	C 项目	20 000		25.00	2 500
第三组人员	D 项目	30 000		37.50	3 750
合计		80 000	10 000	100.00	10 000

(七)其他费用摊销

中心的其他费用按标本数分摊(表 12-9)。

表 12-9   ××中心其他费用分摊表

组别	检验项目	检验标本数/例	待分配金额/元	分配百分比/%	分配到其他费用/元
第一组人员	A 项目	20 000	50 000	25.00	12 500
	B 项目	10 000		12.50	6 250
第二组人员	C 项目	20 000		25.00	12 500
第三组人员	D 项目	30 000		37.50	18 750
合计		80 000	50 000	100.00	50 000

(八)单个检验项目成本(表 12-10)

表 12-10   ××中心单位成本计算表

检验项目	检验标本数/例	材料/元	工资/元	折旧费/元	房租费/元	装修费/元	其他费用/元	合计/元	单位成本(元/例)
A 项目	20 000	107 500	24 000	3 000	2 500	2 500	12 500	152 000	7.60
B 项目	10 000	203 750	16 000	2 000	1 250	1 250	6 250	230 500	23.05
C 项目	20 000	127 500	50 000	2 000	2 500	2 500	12 500	197 000	9.85
D 项目	30 000	61 250	60 000	3 000	3 750	3 750	18 750	150 500	5.02
合计	80 000	500 000	150 000	10 000	10 000	10 000	50 000	730 000	

第四节　成本分析

成本分析是利用核算及其他有关资料,针对成本水平与构成的变动情况,系统研究影响成本升降的各因素及其变动的原因,以寻找降低成本的途径的分析。它是成本管理工作的一个重要环节。通过成本分析,有利于正确认识、掌握和运用成本变动的规律,实现降低成本的目标;有助于进行成本控制,正确评价成本计划完成情况,还可为制订成本计划、经营决策提供重要依据,指明成本管理工作的努力方向。

一、成本分析的原则

1. 全面分析与重点分析相结合的原则。
2. 专业分析与群众分析相结合的原则。
3. 纵向分析与横向分析相结合的原则。
4. 事后分析与事前、事中分析相结合的原则。

二、固定成本和变动成本划分

固定成本相对于变动成本,是指成本总额在一定时期和一定业务量范围内,不受业务量增减变动的影响而能保持不变的成本。单位固定成本随着业务量的变化而变化,如房租费。

变动成本指支付给各种变动生产要素的费用,如购买原材料及电力消耗费用和人员工资等。这种成本随产量的变化而变化。

中心主要的固定成本和变动成本常见的划分方法见表 12-11。

表 12-11　××中心成本分类

成本类别	成本分类
材料费	变动成本
工资	固定成本或变动成本
折旧费	固定成本
房租费	固定成本
装修费	固定成本
其他费用	固定成本

三、毛利率

毛利率是毛利与销售收入(或营业收入)的百分比,其中毛利是收入和与收入相对应的营业成本之间的差额。

毛利＝主营业务收入－主营业务成本

毛利率＝毛利 / 营业收入 ×100%

　　　＝(主营业务收入－主营业务成本)/ 主营业务收入 ×100%

从构成上看,毛利是收入与营业成本的差,但实际上这种理解将毛利率的概念本末倒置了,其实毛利率反映的是一个商品经过生产转换内部系统以后增值的那一部分。也就是说,增值的越多毛利自然就越多。

毛利是中心经营获利的基础,中心要经营盈利,首先要获得足够的毛利,在其他条件不变的情况下,毛利额大,毛利率高,则意味着利润总额也会增加。

例12-3:某中心只检验一个项目。2018年3月检验标本数为8万例,收入50万元,发生材料费40万元,员工工资15万元,折旧费1万元,房租费1万元,装修费1万元,其他费用5万元。除了材料费是变动成本,其他都是固定成本,则:

$$毛利=检验收入－材料费=50-40=10(万元)$$
$$毛利率=(检验收入－材料费)/检验收入 \times 100\%=(50-40)\div50\times100\%=20.00\%$$

四、盈亏平衡点分析

盈亏平衡点又称零利润点、保本点、盈亏临界点、损益分歧点、收益转折点。通常是指全部销售收入等于全部成本时(销售收入线与总成本线的交点)的产量。以盈亏平衡点为界限,当销售收入高于盈亏平衡点时企业盈利;反之,中心就亏损。盈亏平衡点可以用销售量来表示,即盈亏平衡点的销售量;也可以用销售额来表示,即盈亏平衡点的销售额。

盈亏平衡点分析利用成本的固定性质和可变性质来确定获利所必需的产量范围。如果能够将全部成本划分为两类,一类随产量而变化,另一类不随产量而变化,就可以计算出给定产量的单位平均总成本。将固定成本看作成本汇集总额,此汇集总额在扣除可变成本之后,必须被纯收入所补偿,这种经营才能产生利润,如果扣除可变成本之后的纯收入刚好等于固定成本的汇集总额,那么这一点或是这样的销售水平称为盈亏平衡点。

$$盈亏平衡销售额=固定成本\div毛利率$$
$$=固定成本\div\left[(检验收入－材料费)\div检验收入 \times100\%\right]$$

如果产品单一或者产品结构是固定的,则:

$$盈亏平衡销售量=盈亏平衡销售额\div(销售额\div销量)$$

延续例12-3,其固定成本为:员工工资15万元,折旧费1万元,房租费1万元,装修费1万元,其他费用5万元。合计23万元。由上面20%的毛利率知道,目前1元的收入有0.2元毛利,23万元可算出需要多少的销售额。

$$盈亏平衡销售额=23\div\left[(50-40)\div50\times100\%\right]=115(万元)$$
$$盈亏平衡销售额=115\div(50\div8)=18.4(万例)$$

盈亏平衡点分析建立在产品单一、产品结构固定或者产品变动成本固定的假设上,在实际运用中发现这个假设是不成立的,但是在数据波动不大的情况下还是有很大的参考价值。

五、投入产出分析

投入产出分析是根据投入的材料对理论产出量与实际产出量之间的关系进行分析,主要分析差异的原因。投入产出分析必须建立在已经建立了物料清单(bill of material,BOM)的基础上,通过差异的数据分析检查发现是否存在浪费、是否出现毛利倒挂(即毛利为负数)的现象。如果成本倒挂代表中心越是规模大亏损越严重,最有效的解决办法就是提高收费或者降低成本。

投入产出分析前提需要搭建BOM,根据BOM乘以当月检验项目,得出理论物料消耗。将实际物料消耗和理论物料消耗进行对比能够得出两者差异,这部分差异就是需要管理者关注的部分。

例12-4:A检验项目使用到某检测试剂盒,该试剂盒采购成本为500元/盒,每盒可以使用105人份,2018年3月检验标本80 000例,领用试剂盒800盒,检验收入500 000元,则投入产出分析见表12-12。

表 12-12　A 检验项目投入产出分析

类别		公式	项目
试剂信息	试剂	A	某试剂盒
	规格	B	105 人份
	单位	C	盒
	单价 / 元·盒$^{-1}$	D	500
领用数量 / 盒		E	800
理论检测数 / 例		F=E×B	84 000
实际检测数 / 例		G	80 000
检验收入 / 元		H	500 000
理论毛利		I=H−G×(D÷B)	119 048
实际毛利		J=H−E×D	100 000
实际毛利比理论多耗成本		K	
差异分析	差异数量 / 例	L	4 000
	定标使用 / 例	M	60
	复检用量 / 例	N	100
	未查明 / 例	O	3 840

　　没有哪一种分析方法是万能的,应从中心的特点、管理者需求出发,多角度进行分析,分析结果不一定体现在量上,同时要在比例上综合分析。如 A 公司 2017 年总资产 100 万,净利润 100 万元,B 公司 2017 年总资产 10 000 万元,净利润 1 000 万元,如果单看净利润后 B 公司肯定比 A 公司好,而从总资产净利润率来说前 A 为 100%,B 是 10%,A 要比 B 好。

第五节　成本控制

　　成本控制是中心日常性经营管理的一项工作,对中心经营管理有重要的意义。收入必须能够补偿成本耗费,这样才不会影响中心持续经营。只有收入大于成本耗费,中心才能有足够的资金进行发展。

　　中心应注意"开源和节流",在标本价格已经确定的情况下,只有降低成本才能让中心获取足够的资金流,以促进中心的发展,在市场上有足够的竞争力。成本控制主要从以下几个方面进行。

一、开展项目前应做好成本费用测算

　　开展项目前应做好成本费用测算,科学合理地测算出成本价格,对于价格低于成本价的项目与医院进行谈判,必须保证中心有足够的利润空间。

二、降低价格

　　1. 实验室设备、耗材一般都存在区域代理问题,同一个品牌的设备、耗材在该区域一般只有一个或者几个供应商,采购通过谈判来争取采购价格优惠,若公司同时有多个中心,可以向设备、耗材生产厂家或者总代申请全国统一采购优惠价,减少中间商差价。

　　2. 在保证检测准确的基础上更换性价比更高的设备、耗材。一般来说,进口设备、耗材比国产设备、耗材价格高,大品牌厂家设备、耗材比小品牌厂家耗材价格高,在保证检测准确的基础上可以通过逐步选取性价比高的设备、耗材来降低成本。

三、减人提效

人工成本占中心成本的很大一部分,人工成本包含:基本薪资、加班费、社会保险、公积金、保险费、伙食费、住宿补贴、高温补贴、服装费、福利费等。中心通过投入自动化设备,建设流水线,减少人力资源的投入,以减少人工成本。

四、成本转移

中心成立之初部分项目标本不足,如果单独为这部分标本开机将会浪费资源,可以考虑将标本外送至其他中心的方式降低成本,标本内部转移价格的制定,可以参照以下几种类型。

1. 市场价格　即根据现行市场价格作为计价基础。

2. 协商价格　即中心之间以正常的市场价格为基础,并建立定期协商机制,共同确定双方都能接受的价格作为计价标准。

3. 双重价格　即中心的交易双方采用不同的内部转移价格作为计价基础,以成本为基础的转移定价。采用以成本为基础的转移定价是指所有的内部交易均以某种形式的成本价格进行结算,包括完全成本、完全成本加成、变动成本以及变动成本加固定成本四种形式。

五、合理规划

1. 中心的选址应合理做到成本最优,应考虑租金、交通情况,与各医院之间的运输成本,可用面积。

2. 中心与中心之间应合理划分业务区域。

3. 中心内部布局科学合理,应符合操作习惯、合理利用已有资源,并考虑到业务壮大后的空间需求因素。

六、建立成本费用控制激励机制

成本控制不是财务部一个部门的事情,必须全体人员去控制才能获得最大效益,这就需要做到以下几点。

1. 将成本费用控制纳入日常考核中,成本控制的好坏与奖金挂钩,建立科学合理的考核评价体系。

2. 制定成本费用控制标准,建立成本费用标准体系。

3. 建立成本费用控制的组织体系和责任体系。

4. 建立成本费用控制信息反馈系统,及时准确地将成本费用标准与实际发生的成本费用之间的差异,以及成本费用控制实施情况反馈到企业决策层,以便适时地采取措施,组织协调企业财务活动,圆满完成成本费用计划。

七、科学合理使用国家、行业、企业优惠政策

申请高新技术企业,申请国家项目津贴,科学合理地使用国家政策为中心降低成本、提高收入。中心一般是 24h 工作,可以申请峰谷电计价方式支付电费,以合理地使用优惠政策降低成本。

第六节　相关业务会计分录

与财务相关的数据最终将会反映到财务报表中向数据使用者展示出来,从业务操作到财务报表需要经过会计分录作为中介,本节根据前几节的内容将主要的摘要和会计分录进行简单归集阐述。

了解中心成本核算的相关业务会计分录,就必须建立在对中心业务流程了解的基础上进行说明。

图 12-4、图 12-5 分别为采购业务流程图和销售业务流程图,图中黄色部分是需要生成会计凭证的业务关键节点。

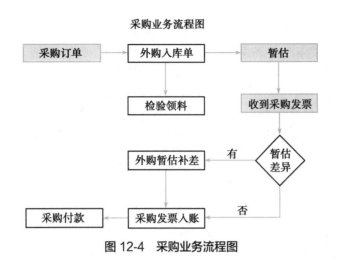

图 12-4 采购业务流程图

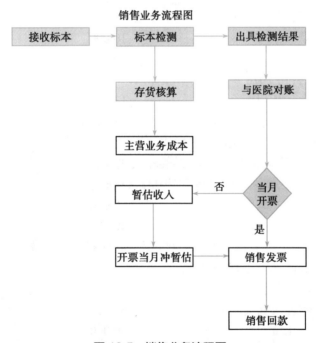

图 12-5 销售业务流程图

对于关键节点的会计分录,为了方便理解此章节特举例说明,举例中简化了部分业务,仅体现主要业务相关的会计处理方式。

例 12-5 :2018 年 3 月 5 日收到上海 × × 公司生化试剂一批,采购价格 10 000 元。

摘要:收到 × × 公司生化试剂一批暂估入库

借:原材料—试剂　　　　　　　　　　　　　10 000

贷:应付账款—暂估—上海 × × 公司　　　　　　10 000

例 12-6 :2018 年 3 月 6 日收到杭州 × × 公司生化试剂一批,采购价格 15 000 元。

摘要:收到杭州 × × 公司生化试剂一批暂估入库

借：原材料—试剂 15 000
贷：应付账款—暂估—杭州 ×× 公司 15 000

例 12-7：2018 年 3 月 25 日收到上海 ×× 公司 2018 年 3 月 5 日入库的生化试剂发票一张，发票号码为 45344480，发票金额为 10 000 元。

摘要：收到上海 ×× 公司生化试剂购货发票，发票号：45344480
借：应付账款—暂估—上海 ×× 公司 10 000
贷：应付账款—已开票—上海 ×× 公司 10 000

例 12-8：2018 年 3 月 27 日收到杭州 ×× 公司 2018 年 3 月 6 日入库的生化试剂发票，发票号码为 45378913，发票金额为 13 000 元。

摘要：调整杭州 ×× 公司 2018 年 3 月 6 日暂估
借：原材料—试剂 −2 000
贷：应付账款—暂估—杭州 ×× 公司 −2 000
摘要：收到杭州 ×× 公司 2018 年 3 月 6 日采购入库试剂发票 45378913
借：应付账款—暂估—杭州 ×× 公司 13 000
贷：应付账款—已开票—杭州 ×× 公司 13 000

例 12-9：2018 年 5 月 25 日支付上海 ×× 公司 2018 年 3 月份货款 10 000 元。支付杭州 ×× 公司 2018 年 3 月份货款 13 000 元。

摘要：支付上海 ×× 公司 2018 年 3 月份货款发票号 45344480
借：应付账款—已开票—上海 ×× 公司 10 000
贷：银行存款 10 000
摘要：支付杭州 ×× 公司 2018 年 3 月份货款发票号 45378913
借：应付账款—已开票—杭州 ×× 公司 13 000
贷：银行存款 13 000

例 12-10：2018 年 3 月扣除实验室库存未使用试剂和机器设备中未消耗的试剂后，得出 3 月区域医学检验和病理中心领用检验试剂 40 000 元，结转相关成本。

摘要：结转 2018 年 3 月区域医学检验和病理中心领料成本
借：主营业务成本—检验—试剂 40 000
贷：原材料—试剂 40 000

例 12-11：2018 年 3 月计提全员工资 100 000 元，管理科人员工资 30 000 元，销售人员工资 10 000 元，区域医学检验和病理中心 60 000 元。

摘要：计提 2018 年 3 月工资
借：主营业务成本—检验—薪资—工资 80 000
　　管理费用—薪资—工资 50 000
　　销售费用—薪资—工资 20 000
贷：应付职工薪酬—工资 150 000

例 12-12：2018 年 3 月 31 日计提 3 月份社保公司承担 2 000 元。其中公司承担管理部 400 元，销售部 100 元，区域医学检验和病理中心 1 500 元。

摘要：计提 2018 年 3 月社保
借：主营业务成本—检验—薪资—社保 1 500
　　管理费用—薪资—社保 400
　　销售费用—薪资—社保 100
贷：应付职工薪酬—社保 2 000

例 12-13：2018 年 4 月 12 日缴纳 2018 年 3 月社保 3 000，公司承担 2 000 元，其中公司承担管理部 400 元,销售部 100 元,区域医学检验和病理中心 1 500 元。个人承担 1 000 元。

摘要:缴纳 2018 年 3 月社保

借:应付职工薪酬—社保	2 000
其他应收款—社保	1 000
贷:银行存款	3 000

例 12-14:2018 年 3 月 28 日缴纳 2018 年 03 月住房公积金 4 000 元,公司承担 2 000 元,个人承担 2 000 元。其中公司承担部管理部门 400 元,销售部 100 元,区域医学检验和病理中心 1 500 元。

摘要:缴纳 2018 年 3 月住房公积金

借:主营业务成本—检验—薪资—公积金	1 500
管理费用—薪资—公积金	400
销售费用—薪资—公积金	100
其他应收款—公积金	2 000
贷:银行存款	4 000

例 12-15:2018 年 4 月 10 日网银发放 3 月份工资 1 050 000 元,其中代扣代缴员工个人承担的个人所得税 3 500 元,社保 1 000 元,公积金 2 000 元。

摘要:银行存款发放 2018 年 3 月工资

借:应付职工薪酬—工资	1 050 000
贷:银行存款	143 500
应交税费—应交个人所得税	3 500
其他应收款—社险	1 000
其他应收款—公积金	2 000

例 12-16:2018 年 4 月 15 日缴纳 2018 年 3 月份个人所得税 3 500 元。

摘要:缴纳 2018 年 3 月个人所得税

借:应交税费—应交个人所得税	3 500
贷:银行存款	3 500

例 12-17:根据 2018 年 3 月 31 日抄表数估算出本月水费 5 000 元,其中管理部门 1 000 元,区域医学检验和病理中心 4 000 元;电费 8 000 元,其中管理部 2 000 元,区域医学检验和病理中心 6 000 元。

摘要:计提 2018 年 3 月水电费

借:主营业务成本—检验—水电费	10 000
管理费用—水电费	3 000
贷:应付账款—暂估—供电局	5 000
—暂估—自来水厂	8 000

例 12-18:2018 年 4 月 10 日收到供电局发票 5 120 元(发票编号 45323321),自来水厂发票 7 800 元(发票编号 34897867),以上款项已于 4 月 5 日在托收账户中扣除。暂估差额部分全部放入管理部。

摘要:冲销 2018 年水电费暂估

借:主营业务成本—检验—水电费	−10 000
管理费用—水电费	−3 000
贷:应付账款—暂估—供电局	−5 000
—暂估—自来水厂	−8 000

摘要:支付 2018 年 3 月电费发票编号 45323321,支付 2018 年 3 月水费发票编号 34897867

借:主营业务成本—检验—水电费	10 000
管理费用—水电费	2 920

贷:应付账款—已开票—供电局	5 120
—已开票—自来水厂	7 800
借:应付账款—已开票—供电局	5 120
—已开票—自来水厂	7 800
贷:银行存款	5 120
银行存款	7 800

例 12-19 :2018 年 3 月进行固定资产折旧,本月折旧金额 5 000 元,其中管理部门 2 000 元,区域医学检验和病理中心 3 000 元。房租摊销 5 000 元,其中管理部门 500 元,区域医学检验和病理中心 4 500 元。房租摊销 10 000 元,其中管理部门 1 000 元,区域医学检验和病理中心 9 000 元。

摘要:2018 年 3 月固定资产折旧、房租费摊销

借:主营业务成本—检验—折旧费	3 000
—房租费	4 500
—装修费	9 000
管理费用—折旧费	2 000
—房租费	500
—装修费	1 000
贷:累计折旧	5 000
长期待摊费用—房租费	5 000
长期待摊费用—装修费	10 000

例 12-20 :2018 年 3 月 31 日销售部 ×× 招待客户发生招待费 500 元,差旅费 800 元,通过银行存款报销。

摘要:销售部 ×× 2018 年 3 月报销招待费、差旅费

借:销售费用—交际应酬费	500
销售费用—差旅费	800
贷:银行存款	1 300

例 12-21 :2018 年 3 月区域医学检验和病理中心接受标本分别来自 A 医院和 B 医院。A 医院当月对账当月开票,经过对账 3 月应收取 A 医院检验费 120 000 元,当月开具 120 000 元销售发票一张,发票编号 00892256。B 医院次月对账次月开票,根据合同价格测算,应收取 B 医院 2018 年 03 月检验费 150 000 元。

摘要:确认 2018 年 3 月 A 医院销售收入发票号 00892256

| 借:应收账款—已开票—A 医院 | 120 000 |
| 贷:主营业务收入—已开票 | 120 000 |

摘要:暂估 2018 年 3 月 B 医院销售收入

| 借:应收账款—暂估—B 医院 | 150 000 |
| 贷:主营业务收入—暂估—检验 | 150 000 |

例 12-22 :2018 年 4 月 23 日银行收到 A 医院 2018 年 03 月检验费 120 000 元。

摘要:收到 A 医院 2018 年 3 月检验费用

| 借:银行存款 | 120 000 |
| 贷:应收账款—已开票—A 医院 | 120 000 |

例 12-23 :2018 年 4 月 25 日与 B 医院对账确认 2018 年 03 月检验费 150 300 元,并在 4 月开具了销售发票,发票号 00892257,并于 2018 年 4 月 30 日通过网银收到检验收入。

摘要:冲销 2018 年 03 月 B 医院收入暂估

| 借:应收账款—暂估—B 医院 | −150 000 |

贷:主营业务收入—暂估—检验　　　　　　　　　　　　　　－150 000

摘要:确认 2018 年 3 月 B 医院检验收入发票号 00892257

借:应收账款—已开票—B 医院　　　　　　　　　　　　　　150 300

贷:主营业务收入—已开票—检验　　　　　　　　　　　　　150 300

摘要:收到 2018 年 3 月 B 医院检验费

借:银行存款　　　　　　　　　　　　　　　　　　　　　　150 300

贷:应收账款—已开票—B 医院　　　　　　　　　　　　　　150 300

例 12-24:2018 年 3 月结转损益。

摘要:结转损益 2018 年 3 月损益

借:主营业务收入—已开票　　　　　　　　　　　　　　　　120 000

　　　　　　　　—暂估　　　　　　　　　　　　　　　　　150 000

贷:本年利润　　　　　　　　　　　　　　　　　　　　　　270 000

借:本年利润　　　　　　　　　　　　　　　　　　　　　　228 300

贷:主营业务成本—检验—房租费　　　　　　　　　　　　　　4 500

　　　　　　　　　　—折旧费　　　　　　　　　　　　　　3 000

　　　　　　　　　　—装修费　　　　　　　　　　　　　　9 000

　　　　　　　　　　—试剂　　　　　　　　　　　　　　40 000

　　　　　　　　　　—水电费　　　　　　　　　　　　　10 000

　　　　　　　　　　—薪资—工资　　　　　　　　　　　80 000

　　　　　　　　　　—薪资—社险　　　　　　　　　　　　1 500

　　　　　　　　　　—薪资—公积金　　　　　　　　　　　1 500

　　　销售费用—差旅费　　　　　　　　　　　　　　　　　　800

　　　　　　—交际应酬费　　　　　　　　　　　　　　　　　500

　　　　　　—薪资—工资　　　　　　　　　　　　　　　20 000

　　　　　　—薪资—公积金　　　　　　　　　　　　　　　100

　　　　　　—薪资—社险　　　　　　　　　　　　　　　　100

　　　管理费用—房租费　　　　　　　　　　　　　　　　　　500

　　　　　　—水电费　　　　　　　　　　　　　　　　　　3 000

　　　　　　—薪资—工资　　　　　　　　　　　　　　　50 000

　　　　　　—薪资—公积金　　　　　　　　　　　　　　　400

　　　　　　—薪资—社险　　　　　　　　　　　　　　　　400

　　　　　　—折旧费　　　　　　　　　　　　　　　　　　2 000

　　　　　　—装修费　　　　　　　　　　　　　　　　　　1 000

例 12-25:2018 年 1~3 月份利润为 120 000 元,企业所得税率为 25%,计提 2018 年 3 月企业所得税并结转所得税损益 120 000×25%=30 000 元并结转损益。

摘要:计提 2018 年 1 季度企业所得税

借:所得税费用　　　　　　　　　　　　　　　　　　　　　30 000

贷:应交税费—应交企业所得税　　　　　　　　　　　　　　30 000

摘要:结转损益 2018 年 3 月损益

借:本年利润　　　　　　　　　　　　　　　　　　　　　　30 000

贷:所得税费用　　　　　　　　　　　　　　　　　　　　　30 000

例 12-26:2018 年 4 月 15 日通过银行缴纳 1 季度企业所得税 30 000 元。

摘要:缴纳 2018 年 1 季度企业所得税

借:应交税费—应交企业所得税　　　　　　　　　　　30 000

贷:银行存款　　　　　　　　　　　　　　　　　　30 000

例 12-27 :年终本年利润结转

经过核算 2018 年利润为盈利 300 000 元,结转本年利润科目。

摘要:结转 2018 年本年利润

借:本年利润　　　　　　　　　　　　　　　　　　300 000

贷:利润分配—未分配利润　　　　　　　　　　　　300 000

假设经过核算 2018 年利润为亏损 300 000 元,结转本年利润科目。

摘要:结转 2018 年本年利润

借:利润分配—未分配利润　　　　　　　　　　　　300 000

贷:本年利润　　　　　　　　　　　　　　　　　　300 000

（廖　璞）

第十三章

政策法规、标准及指南

第一节 政策法规

一、《中华人民共和国传染病防治法》

中华人民共和国第十二届全国人民代表大会常务委员会第三次会议 2013 年 6 月 29 日修订通过。

要点解读:本法规定的传染病分为甲类、乙类和丙类。

甲类传染病是指:鼠疫、霍乱。

乙类传染病是指:传染性非典型肺炎、艾滋病、病毒性肝炎、脊髓灰质炎、人感染高致病性禽流感、麻疹、流行性出血热、狂犬病、流行性乙型脑炎、登革热、炭疽、细菌性和阿米巴性痢疾、肺结核、伤寒和副伤寒、流行性脑脊髓膜炎、百日咳、白喉、新生儿破伤风、猩红热、布鲁氏菌病、淋病、梅毒、钩端螺旋体病、血吸虫病、疟疾。

丙类传染病是指:流行性感冒、流行性腮腺炎、风疹、急性出血性结膜炎、麻风病、流行性和地方性斑疹伤寒、黑热病、包虫病、丝虫病,除霍乱、细菌性和阿米巴性痢疾、伤寒和副伤寒以外的感染性腹泻病。

地方各级政府应当有计划地建设和改造公共卫生设施,对污水、污物、粪便进行无害化处理,改善饮用水卫生条件。被甲类传染病病原体污染的污水、污物、粪便,有关单位和个人必须在卫生防疫机构的指导监督下进行严密消毒处理。不得隐瞒、谎报或者授意他人隐瞒、谎报疫情。如遇到传染病暴发、流行,传染病防治法规定,当地政府应当立即组织力量进行防治,切断传染病的传播途径;必要时,报经上一级地方政府决定,可以采取下列紧急措施:限制或者停止集市、集会、影剧院演出或者其他人群聚集的活动;停工、停业、停课;临时征用房屋、交通工具;封闭被传染病病原体污染的公共饮用水源。对乙类传染病中传染性非典型肺炎、炭疽中的肺炭疽和人感染高致病性禽流感,采取本法所称甲类传染病的预防、控制措施。其他乙类传染病和突发原因不明的传染病需要采取本法所称甲类传染病的预防、控制措施的,由国务院卫生行政部门及时报经国务院批准后予以公布、实施。医疗机构发现乙类或者丙类传染病病人,应当根据病情采取必要的治疗和控制传播措施。

二、《中华人民共和国放射性污染防治法》

中华人民共和国第十届全国人民代表大会常务委员会第三次会议 2003 年 6 月 28 日通过,2003 年 10 月 1 日施行。

要点解读:《中华人民共和国放射性污染防治法》总结了中国放射性污染防治的实践经验,借鉴了国外防治放射性污染的成功经验。该法对放射性污染防治应当遵循的基本原则、放射性污染防治的监督管理、核设施的放射性污染防治、核技术利用的放射性污染防治、轴(钍)矿和伴生放射性矿开发利用的放射性污染防治和放射性废物的管理等具有强烈现实意义的问题,都作了明确的规定。

三、《中华人民共和国职业病防治法》

中华人民共和国第十三届全国人民代表大会常务委员会第七次会议 2018 年 12 月 29 日修订通过。

要点解读:《中华人民共和国职业病防治法》是一部关系到广大劳动者切身利益的一部重要法律,是规范职业卫生工作的基本法律,是用人单位进行职业卫生管理必须遵循的行为准则,是各级人民政府及其有关部门进行职业卫生监管和行政执法的法律依据,是制裁各种职业卫生违法犯罪行为的有力武器。该法明确了卫生、安全监管、人力资源社会保障等部门和工会组织在职业病防治工作中的监管职责,突出了职业病的前期预防,强化了用人单位职业病危害防治的主体责任,进一步加强了对劳动者权益的保护,必将对各地区理顺职业卫生监管体制、加强职业卫生监管以及督促用人单位落实职业病危害防治主体责任起到积极的促进作用。

四、《医疗机构管理条例》

1994 年 9 月 1 日施行。现行为 2016 年 2 月 6 日修订。

要点解读:本条例适用从事疾病诊断、治疗活动的医院、卫生院、疗养院、门诊部、诊所、卫生所(室)以及急救站等医疗机构。医疗机构基本标准由国务院卫生行政部门制定。单位或者个人设置医疗机构,必须经县级以上地方人民政府卫生行政部门审查批准,并取得设置医疗机构批准书。

五、《突发公共卫生事件应急条例》

2003 年 5 月 9 日施行。现行为 2011 年 1 月 8 日修订。

要点解读:本条例所称突发公共卫生事件(以下简称突发事件),是指突然发生,造成或者可能造成社会公众健康严重损害的重大传染病疫情、群体性不明原因疾病、重大食物和职业中毒以及其他严重影响公众健康的事件。突发事件发生后,国务院设立全国突发事件应急处理指挥部,由国务院有关部门和军队有关部门组成,国务院主管领导人担任总指挥,负责对全国突发事件应急处理的统一领导、统一指挥。国务院卫生行政主管部门和其他有关部门,在各自的职责范围内做好突发事件应急处理的有关工作。

六、《突发公共卫生事件与传染病疫情监测信息报告管理办法》

2003 年 11 月 7 日施行。现行为 2006 年 8 月 22 日修订。

要点解读:突发公共卫生事件与传染病疫情监测信息报告,坚持依法管理、分级负责、快速准确、安全高效的原则。国务院卫生行政部门对全国突发公共卫生事件与传染病疫情监测信息报告实施统一监督管理。任何单位和个人必须按照规定及时、如实报告突发公共卫生事件与传染病疫情信息,不得瞒报、缓报、谎报或者授意他人瞒报、缓报、谎报。

七、《病原微生物实验室生物安全管理条例》

2004 年 11 月 12 日施行。现行为 2018 年 4 月 4 日修订。

要点解读:《病原微生物实验室生物安全管理条例》规定,实验室生物安全将依法分四级管理。条例特别规定,对于实验室发生高致病性病原微生物泄漏造成传染病传播等严重后果的,由其设立单位对实验室主要负责人、直接负责的主管人员和其他直接责任人员,依法给予撤职、开除的处分;有许可证件的,并由原发证部门吊销有关许可证件;构成犯罪的,依法追究刑事责任。

八、《人间传染的高致病性病原微生物实验室和实验活动生物安全审批管理办法》

2006 年 8 月 15 日施行。现行为 2016 年 1 月 19 日修订。

要点解读:本办法适用于三级、四级生物安全实验室从事与人体健康有关的高致病性病原微生物实验活动资格的审批,及其从事高致病性病原微生物或者疑似高致病性病原微生物实验活动的审批。县级以上地方卫生行政部门负责本行政区域内高致病性病原微生物实验室及其实验活动的生物安全监督管理工作。

九、《全国艾滋病检测工作管理办法》

2006 年 6 月 26 日施行。

要点解读:国家卫生健康委员会主管全国艾滋病检测及其监督管理工作,县级以上地方卫生行政部门主管辖区内的艾滋病检测及其监督管理工作。中国疾病预防控制中心及各省、自治区、直辖市疾病预防控制中心承担艾滋病检测的日常管理工作。各级疾病预防控制机构、医疗机构、采供血机构、计划生育技术服务机构等承担职责范围内的艾滋病检测工作,并接受中国疾病预防控制中心及省、自治区、直辖市疾病预防控制中心的业务指导。

十、《医院感染管理办法》

2006 年 9 月 1 日施行。

要点解读:医院感染管理委员会由医院感染管理部门、医务部门、护理部门、临床科室、消毒供应室、手术室、临床检验部门、药事管理部门、设备管理部门、后勤管理部门及其他有关部门的主要负责人组成,主任委员由医院院长或者主管医疗工作的副院长担任。

十一、《医疗废物管理条例》

2003 年 6 月 16 日施行。现行为 2011 年 1 月 8 日修订。

要点解读:条例规定,医疗卫生机构和医疗废物集中处置单位,应当建立、健全医疗废物管理责任制,其法定代表人为第一责任人;应当制定与医疗废物安全处置有关的规章制度和在发生意外事故时的应急方案,设置监控部门或者专(兼)职人员;应当对本单位从事医疗废物收集、运送、贮存、处置等工作的人员和管理人员,进行相关法律和专业技术、安全防护以及紧急处理等知识的培训。禁止任何单位和个人转让、买卖医疗废物,禁止邮寄医疗废物,以及禁止通过铁路、航空运输医疗废物。禁止在运送过程中丢弃医疗废物;禁止在非贮存地点倾倒、堆放医疗废物或将医疗废物混入其他废物和生活垃圾。

十二、《医疗技术临床应用管理办法》

2009 年 5 月 1 日施行。现行为 2018 年 11 月 1 日修订。

要点解读:医疗机构对本机构医疗技术临床应用和管理承担主体责任,医疗机构主要负责人是本机构医疗技术临床应用管理的第一责任人。医疗机构在医疗技术临床应用过程中,应当及时、准确、完整地报送相关技术开展情况、数据信息。

十三、《医疗机构临床基因扩增检验实验室管理办法》

2010 年 12 月 6 日制定本办法。

要点解读:临床基因扩增检验实验室是指通过扩增检测特定的脱氧核糖核酸或核糖核苷酸,进行疾病诊断、治疗监测和预后判定等的实验室,医疗机构应当集中设置,统一管理。本办法适用于开展临床基因扩增检验技术的医疗机构。国家卫生健康委员会负责全国医疗机构临床基因扩增检验实验的监督管理工作。各省级卫生行政部门负责所辖行政区域内医疗机构临床基因扩增检验实验室的监督管理工作。以科研为目的的基因扩增检验项目不得向临床出具检验报告,不得向患者收取任何费用。

十四、《放射性同位素与射线装置安全和防护条例》

2005 年 12 月 1 日施行。现行为 2019 年 3 月 2 日修订。

要点解读：任何单位在从事生产、使用、销售射线装置前，必须向省、自治区、直辖市的卫生行政部门申请许可；在从事生产、使用、销售放射性同位素和含放射源的射线装置前，必须向省、自治区、直辖市的卫生行政部门申请许可，并向同级公安部门登记。涉及放射性废水、废气、固体废物排放的，还必须先向省、自治区、直辖市的生态环境主管部门递交环境影响报告表（书），经批准后方可申请许可登记，领得许可登记证后方可从事许可登记范围内的放射工作。

十五、《危险化学品安全管理条例》

2011 年 12 月 1 日施行。现行为 2013 年 12 月 7 日修订。

要点解读：生产、储存危险化学品的企业，应当将安全评价报告以及整改方案的落实情况报所在地县级人民政府安全生产监督管理部门备案。储存剧毒化学品以及储存数量构成重大危险源的其他危险化学品的备案。剧毒化学品、易燃易爆危险化学品的销售企业、购买单位应当在销售、购买后 5 日内，将所销售、购买的剧毒化学品、易燃易爆危险化学品的品种、数量以及流向信息报所在地县级人民政府公安机关备案，并输入计算机系统。

十六、《医疗机构临床实验室管理办法》（卫医发[2006]73 号）

2006 年 6 月 1 日施行。

要点解读：医疗机构临床实验室是指对取自人体的各种标本进行生物学、微生物学、免疫学、化学、血液免疫学、血液学、生物物理学、细胞学等检验，并为临床提供医学检验服务的实验室。医疗机构临床实验室专业技术人员应当具有相应的专业学历，并取得相应专业技术职务任职资格。二级以上医疗机构临床实验室负责人应当经过省级以上卫生行政部门组织的相关培训。医疗机构临床实验室应当按照国家卫生健康委员会规定的临床检验项目和临床检验方法开展临床检验工作；不得使用国家卫生健康委员会公布的停止临床应用的临床检验项目和临床检验方法开展临床检验工作；应当有分析前质量保证措施，制定患者准备、标本采集、标本储存、标本运送、标本接收等标准操作规程；应当建立临床检验报告发放制度，保证临床检验报告的准确、及时和信息完整，保护患者隐私。临床检验报告内容应当包括：实验室名称、患者姓名、性别、年龄、住院病历或者门诊病历号；检验项目、检验结果和单位、参考范围、异常结果提示；操作者姓名、审核者姓名、标本接收时间、报告时间。

十七、《医学检验实验室基本标准和管理规范（试行）》（国卫医发[2016]37 号）

要点解读：各级卫生健康管理委员会要将医学检验实验室统一纳入当地医疗质量控制体系，加强室内质量控制和室间质量评价，确保医疗质量与医疗安全。在质控的基础上，逐步推进医疗机构与医学检验实验室间检查检验结果互认。鼓励医学检验实验室形成连锁化、集团化，建立规范化、标准化的管理与服务模式。

十八、《病理诊断中心基本标准和管理规范（试行）》（国卫医发[2016]65 号）

要点解读：病理诊断中心属于单独设置的医疗机构，为独立法人单位，独立承担相应法律责任，由设区的市级及以上卫生健康委员会设置审批。各级卫生健康委员会要将病理诊断中心统一纳入当地医疗质量控制体系，加强室内质量控制和室间质量评价，确保医疗质量与医疗安全。在质控的基础上，逐步推进医疗机构与病理诊断中心间检查检验结果互认。鼓励病理诊断中心向连锁化、集团化发展，建立规范化、标准化的管理与服务模式。

第二节 标　准

一、标准的定义

标准是由一个公认的机构制定和批准的文件。其定义是为了在一定的范围内获得最佳秩序,经协商一致制定并由公认机构批准,共同使用的和重复使用的一种规范性文件。我国标准分为国家标准、行业标准、地方标准和企业标准。另外,还有国际标准和技术标准等。

医学检验及病理归口为卫生行业,强制性标准代号为 WS,推荐性行业标准的代号是在强制性行业标准代号后面加"/T",批准发布部门及标准组织制定部门均为卫生健康委员会(原卫生部)。行业标准可通过国家卫生健康委员会官方网站中卫生标准栏目查找。

二、医学检验与病理诊断常用标准

(一) WS/T 249—2005《临床实验室废物处理原则》

要点解读:本标准对临床实验室中产生的主要常见废物进行了分类,并提出了相应的处理原则和要求,如化学废物、感染性废物和锐利物。

(二) WS/T 250—2005《临床实验室质量保证的要求》

要点解读:该标准适用于医院临床实验室提供医学检验的全部质量保证过程,规定了对实验室检验的各个质量环节和关键活动实施有效的控制,确保向患者等服务对象提供使其放心并信任的检验结果的内容。

(三) WS/T 402—2012《临床实验室检验项目参考区间的制定》

要点解读:每一个定量的临床检测结果应与适当的参考区间相一致。在含有许多检测结果的报告中应包括检测这些参数的某种方法,而不只是参考区间。所确定的参考区间应反映亚组的区分,如性别、年龄等,尤其对于特殊群体,亚组的区分具有重要的意义。在报告中应使用术语"参考区间",而不是使用"正常值"或"正常参考值"。

(四) WS/T 403—2012《临床生物化学检验常规项目分析质量指标》

要点解读:根据生物学变异设定的分析质量指标分优、中、低三等。根据我国目前分析质量水平选取优、中或低等质量指标,少数目前尚难达到低等质量水平的检验项目,按目前质量水平设定质量指标。我国目前分析质量水平主要来自近年全国室间质量评价结果,同时参考多种较小样本调查试验结果。目前质量水平定义为 80% 以上三级医院所能达到的质量水平。

(五) WS/T 404《临床常用生化检验项目参考区间》

要点解读:规定了中国成年人群临床常用生化检验项目参考区间及其应用,现包括 WS/T 404.1—2012、WS/T 404.2—2012、WS/T 404.3—2012、WS/T 404.4—2018、WS/T 404.5—2015、WS/T 404.6—2015、WS/T 404.7—2015、WS/T 404.8—2015、WS/T 404.9—2018 共 9 个标准,分别为《临床常用生化检验项目参考区间第 1 部分:血清丙氨酸氨基转移酶、天门冬氨酸氨基转移酶、碱性磷酸酶和 γ- 谷氨酰基转移酶》等。

(六) WS/T 405—2012《血细胞分析参考区间》

要点解读:本标准规定了中国成年人血细胞分析参考区间及其应用。本标准适用于医疗卫生机构实验室血细胞分析检验结果的报告和解释,有关体外诊断厂商也可参照使用。

(七) WS/T 406—2012《临床血液学检验常规项目分析质量要求》

要点解读:本标准规定了临床血液学检验常规项目的分析质量要求及验证方法。本标准适用于使用血液分析仪和血凝仪的临床实验室、室间质量评价机构或体外诊断企业的内部质量控制、外部质量评价及检测系统的性能验证。

（八）WS/T 420—2013《临床实验室对商品定量试剂盒分析性能的验证》

要点解读：临床实验室应在正式使用商品定量试剂盒前，对厂家声称的各项主要分析性能指标进行验证。临床实验室可只对下列三项主要分析性能进行验证：正确度、精度和线性（测量区间）。

（九）WS/T 492—2016《临床检验定量测定项目精密度与正确度性能验证》

要点解读：临床检验定量测定项目有两项重要的性能特征：①精密度：以标准差或变异系数表示；②正确度：代表的是系统误差，以偏倚表示。本标准是制定重复性试验和方法比对试验或测量标准物质的试验方案，为临床实验室的精密度和正确度性能验证提供依据。当已确认的系统进入临床实验室时，通过试验方案 - 重复性试验来评价随机误差是否满足厂商声明的精密度要求。通过试验方案 - 方法比对试验或测量标准物质来评价系统误差（正确度）是否满足厂商声明的正确度要求。

（十）WS/T 494—2017《临床定性免疫检验重要常规项目分析质量要求》

要点解读：临床定性免疫检验重要常规检验项目的分析质量控制指标主要包括：精密度、准确度、分析感性（即最低检出下限）、分析特异性（交叉反应）和干扰因素等。本标准对开展临床定性免疫测定的实验室所需了解的检测系统或试剂（包括商品化的以及临床实验室自制的试剂）分析质量控制指标的解释和最低要求进行规定，从而保证临床实验室可以正确评价相关的定性免疫试剂。

（十一）WS/T 496—2017《临床实验室质量指标》

要点解读：临床实验室应通过建立分析前、分析中和分析后全过程服务质量的指标，以改进临床实验室的服务质量，包括计划—实施—检查—行动环中各个阶段的信息指标，包括对医疗功效、患者和工作人员安全及机构风险有显著影响的检验全过程中的关键过程指标和支持性过程指标。这些指标应具备安全性、及时性、有效性、效率和以患者为中心五大特性。

（十二）WS/T 514—2017《临床检验方法检出能力的确立和验证》

要点解读：检出能力包含针对检测限低值附近的检测准确性进行评估的一组性能参数，即空白限（limit of blank，LOB）、检出限（limit of detection，LOD）及定量限（limit of quantitation，LOQ）。其中，LOB 和 LOD 是基于检测方法的变异及 I 类及 II 类错误设置的统计学术语，而 LOQ 的确立与定量分析项目的临床应用需求及方法建立者选择的可接受目标有关。

（十三）WS 308—2019《医疗机构消防安全管理》

要点解读：医疗机构中建筑物的建设、医疗机构的日常运行应贯彻"预防为主、防消结合"的消防工作方针，提高自防自救能力，保障消防安全；建立消防安全责任制，设立安全管理部门或配备安全管理人员，研究制定火灾应急预案；对新员工进行上岗前的消防培训；在本机构公众活动场所明显位置张贴消防知识宣传图片，室外消火栓和消防水泵接合器的标识应明显清晰。医疗机构新建、扩建及装修改造时，其防火设计应符合国家现行消防技术标准，经消防验收合格后，方可投入使用。消防车道、建筑间的防火间距和消防车作业场地不应被占用。

（十四）GB 19489—2008《实验室生物安全通用要求》

要点解读：实验室应有对设施设备管理的政策和程序，包括设施设备的完好性监控指标、巡检计划、使用前核查、安全操作、使用限制、授权操作、消毒灭菌、禁止事项、定期校准或检定，定期维护、安全处置、运输、存放等。应制定在发生事故或溢洒（包括生物、化学或放射性危险材料）时，对设施设备去污染、清洁和消毒灭菌的专用方案。实验室应有报告实验室事件、伤害、事故、职业相关疾病以及潜在危险的政策和程序，符合国家和地方对事故报告的规定要求。所有事故报告应形成书面文件并存档（包括所有相关活动的记录和证据等文件）。实验室任何人员不得隐瞒实验室活动相关的事件、伤害、事故、职业相关疾病以及潜在危险，应及时按国家规定上报。

（十五）GB 50346—2011《生物安全实验室建筑技术规范》

要点解读：本规范的主要技术内容有：生物安全实验室的分类、技术指标；三级生物安全实验室的选址和建筑间距；空气过滤器的原位消毒和检漏、存水弯和地漏的水封深度；供电、吊顶材料、送排风系统、围护结构的严密性、废水处理设备、高压灭菌锅、动物尸体处理设备等进行污染物消毒灭菌效果的验证。

(十六) WS 233—2017《微生物和生物医学实验室生物安全通用准则》

要点解读:生物安全实验室的建设应以生物安全为核心,确保实验人员的安全和实验室周围环境的安全,同时应满足实验对象对环境的要求。在建筑上应以实用、经济为原则。生物安全实验室所用设备和材料必须有合格证、检验报告,并在有效期之内;属于新开发的产品、工艺,应有鉴定证书或试验证明材料。

(十七) WS/T 250—2005《临床实验室质量保证的要求》

要点解读:临床实验室必须建立并遵守质量保证的政策和程序,用所建立的质量保证政策和程序来监测和评价整个检验过程(分析前、分析中、分析后)的质量。实验室的质量保证规划必须能评价其政策和程序的有效性:识别并纠正问题,保证报告检验结果准确和及时,保证工作人员合适和有能力。

(十八) GB/T 20469—2006《临床实验室设计总则》

要点解读:本标准规定了临床实验室设计中工作台、储藏柜、通风设施、照明等技术的指导性要求,作为实验室管理者在实验室设计时应遵循的概括性指南。其目的是建立高效率、功能完善和考虑周全的实验室。

(十九) WS/T 442—2014《临床实验室生物安全指南》

要点解读:本标准规定了二级(涵盖一级)生物安全防护级别临床实验室的设施、设备和安全管理的基本要求。实验室应建立并维持实验室风险评估和风险控制程序,持续进行危险识别、风险评估和实施必要的控制措施。风险评估报告应注明时间、编写人员和依据的法规、标准、研究报告、权威资料、数据等。应定期进行风险评估或对风险评估报告进行复审,评估周期可根据临床实验室活动和风险特征而定。开展新的临床实验活动,或改变经过评估的临床实验室活动(包括相关的设施、设备、人员、活动范围、管理等),应重新进行风险评估。

(二十) WS/T 347—2011《血细胞分析的校准指南》

要点解读:建立适合本实验室使用的血细胞分析校准程序并写成文件。内容包括:所用校准物的来源、名称,溯源性及其保存方法;校准的具体方法和步骤;何时由何人进行校准等;校准前的性能要求:①背景计数:应符合仪器说明书标示的性能要求;②携带污染率:应符合仪器说明书标示的性能要求;③精密度:应符合仪器说明书标示的性能要求,同时应满足临床需要;④线性要求应符合仪器说明书标示的性能要求,同时应满足临床需要。

(二十一) WS/T 408—2012《临床化学设备线性评价指南》

要点解读:临床实验室或生产厂家可以根据临床中对方法测定误差的具体要求制定本室的线性判断标准或称允许误差。指南提供的线性评价方案可用于建立定量测定方法的线性范围,即先在一个较宽的浓度范围中进行检验,然后逐渐缩小范围直至达到可接受的线性标准。当一种方法的线性范围已确定(如由厂家提供),临床实验室可据本文件对标称线性参数进行验证。

(二十二) WS/T 490—2016《临床化学测量系统校准指南》

要点解读:校准是指在规定的条件下确定由测量标准(如校准品)提供的量值与测量仪器显示值(如生化分析仪的吸光度)之间的关系,并利用这种关系在以后的测量中,从测量仪器的示值获得测量结果。通过对临床化学测量系统的校准,可以溯源至有关国际计量组织规定的(或国际上约定的)参考测量程序和参考物质,甚至直至国际单位制-Systèyst(SI)制单位,从而提高其测量准确度。

(二十三) WS/T 491—2016《梅毒非特异性抗体检测操作指南》

要点解读:本标准规定了梅毒非特异性抗体检测的方法、试验操作步骤、结果描述与表示、质量控制等。本标准着重对影响检测误差的因素予以控制,对试验操作步骤中的样品、试剂和反应时间等参数予以量化,强化了质量控制要求、办法、步骤和评价,细致地描述了临床意义和方法的局限性。

三、有关国际标准和技术标准

(一) ISO 15189 认证

实验室认可相关国际组织要求各国认可机构使用国际标准化组织 15189（international organization for standardization 15189，ISO 15189）作为对医学实验室认可的依据。ISO 15189 由各国的相应组织颁发证书，比如我国的中国实验室国家认可委员会（China National Accreditation Service for Conformity Assessment，CNAS）。ISO 15189：2003《医学实验室——关于质量和能力的特殊要求》是由国际标准化组织技术委员会 -212（technical committee-212，TC-212）经过 7 年时间研发出来的有关临床和诊断的测试体系，在 ISO 9001：2000 版基础上增加了对特殊部门的要求，以及 ISO 17025：1999 中的对检验与核准实验室的一般要求。其文字表述更适用于医学实验室，同时在相关的章节中还添加了对医学实验室的有关技术方面的附加要求，如先于样本采集、测试的病人准备、确证、收集病人样本的程序、运输，以及紧急医疗救护中病人样本的储存和处理等。ISO 15189 提供了一个框架，从而使得医学实验室可以按照质量管理体系的思路，改进他们的工作流程。与 ISO 17025：1999 检验与核准实验室的一般要求相比，它包含了更多的内容，增加了一些医学实验室的特殊要求。

ISO 15189 将成为实验室获 ISO 9000 认证的基础。它将成为医学实验室获得专业服务的技术能力和有效质量管理认证的一块模板。同时，医学实验室也可以据此规范他们的质量管理及其他各项工作，建立自己的检验质量及技术管理体系并指导多方面的运作。ISO 15189 为评估和认可医学实验室能力（包括技术容量、专业服务及员工有效管理等方面）提供了重要参考。该标准有助于推动医学实验室常规质量管理及从患者的准备、确证到收集和检验标本的所有操作程序的控制。ISO 15189 指导实验室更有效地组织工作，并能帮助他们更好地满足客户要求、改进他们为患者的服务。

ISO 15189 对医学实验室（medical laboratory）或临床实验室（clinical laboratory）的定义为：以诊断、预防、治疗人体疾病或评估人体健康为目的，对取自人体的标本进行生物学、微生物学、免疫学、化学、免疫血液学、血液学、生物物理学、细胞学、病理学或其他检验的实验室，它可以对所有与实验研究相关的方面提供咨询服务，包括对检验结果的解释和对进一步的检验提供建议。上述检验还包括对各种物质或微生物进行判定、测量或描述存在与否的操作。那些只是收集或制备标本的机构，以及标本邮寄或分发中心，尽管可能属于某个更大的实验室网络或实验室系统的一部分，也不能够被当作医学或临床实验室。根据这个定义我们认为，我国各级医院（卫生机构）的检验科就是 ISO 15189 所说的医学实验室或临床实验室，所以，我国各级医疗机构的检验科就应该以 ISO 15189 为质量管理的标准。

通过 ISO 15189 中国实验室国家认可委员会认可，获得认证以后，检验结果可在多个国家的数千家实验室互认，因为这数千家实验室均是遵循 ISO 15189 来进行的。而认证机构均是由国际 ISO 来认可的，每个国家只有一个委派的认证机构。这样就形成一个大的团体，在这个大的团体中结果是互认的。

(二) CLIA 认证

美国临床检验医学经过上百年的发展，已逐步形成了较为完善的管理模式。实验仪器自动化并有精密的信息管理系统控制，实验室各项制度齐全，质量管理体系较为完善，基本实现了标准化。1998 年美国临床实验室改进修正案 88（clinical laboratory improvement amendments 88，CLIA'88）为美国国家法律，所有美国的临床实验室必须强制实行。

CLIA 实验室主要有三个机构监管，分别是医疗保险和医疗补助服务中心（centers for medicare and medicaid services，CMS）、疾病控制和预防中心（centers for disease control and prevention，CDC）、美国食品和药物管理局（food and drug administration，FDA）。CMS 负责所有财务管理和计划的行政管理，包括认证和收费、检查、执法、评审和国家豁免的批准、室间质评计划的批准，并制定规则。CDC 负责指导 CLIA 相关研究，并为 CMS 提供科学及技术支持和咨询服务。FDA 负责对临床实验室检验项目进行分类；管理某些诊断试剂 / 材料、实验室信息系统使用的某些软件；并监管体外诊断试剂盒上市。

CLIA 认证由美国临床实验室委员会颁发实验室资质证书,表明该实验室符合美国联邦政府实验室修正案的相关规定,达到优质实验室标准。CLIA 认证也代表了目前国际最高水平的认证标准。通过 CLIA 认证,意味着临床实验室试验结果的准确性、可靠性和时效性都将得到 CLIA 国际标准的认可,从而为其承接更多临床试验项目铺平道路。也意味着 CLIA 实验室能够根据市场的现实需求,可以快速地进行实验室开发测试(lab developed test,LDT)并使之在临床上得到应用以给予临床指导。

CLIA 认证最独特的地方在于,实验室的 LDT 项目即使在没有 FDA 批准的情况下也完全可以在其实验室范围内提供分子检测业务以指导临床。当然,如果外售,还需要得到 FDA 的批准才行。而仅是得到 CAP、ISO 15189 认证的实验室如果产品没有得到 FDA 的批准是完全不能在临床上应用的。

自从 1992 年实行 CLIA 认证以来,目前全美有 23.2 万家实验室获得该项资质,大约占美国实验室的 80%。一些新型的创新技术正是通过这样的实验室服务于临床。

(三) CAP 认证

美国病理学家学会(College of American Pathologists,CAP)认证是指由美国病理学会对临检实验室,特别是病理实验室进行的认可活动,认可依据的标准是 CAP 自己制定的文件,主要参照了美国临床实验室标准化委员会(National Committee for Clinical Laboratory,NCCLS)的业务标准和操作指南。CAP 是专由临床检验学家和病理学家组成的联合会,被公认为是医学实验室质量保证的领导者之一。CAP 的一个重要内容就是向世界各地的参与实验室开展能力验证活动,即室间质评(proficiency testing,PT)。通过室间质评和实验室实地评审进行 CAP 认证。CAP 认证依据是 CAP 自己制定的标准,即评审检查要点(checklist),它主要参照了 CLIA'88 的标准和美国的法律法规。CAP 的室间质评结果是作为医学实验室执业许可或认证的依据。

(四) ISO 15189 认证、CLIA 认证与 CAP 认证的异同点

实验室认可相关国际组织已经要求各国认可机构使用 ISO 15189 作为对医学实验室认可的依据。ISO 15189 由各国的相应组织颁发证书,比如我国的 CNAS。而 CLIA 认证由美国临床实验室委员会颁发实验室资质证书,表明该实验室符合美国联邦政府实验室修正案的相关规定,达到优质实验室标准。CLIA 认证也代表了目前国际最高水平的认证标准。CAP 认证由美国病理医师学会颁发实验室资质证书。认可依据的标准是 CAP 自己制定的文件,主要参照了 NCCLS 的业务标准和操作指南。由于 CAP 的认可标准要求的技术水平不是国际性的要求,尤其是其所引用的法律基础是美国的相关法律,因此,并没有被世界上绝大多数的国家所采用。

第三节　规范指南、专家共识

一、规范指南

(一)《病理科建设与管理指南(试行)》(卫办医政发〔2009〕31 号)

要点解读:医疗机构病理科应当集中设置,统一管理。病理科出具病理诊断报告的医师应当具有临床执业医师资格并具备初级以上病理学专业技术职务任职资格,经过病理诊断专业知识培训或专科进修学习 1~3 年。快速病理诊断医师应当具有中级以上病理学专业技术任职资格,并有 5 年以上病理阅片诊断经历。病理技师只能负责病理技术工作,不得出具病理诊断报告。二级综合医院病理科至少应当设置标本检查室、常规技术室、病理诊断室、细胞学制片室和病理档案室;三级综合医院病理科还应当设置接诊工作室、标本存放室、快速冰冻切片病理检查与诊断室、免疫组织化学室和分子病理检测室等。

(二)《感染性疾病相关个体化医学分子检测技术指南》

要点解读:指南介绍了感染性疾病相关的个体化医学分子检测应注意的相关问题、技术方法、结果报告与解释、质量保证及临床应用等内容,主要适用于开展个体化医学分子检测的医疗机构临床检

验实验室,同时供从事感染性疾病诊治的临床医师参考。

（三）《2017 实验室医学临床实践指南：临床药物遗传学检测和应用》

要点解读：药物遗传学检测的临床应用正在增加,正确并且恰当地使用药物遗传学检测可减少不必要的医疗支出和患者不良结局。本文内容包含药物遗传学检测临床应用指导建议。

二、专家共识

专家共识是指由行业内知名的专家组成针对某一内容进行研讨的专家组或专业委员会,共同起草、讨论,在征集各地专家、临床工作者的意见后,进行综合汇总形成的一类共同意见并进行公示发布的诊疗规范,后续可进行不断地修改与完善。

（一）诊断报告类专家共识

1.《尿液常规检验诊断报告模式专家共识》

要点解读：尿液分析是临床常用的检验项目之一。通过尿液常规试验、特殊试验、早期肾损伤试验、肾功能试验等检验,有助于泌尿系统疾病的筛查、诊断与分期、鉴别诊断及疗效观察,对全身性疾病如内分泌或代谢异常、黄疸等筛查或鉴别诊断均有重要意义。尿液常规检验包括理学检查、化学检查及有形成分检查,这三者结合应用对泌尿系统疾病的筛查、诊断与鉴别具有重要意义。

2.《糖尿病检验诊断报告模式专家共识》

要点解读：检验结果是糖尿病诊断、治疗及病情监测的重要依据,正确的分析检验结果对疾病诊断、鉴别诊断、病理过程判断和治疗效果评价非常重要。根据病因,糖尿病分为：1 型糖尿病、2 型糖尿病、特殊类型糖尿病和妊娠糖尿病。

3.《原发性胆汁性胆管炎检验诊断报告模式专家共识》

要点解读：目前,综合国内外所提出的原发性胆汁性胆管炎（primary biliary cirrhosis,PBC）诊断标准,主要基于以下 3 条：胆汁淤积的酶类异常升高；血清抗线粒体抗体（anti mitochondrial antibody,AMA）或抗线粒体抗体 M2 亚型（anti mitochondrial antibody-M2,AMA-M2）抗体阳性；肝组织学支持PBC。符合其中的 2 条即可以作出诊断,但对于可疑 PBC 在诊断之前,首先应该排除其他常见原因引起的肝脏疾病。而且,实验室检验结果可能出现的情况也并非都像标准中那样简单。因此,需要对检验结果具体分析。

4.《乙型病毒性肝炎检验诊断报告模式专家共识》

要点解读：乙型病毒性肝炎的实验室诊断主要为临床免疫学检测、临床分子生物学检测和临床生物化学检测。免疫学检测包括胶体金免疫层析法、酶免疫技术以及化学发光免疫分析法等；分子生物学方法包括荧光定量聚合酶链式反应（polymerase chain reaction,PCR）法和基因测序法等；临床生物化学检测包括光谱分析技术、电化学分析、干化学分析技术、电泳技术、层析技术等。

5.《细菌与真菌涂片镜检和培养结果报告规范专家共识》

要点解读：除血培养和无菌体液的危急值报告外,本共识中的报告仅限于最终正式报告,暂不包括分级报告；本文报告指用于临床诊断的报告,不针对其他目的,如流行病学；本文内容较少涉及分枝杆菌属培养的结果报告；本文不涉及药物敏感试验报告规范；每家医院具体的报告应和所服务的医疗机构、临床科室协商后确定。

6.《甲状腺疾病检验诊断报告模式专家共识》

要点解读：甲状腺疾病的诊断均对实验室检查有很强的依赖性,因此,正确选择和理解甲状腺疾病的相关实验室检查非常重要。检验诊断报告是由具备资质的医师或者授权签字人签发的,对临床诊断、鉴别诊断及治疗有指导价值的报告。

7.《导管相关性血流感染检验诊断报告模式专家共识》

要点解读：导管相关性血流感染（catheter related blood stream infection,CRBSI）是临床常见感染,会发展为脓毒症甚至脓毒症休克,预后不佳。而临床微生物学诊断是 CRBSI 诊断的关键,是 CRBSI

确诊的决定性依据,制定科学完整的检验诊断报告模式是提升检验医学质量的必然趋势。为了保证CRBSI诊断的准确性,应充分发挥检验医学在CRBSI诊断、治疗、控制中的作用。

8.《贫血性疾病检验诊断报告模式专家共识》

要点解读:贫血是指外周血单位容积内血红蛋白量、红细胞数和/或血细胞比容低于参考范围下限的一种症状。全身各系统疾病均可引起贫血,查明贫血的性质和病因对治疗至关重要。近年来,针对贫血的检测技术迅猛发展,免疫学方法从免疫电泳、酶联免疫吸附测定(enzyme linked immunosorbent assay,ELISA)放射免疫法到化学发光免疫分析法;分离技术从醋酸纤维素薄膜、聚丙烯酰胺凝胶电泳到微量层析柱分析、毛细管电泳、高效液相色谱分析等,分子生物学技术、流式细胞术、染色体分析等也广泛应用到贫血检测中,为临床诊断、鉴别诊断、治疗、预后判断及疗效监测提供了重要依据。

9.《造血与淋巴组织肿瘤检验诊断报告模式专家共识》

要点解读:形态学检验包括外周血涂片、骨髓涂片和骨髓活组织检查,是造血与淋巴组织肿瘤检验必不可少的手段;几乎所有的造血与淋巴组织肿瘤病例均采用流式细胞术分析免疫表型;细胞遗传学技术包括染色体核型分析和荧光原位杂交技术等,广泛用于患者染色体畸变和融合基因等的检测;分子遗传学技术包括基因扩增和测序技术等,用于融合基因、突变基因等的检测,已成为造血与淋巴组织肿瘤检验诊断的发展趋势。

(二)临床应用类专家共识

1.《抗核抗体检测的临床应用专家共识》

要点解读:抗核抗体(antinuclear antibody,ANA)作为自身免疫疾病(autoimmune diseases,AID)重要的生物学标志,是临床应用中最广泛、最基础的一组自身抗体。临床上ANA常见于系统性红斑狼疮(systemic lupus erythematosus,SLE)等系统性(非器官特异性)AID患者。本共识的制定,对我国ANA检测方法、结果判断及结果报告具有重要的临床意义。

2.《基层医学实验室化学发光系统应用专家共识》

要点解读:本专家共识在基层医学实验室化学发光系统样本处理、试剂与耗材管理、设备管理与使用、质量控制、结果报告等环节具有重要的指导意义。

3.《中国临床微生物质谱应用专家共识》

要点解读:临床微生物检验在感染性疾病诊断、用药指导、医院感染控制、抗菌药物管理等多方面均扮演着不可或缺的重要角色。本共识的制定将进一步规范基质辅助激光解吸电离飞行时间质谱(matrix-assisted laser desorption ionization time of flight mass spectrometry,MALDI-TOF MS)技术在临床微生物实验室的应用,提高临床微生物诊断能力,缩短TAT,最终实现临床受益。

(三)检测技术类专家共识

1.《基于下一代测序技术的BRCA基因检测流程中国专家共识》

要点解读:乳腺癌易感基因(breast cancer susceptibility gene,BRCA)是重要的抑癌基因,包括BRCA1和BRCA2。BRCA1/2基因是评估乳腺癌、卵巢癌和其他相关癌症发病风险的重要生物标志物,也是影响患者个体化治疗方案选择的生物标志物,所以BRCA检测具有重要的临床意义。本专家共识对BRCA基因检测的适用人群、实验室人员资质、检测流程等进行了规范。此专家组在此共识基础上于2019年又发表了《基于下一代测序技术的BRCA1/2基因检测指南(2019版)》。

2.《高通量基因测序植入前胚胎遗传学诊断和筛查技术规范(试行)》

要点解读:本技术规范对开展高通量基因测序植入前胚胎遗传学诊断和筛查技术的基本条件、组织管理、临床流程、质量控制等提出了基本要求。

3.《胃癌HER2检测指南(2016版)》

要点解读:胃癌人类表皮生长因子受体2(human epidermal growth factor receptor-2,HER2)检测指南(2016版)专家组通过总结我国近年来胃癌HER2检测现状和实践经验,结合国内外近年来在胃癌 HER2 领域的研究进展,对 2011 版《胃癌 HER2 检测指南》的内容进行了补充和更新,供国内开展胃癌诊疗的单位和进行胃癌 HER2 检测的实验室参考。

（四）病理类专家共识

1.《中国消化内镜活检与病理学检查规范专家共识(草案)》

要点解读:本共识对消化内镜活检与病理学检查中标本的获取和处理制定了规范。

2.《临床分子病理实验室二代基因测序检测专家共识》

要点解读:本共识对二代基因测序(next generation sequencing,NGS)技术的操作流程、数据处理、结果解读等方面作出了规范和建议,以规范 NGS 在分子病理领域的应用。

3.《中国结核病病理学诊断专家共识》

要点解读:本专家共识对结核病的分类及其病理变化、病理学诊断结核病的主要方法、结核病与其他肉芽肿疾病的病理学鉴别诊断、结核病诊断的病理学标准、病理学诊断结核病的推荐流程、耐药结核病的分子病理学诊断进行了规范。

4.《软组织肿瘤病理诊断免疫组化指标选择专家共识(2015)》

要点解读:本共识简要总结了免疫组化在软组织肿瘤病理诊断中的应用和注意事项,介绍软组织肿瘤常用的免疫组化指标,以及免疫组化在梭形细胞、小圆细胞和上皮样软组织肿瘤鉴别诊断中的应用。

5.《中国心血管疾病临床病理标本处理与检测规范》

要点解读:本规范对心血管疾病临床病理标本处理与检测中心脏及心包标本、血管标本、肺组织标本、人工材料标本的取材等进行了规范。

（五）管理类专家共识

1.《临床微生物学实验室建设基本要求专家共识》

要点解读:本共识从环境和设备、人员资质、检验技术、质量和服务、生物安全等方面对临床微生物学实验室建设基本要求制定了规范。

2.《医学检验危急值报告程序规范化专家共识》

要点解读:本共识描述了危急值报告体系相关术语和定义、文件;对危急值项目选择程序、报告路径、复查程序、确认程序给予了建议。

（张立群　刘 钱）

参 考 文 献

[1] 夏慧新,胡晓武,孙起武,等.马鞍山市临床检验中心区域协同医疗平台的应用[J].中国数字医学,2013,8(2):77-79,86.

[2] 王家健,章雷,陶然,等.从化检验专科医联体在分级诊疗中的作用初探[J].中华临床实验室管理电子杂志,2017,5(3):141-145.

[3] 陈洪卫,秦晓桃,侯彦强.基于松江区区域临床检验中心检验流程优化及实践[J].国际检验医学杂志,2017,38(16):2330-2331,2336.

[4] 马善源,陈洪卫,侯彦强.区域临床检验中心信息化进程中的问题与对策[J].国际检验医学杂志,2017,38(21):3063-3064.

[5] 陈洪卫,彭亮,侯彦强.上海市松江区区域临床检验中心建设的探索与实践[J].国际检验医学杂志,2014,35(18):2569-2570.

[6] 陈洪卫,侯彦强.公立集约化临床检验结果互认的探索与实践[J].国际检验医学杂志,2017,38(1):138-140.

[7] 熊怀民,严心淳,蒋廷旺,等.常熟市医学检验区域化集成平台的建立与应用[J].临床检验杂志,2012,30(11):874-877.

[8] 熊怀民,殷恭,唐键,等.区域内临床检验实行集中化管理的实践与探讨[J].中国医院管理,2012,32(7):33-34.

[9] 熊怀民,蒋廷旺,周金保,等.区域性临床检验服务集约化的实践[J].中华检验医学杂志,2013,36(1):92.

[10] 熊怀民,蒋廷旺,周金保,等.区域化临床检验结果互认的探索与实践[J].上海交通大学学报:医学版,2013,33(4):493-496.

[11] 李江,张铁,肖诚,等.医学检验服务支撑平台在区域医联体中的作用[J].中国医院管理,2015,35(6):77-78.

[12] 赵伟,曹永彤,湛玉良,等.第三方医学检验服务支撑平台模式的建立与探讨[J].检验医学与临床,2015,12(20):2979-2980,2983.

[13] 方兴,盛建丹,应小霞,等.区域检验中心的建立和绩效评价[J].中国农村卫生事业管理,2012,32(2):132-133,207.

[14] 梁立,雷建.学术营销的差异化卖点及案例[J].医药世界,2007,(6):78-80.

[15] 唐亚军,李蓉蓉,付飞,等.我国医药企业学术营销的现状与思考[J].医药导报,2013,32(3):408-410.

[16] 李彦.谈学术营销在医药营销中的运用[J].现代经济信息,2011,(23):97.

中英文名词对照索引